中国医学临床百家·病例精解

中国医科大学附属第一医院

儿科疾病 病例精解

主编　姜　红　张乾忠

科学技术文献出版社
SCIENTIFIC AND TECHNICAL DOCUMENTATION PRESS
·北京·

图书在版编目（CIP）数据

中国医科大学附属第一医院儿科疾病病例精解/姜红，张乾忠主编．—北京：科学技术文献出版社，2019.8

ISBN 978-7-5189-5218-2

Ⅰ.①中…　Ⅱ.①姜…　②张…　Ⅲ.①小儿疾病—病案—分析　Ⅳ.①R72

中国版本图书馆 CIP 数据核字（2019）第 027452 号

中国医科大学附属第一医院儿科疾病病例精解

策划编辑：王梦莹　责任编辑：彭　玉　王梦莹　责任校对：文　浩　责任出版：张志平

出 版 者　科学技术文献出版社
地　　址　北京市复兴路 15 号　邮编 100038
编 务 部　（010）58882938，58882087（传真）
发 行 部　（010）58882868，58882870（传真）
邮 购 部　（010）58882873
官方网址　www.stdp.com.cn
发 行 者　科学技术文献出版社发行　全国各地新华书店经销
印 刷 者　北京虎彩文化传播有限公司
版　　次　2019 年 8 月第 1 版　2019 年 8 月第 1 次印刷
开　　本　787×1092　1/16
字　　数　235 千
印　　张　20.25
书　　号　ISBN 978-7-5189-5218-2
定　　价　156.00 元

《中国医科大学附属第一医院儿科疾病病例精解》

编委会

主　　编　姜　红　张乾忠

副 主 编　胡宛如　孙桂莲　罗　钢

主编助理　孙　钰

编 委 会　（按姓氏拼音排序）

安　东　崔琬麟　范　妍　何　莉　胡宛如
胡潇滨　黄耀国　姜　红　姜红堃　李　萍
李　维　刘　唱　罗　钢　马晓雪　孙　钰
孙桂莲　杨志亮　姚　芳　张　菁　张乾忠
赵　兴　周洁清　朱　迪　朱妍妍　祝　华

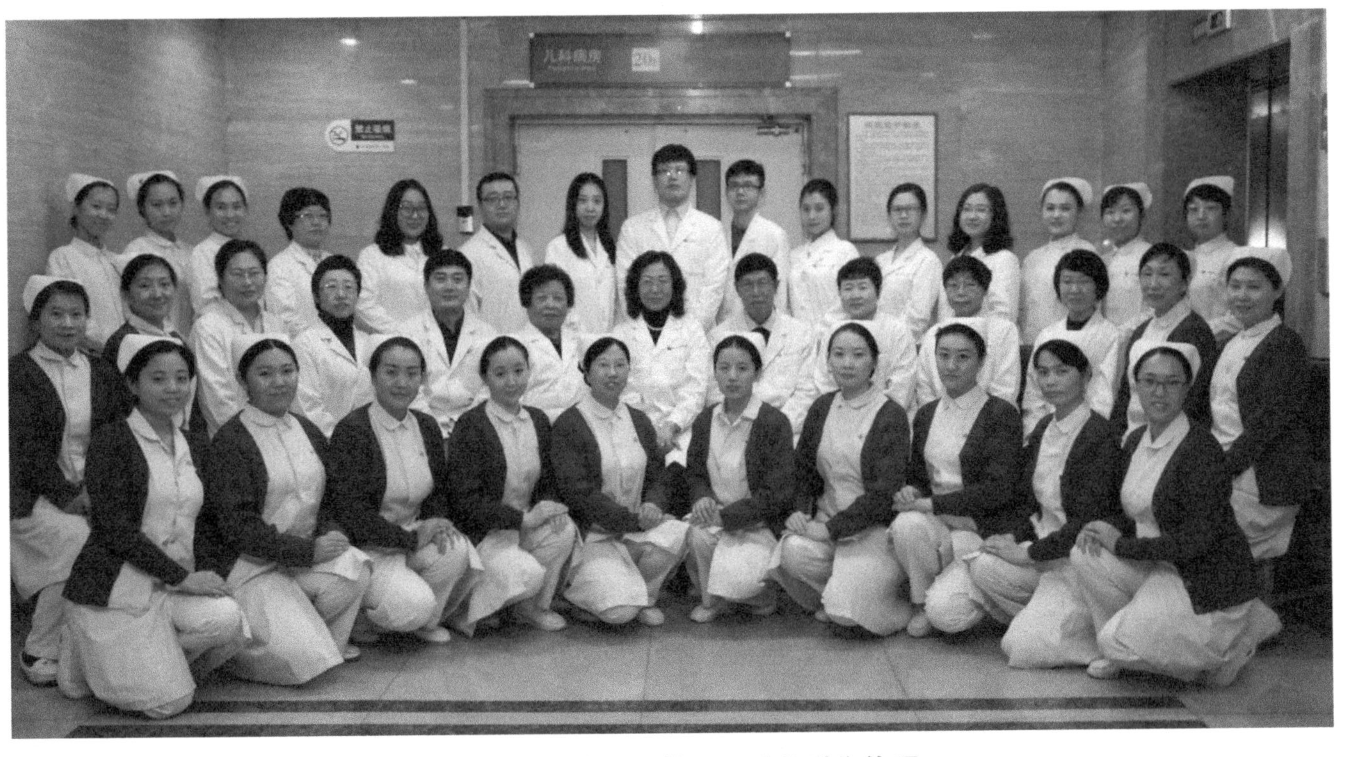

中国医科大学附属第一医院儿科集体照

主编简介

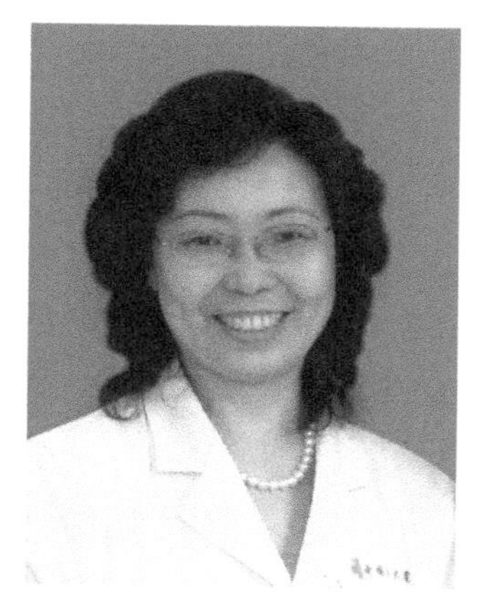

姜红，教授，主任医师，博士生导师。现任中国医科大学附属第一医院儿科主任。主要从事小儿肾脏病及风湿性疾病的基础与临床研究；擅长小儿内科疾病的诊断及治疗，尤其是肾脏病、风湿性疾病，如血尿、蛋白尿的诊断及鉴别诊断，各种原发及继发性肾小球疾病、过敏性紫癜、幼年特发性关节炎、系统性红斑狼疮等疾病的诊治。曾任中华医学会儿科学分会肾脏学组第十四、第十五、第十六届委员，现任亚太医学生物免疫学会儿童肾脏免疫分会首届委员会委员、中华医学会儿童药物专业委员会委员、中国妇幼保健协会儿童肾脏疾病委员会委员、中华医学会辽宁省儿科专业委员会副主任委员、中国医师协会辽宁省儿科医师分会副会长、辽宁省住院医师规范化培训儿科及小儿外科专业基地评审专家委员会主任委员、辽宁省生命科学学会儿科肾脏专业委员会主任委员、辽宁省中西医结合分会常委及儿科专业委员会副主任委员、辽宁省生命科学学会东北小儿内分泌遗传代谢与精准医学委员会副主任委员、辽宁省生命科学学会小儿呼吸专业委员会常委、东北三省儿肾协作组副主任委员、沈阳市医学会及沈阳市医师学会儿科分会副主任委员等。完成国家、省（部）及市级课题11项，撰写论文109篇，主编著作4部。以第一完成人荣获辽宁省政府科技进步奖二等奖1项、三等奖1项、沈阳市政府科技进步奖一等奖1项、二等奖1项。已培养博士、硕士研究生51名；兼任《中国实用儿科杂志》副主编及其他多种期刊常务编委、编委及通讯编委等；担任省、市医疗事故技术鉴定专家。

主编简介

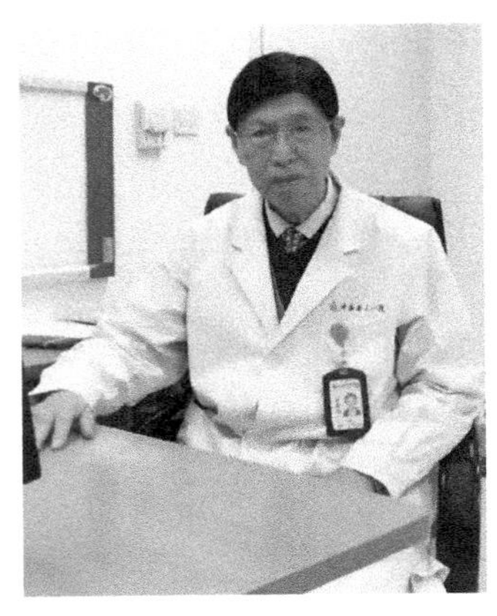

张乾忠，现任中国医科大学附属第一医院儿科教授，主任医师。1963 年毕业于中国医科大学 49 期儿科学系。毕业后留校从事医、教、研工作，至今 55 年。曾担任中国医科大学第一临床学院儿科教研室主任兼任附属第一院儿科主任。曾任中华医学会儿科学分会心血管学组委员、学术指导组成员及顾问，中华医学会辽宁省儿科学分会副主任委员，东北三省小儿心血管学组主任委员，辽宁省中西医结合学会儿科专业委员会顾问，《中国实用儿科杂志》副主编，以及《中国小儿急救医学》《中国中西医结合儿科学》等杂志的学术指导委员会委员。

曾主编、副主编医学著作 4 部：《实用儿科疾病诊疗进展》《危重病临床》《心脏急症》《中国儿科专家经验文集》，另外参编医学著作 8 部：《小儿心律失常学》《小儿心脏病学》《小儿心血管病进展》《肺间质病》等，并参与英文儿科书籍译著 2 部。近40 年来重点从事小儿心血管疾病的基础与临床研究，尤其在小儿心律失常、心肌炎、心肌病、心力衰竭、先天性心脏病、川崎病等疾病的诊治方面积累了丰富的临床经验，先后撰写了医学论文 120 余篇，发表在《中华儿科杂志》《中国实用儿科杂志》《中国小儿急救医学》《实用儿科临床杂志》《临床儿科杂志》等多种国家级儿科学术期刊上。

前言

众所周知，临床医学的实践性很强，作为一名优秀的临床医生不仅要有广博的医学理论知识，还要有丰富的临床经验，而临床经验只能在长期的医疗实践中逐渐积累。在日常诊疗工作中，临床医生会遇到许许多多的病例，不乏一些疑难重症或罕见病例，需要在复杂的或少见的病情中找出有用的诊断线索，然后进行相关的化验检查，依靠医生缜密的临床思维去伪存真，步步为营，直到最后明确诊断。从某种意义上来说，病例是医生最好的老师，临床医生只有在对疑难重症和罕见病患者的诊治过程中才能逐渐成熟起来。

本书收集了中国医科大学附属第一医院儿科近年来收治的部分疑难重症和罕见病例。这些病例涵盖了儿科多个系统的疾病，病种繁多、内容丰富。通过“病例介绍”回顾临床诊疗过程；在“病例分析”中结合最新诊治进展对若干临床问题进行剖析和讨论；于“病例点评”部分总结诊治成功经验，认真反思不足，并指出值得让人警醒之处。通过对这些病例的回顾和分析，临床医生可从中受到许多启发。期待本书能对儿科医师具有借鉴意义，培养出缜密的临床思维能力，加深对某些疾病的认识，进而提高对疑难病和罕见病的诊治能力。

由于编写者的学术水平和经验有限，书中不周乃至错漏之处在所难免，衷心期望广大读者不吝赐教，对书中不足之处给予批评指正。最后感谢科学技术文献出版社对本书出版所做的大量工作。

中国医科大学附属第一医院儿科

姜　红　张乾忠

目 录

消化系统疾病

呼吸系统疾病

心血管系统疾病

泌尿系统疾病

造血系统疾病

内分泌系统

神经肌肉系统疾病

遗传代谢性疾病

免疫性疾病

感染性疾病

附录

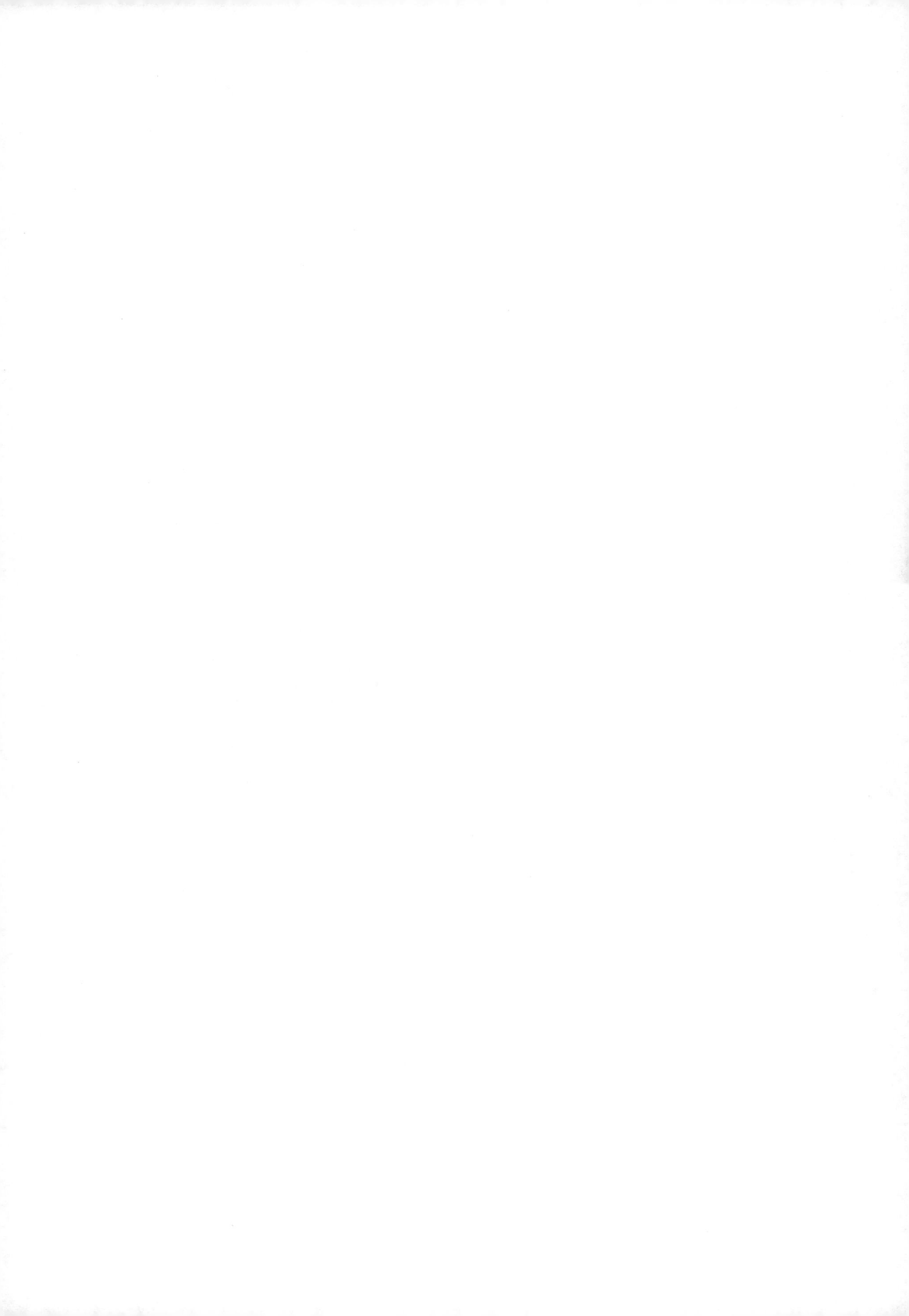

消化系统疾病

001 高渗性脱水一例

病例介绍

患儿，男，5 个月。以“腹泻伴发热 3 天”为主诉入院。患儿于入院前 3 天开始腹泻，稀水便，一日十多次，伴咳嗽、发热，体温最高达 40℃，恶心，有时吐。病后曾于外院诊治，以“婴儿腹泻，感染性休克”收入外院 ICU 病房，经化验检查后，初步诊断为“腹泻病，重度低渗性脱水，低钠血症，代谢性酸中毒，低血容量休克，急性支气管肺炎，腹股沟斜疝”。给予扩容、纠酸，应用马

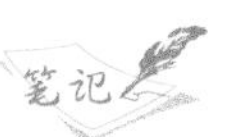

斯平抗感染，喜炎平抗病毒，多巴胺、多巴酚丁胺改善微循环，口服思密达、妈咪爱等治疗。经治疗 38 小时后，脱水、酸中毒、低钠血症、休克基本纠正，因仍发热、腹泻，家长不能在床边看护，故自动出院。后来我院儿科门诊就诊，在候诊期间医生发现患儿面色发绀，呼吸暂停，似抽搐状，给予人工呼吸，吸氧等处理后紧急收入院。患儿为第一胎，第一产，足月，剖宫产，产后无窒息，人工喂养，发育同正常同龄儿。

体格检查： T 39.9℃，P 200 次/分，R 50 次/分，BP 未测，体重 6kg。神智清楚，精神萎靡，一般状差，呼吸急促，面色苍黄，未见皮疹，口腔黏膜极度干燥，皮肤弹性尚好。两肺呼吸音粗，有少许干鸣及痰鸣音。心率 200 次/分，律齐，无杂音。腹部稍膨隆，肝肋下 2cm，肠鸣音活跃。四肢温，无水肿。

辅助检查： 外院胸片示肺纹增多，模糊，早期肺炎？入院后化验检查：心电图：窦性心动过速，心率 215 次/分。血常规：白细胞（WBC）16.4 × 10^9/L，中性粒细胞分数 48%，淋巴细胞分数（LY）31%，血红蛋白（HGB）102g/L，血小板（PLT）229 × 10^9/L。血糖 8.3mmol/L（8.4mmol/L，8.1mmol/L）（指尖血，自测）。急检 K^+ 3.7mmol/L，Na^+ 157mmol/L，Cl^- 127mmol/L，Ca^{2+} 2.22mmol/L（2.01 ~ 2.55mmol/L），CO_2CP 12mmol/L（22 ~ 30mmol/L）。便常规：脂肪滴（+），余（-）。次日血常规：白细胞 16.7 × 10^9/L，中性粒细胞分数 71%，淋巴细胞分数 18%，单核细胞分数 10%，血红蛋白 88g/L，血小板 404 × 10^9/L。心肌酶谱：LDH 816U/L（82 ~ 268U/L），AST 69U/L（1 ~ 38U/L），CK 322U/L（25 ~ 200U/L），$LDH_1$24.6%，$LDH_2$43.7%，CK - MM 100%。肝功：ALT 73U/L（4 ~ 43U/L），TP、ALB、TBIL 等均正常。肾功正常，Ca、Mg 离子正常，AG 22.2mmol/L（12 ~ 20mmol/L）。

笔记

诊断及治疗：初步诊断：发热、腹泻待查：重度脓毒症？入院后给予特级护理，重症监护，面罩吸氧，头孢哌酮静滴抗炎，口服思密达，妈咪爱，血糖高予生理盐水静滴，发热39.9℃，予来比林0.1ml侧管滴入。急检：K^+、Na^+、Cl^-、CO_2CP后，发现有高钠血症（实为高渗性脱水）和代谢性酸中毒。故予3∶2∶1液250ml静滴。为增加免疫力，抗感染，予静脉丙球2.5g（1支）静滴，地塞米松2mg静滴，入院当日夜内续滴5%葡萄糖250ml+10%氯化钾5ml，次日先后给予5%葡萄糖250ml+10%氯化钾5ml+5%碳酸氢钠15ml，生理维持液+5%碳酸氢钠15ml静滴。

经上述处理，患儿一般状态好转，入院时烦渴，喜饮水。次日喝水已减少，热已退，最高体温37.5℃，尿量较多，心率130～140次/分，能吃奶，大便次数明显减少。化验回报：K^+ 4.3mmol/L，Na^+ 138.4mmol/L，Cl^- 103mmol/L，CO_2CP 15.3mmol/L。出院诊断：感染性腹泻，高渗性脱水，伴代谢性酸中毒，血糖升高。

病例分析

脱水是指水分摄入不足或丢失过多所引起的体液总量，尤其是细胞外液量的减少。脱水时除丧失水分外，尚有钠、钾和其他电解质的丢失。丢失体液和电解质的种类反映了水和电解质（主要是钠）的相对丢失率。脱水的性质常常反映了水和电解质的相对丢失量，临床常根据血清钠及血浆渗透压水平对其进行评估。血清电解质与血浆渗透压常相互关联，因为渗透压很大程度上受血清阳离子即钠离子的影响。低渗性脱水时血清钠低于130mmol/L；等渗性脱水时血清钠在130～150mmol/L；高渗性脱水时血清钠大于150mmol/L。但在某些情况下，如发生在糖尿病患者存在酮症酸中

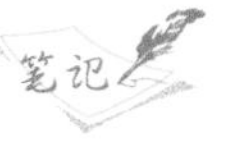

毒时，因血糖过高或在患者应用甘露醇后，血浆渗透压异常增高，此时的高渗性脱水也可发生在血清钠水平低于150mmol/L的情况下。临床上以等渗性脱水最为常见，其次为低渗性脱水，高渗性脱水少见。

脱水的不同性质与病理生理、治疗及预后均有密切的关系。详细的病史常能提供估计失水性质与程度的信息，故应详细询问患者液体的摄入量与排出量、体重变化、排尿次数及频率、一般状况及儿童的性情改变情况。当患儿有腹泻数天，摄入水量正常而摄入钠盐极少时，常表现为低渗性脱水；当高热数天而摄入水很少时，将配方奶不正确地配成高渗或使用高渗性液体时，可出现高钠血症；当使用利尿剂、有肾脏失盐因素存在而摄入液体又不足时，可出现低钠血症。但是，当患儿有原发性或继发性肾源性尿崩症而水的摄入受限时，也可能发生高渗性脱水。一般腹泻的大便呈低渗，随着低渗体液的部分口服补充，使最终的脱水呈等渗性。

在高渗性脱水，水从细胞内转移至细胞外，使细胞内外的渗透压达到平衡，其结果是细胞内液减少。而此时因细胞外液得到了细胞内液体的补充，使临床脱水体征并不明显。皮肤常温暖、有揉面感。神经系统可表现为嗜睡，但肌张力较高，反射活跃。由于细胞外液钠浓度过高，渗透压增高，使体内抗利尿激素分泌增多，肾脏重吸收较多的水分，结果使尿量减少。细胞外液渗透压增高后，水由细胞内渗出以调节细胞内外的渗透压，结果使细胞内液减少，因细胞外液减少并不严重，故循环衰竭和肾小球滤过率减少都较其他两种脱水轻。由于细胞内缺水，患儿常有强烈口渴、高热、烦躁不安、肌张力增高等表现，甚至发生惊厥。由于脱水后肾脏负担明显增加，既要尽量重吸收水分，同时又要将体内废物排出体外，如果脱水继续加重，最终将出现氮质血症。

笔记

此例患儿来我院时主要表现为高热39.9℃，烦渴，喜饮，精神状态差，在门诊有抽搐表现。入院后观察两眼凝视，查体口腔黏膜极度干燥，皮肤弹性尚好，四肢温，循环状态可，心动过速200次/分。上述表现符合“高渗性脱水”，化验血钠157mmol/L，也支持诊断。此例出现高渗性脱水的原因，主要是低张液丢失较多（失水多于失盐）而补充水分不够，也和患儿一直高热，不感蒸泄增多有关，不除外医源性因素，即在扩容、纠正离子紊乱及其后补液中给予过多含钠液有关。高渗性脱水常伴有高血钾，高血糖，代谢性酸中毒及低血钙。此例患儿伴有高血糖（入院时化验三次，分别为8.4mmol/L，8.3mmol/L，8.1mmol/L）和代酸毒，处理时应兼顾。该例患儿入院时心动过速，心率200～220次/分，心电图示窦性心动过速。出现窦速的原因：发热、脱水水容量不足、高渗性脱水时细胞内失水。随着患儿热退及纠正高渗性脱水后，心率逐步接近正常。

高渗性脱水的处理：补液时多用1/4～1/3张力的液体，不主张立即给予大量无盐液体，以防止血钠降低过快，引发脑水肿等。血钠降低速度一般应控制在1mmol/L每小时或10～15mmol/L每天，严重病例应在2～3天内使血钠降到正常。

病例点评

高渗性脱水和高钠血症两个概念既有联系又有区别：血钠>150mmol/L称之为高钠血症。高钠血症的病因较多，其中包括高渗性脱水。高渗性脱水=高钠血症+脱水。高渗性脱水时多有高钠血症，但高钠血症不一定都存在高渗性脱水，也可由盐中毒（单纯补钠过多等）引起。高钠血症必引发高渗血症，但高渗血症不一定都

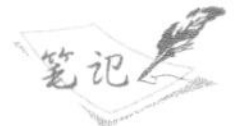

存在高钠血症，高渗性脱水对人体的危害在很大程度上是受高渗血症的影响。

高渗性脱水在儿科临床上相对少见，临床脱水症状并不明显，对神经系统的影响较大，严重的高渗性脱水可出现脑功能的损伤，甚至导致死亡。该患儿存在血糖升高，可能与高血钠、酸中毒、感染及低血容量引起的应激反应有关，因此对腹泻患儿应进行血糖监测。由于低血糖引起死亡的危险性更高，对合并高糖高渗性脱水患儿不可盲目地使用胰岛素。

（赵　兴）

参考文献

1. Anigilaje E A. Management of diarrhoeal dehydration in childhood：A review for clinicians in developing countries. Front Pediatr，2018，23；6：28.
2. Florez I D，Al – Khalifah R，Sierra J M，et al. The effectiveness and safety of treatments used for acute diarrhea and acute gastroenteritis in children：protocol for a systematic review and network meta – analysis. Syst Rev，2016，5：14.
3. 林冬丽．婴幼儿急性腹泻病高渗性脱水的临床识别与救治．中国基层医药，2010，17（10）：1348 – 1349.

002 急性胰腺炎一例

病例介绍

笔记

患儿，男，10 岁 11 个月。以“腹痛 2 天，加重伴呕吐 1 天”

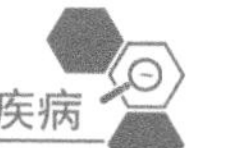

为主诉入院。2 天前无明显诱因出现间断上腹痛，疼痛可忍受，自诉喝热水后可缓解，病初不伴呕吐、腹泻，家属未予特殊处置，入院当日腹痛加重，伴呕吐，非喷射性，呕吐物为胃内容物，无血及咖啡样物。于当地医院化验血淀粉酶明显增高，完善胰腺 CT 示胰腺炎，当地医院嘱其禁食水，并予舒普深、奥硝唑、加贝酯、补液及胃肠减压后建议转往上级医院诊治，遂入我科。患儿平素喜暴饮暴食，病来无发热、头痛，无咳嗽咳痰，无皮疹，无腹泻，精神略差，近 7 小时无尿。

体格检查：T 36℃，P 110 次/分，R 24 次/分，血压 141/78mmHg。神志清楚，精神不振，呼吸平稳。未见皮疹、出血点及瘀斑，双瞳孔等大正圆，光反应灵敏，鼻扇（-），口唇无发绀，咽无充血，双侧扁桃体不大，未见脓点。无颈强，三凹征（-）。双肺叩诊清音，听诊双肺呼吸音清，未闻及干、湿啰音，心音有力，律齐，各瓣膜听诊区未闻及杂音。腹平软，压痛（+），上腹部为著，上腹部反跳痛（+），无肌紧张，肝脾未触清。四肢末梢温暖，毛细血管再充盈时间 <3 秒，脊柱四肢无畸形，活动自如，双下肢无水肿。神经系统四肢肌力、肌张力正常。双膝腱反射正常，双巴氏征阴性。腹围 100cm，BMI 32.03kg/m^2。

入院后辅助检查：血常规：白细胞 20.48×10^9/L，中性粒细胞 87.5%，红细胞 5.68×10^{12}/L，血红蛋白 158g/L，红细胞比积 0.481，血小板 400×10^9/L。血清淀粉酶 707U/L（28～100）、脂肪酶 1499U/L（13～60U/L）、尿淀粉酶 6855U/L（16～491U/L）。空腹血糖 12.37mmol/L。C 反应蛋白 77.4mg/L（0～8mg/L）。此外，尿、便常规正常。肝功、肾功能、心肌酶谱、血离子正常。免疫球蛋白定量及降钙素原均正常。肝炎病毒系列均阴性，风湿抗体系列均阴性。

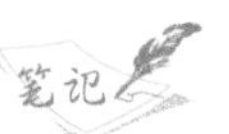

病原学检查，包括呼吸道病毒抗体、EB 病毒抗体、结核抗体

及肺炎支原体抗体均阴性。肿瘤标记物检查均正常。C^{13}呼气试验阴性。心电图正常。肝胆脾彩超：肝脏大小形态正常，实质回声增强，肝肾对比增强。门脉系统无扩张，肝内血流显示良好，胆囊及胆总管、肝内胆管正常。胰腺体积增大，回声稍低，胰管无扩张。肝周、脾周见无回声，肝下宽度约 0.66cm，脾隔间宽度约 0.9cm。盆腔见无回声：深度约 3.13cm。意见：脂肪肝，胰腺肿大，回声稍低，盆腹腔积液。胰腺 CT 示胰腺形态饱满，周围有渗出，周围脂肪间隙密度增高，与邻近结构分界欠清。提示：急性胰腺炎表现；脂肪肝改变（图 1）。

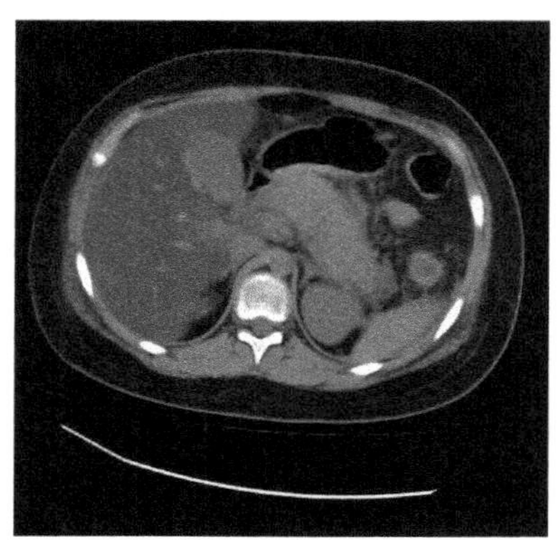

图 1　胰腺形态饱满，周围脂肪间隙密度增高，与邻近结构分界欠清，符合急性渗出性胰腺炎

入院后立即予心电监护、禁食水、胃肠减压，同时完善相关检查，复查血清淀粉酶、脂肪酶及尿淀粉酶明显升高，超过正常 3 倍，胰腺彩超及 CT 提示：急性胰腺炎表现。诊断为急性胰腺炎，继续禁食、胃肠减压。同时，生理维持液静脉补液治疗，思他宁静脉滴注以抑制胰酶分泌，乌司他丁静脉滴注降低胰酶活性。因患儿血糖偏高，予生理维持液中加入胰岛素静脉滴注，并日 4 次监测血糖变化，维持血糖在正常范围。于入院第 5 天，患儿逐渐出现弛张高热，复查 C 反应蛋白明显升高（由入院时的 77.40mg/L 升至

笔记

147.00mg/L)，血钙明显下降（由入院时的 2.27mmol/L 降至 1.79mmol/L)，心电监护示经皮血氧饱和度波动在 80% ~90%，完善血气分析提示存在低氧血症，完善肺 CT：双肺胸腔积液伴双肺下叶不张，右肺下叶条片影（图 2)，补充诊断：急性肺炎、胸腔积液、低氧血症，提示存在多脏器受累，诊断为急性重症胰腺炎，继续目前监测及治疗，加用美罗培南静点抗感染。入院第 6 天请介入科行空肠管置管，并请营养科会诊，给予小百肽空肠管饲进行肠内营养。入院第 7 天，患儿热退，无不适主诉，其间复查淀粉酶及脂肪酶随进食曾有一过升高但逐渐下降。于入院第 11 天停用思他宁及乌斯他丁，并少量进食流食，患儿无不良反应，给予预约出院。出院继续低脂饮食，2 周后门诊复诊无异常，继续随访中。

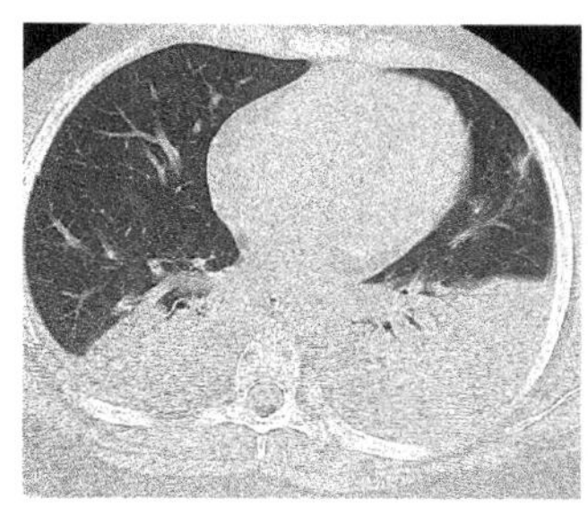
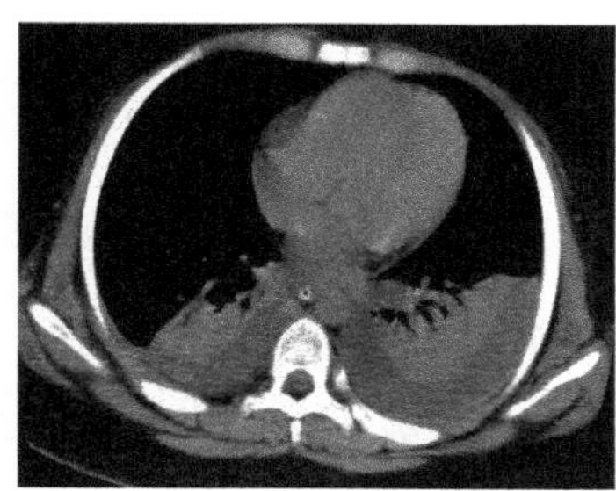

图 2　双肺下叶可见密度增高片影，提示双侧胸腔积液伴双肺下叶不张

病例分析

急性胰腺炎（Acute Pancreatitis，AP）是多种病因导致胰酶激活，胰腺组织自身消化所致的胰腺局部炎症反应（水肿、出血及坏死)，病情较重可发生全身炎症反应综合征，并可伴有多脏器功能障碍的疾病。导致儿童 AP 的病因复杂，创伤、全身性疾病为儿童 AP 的主要病因，分别占 36.3%、22.2%。不同年龄段各病因所占

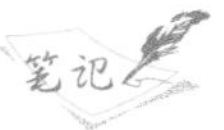

比例也不尽相同，如婴儿期主要以全身性疾病、胆源性因素为主；幼儿期则以感染、创伤居多。约30%病因不明，称为特发性胰腺炎。AP分为轻度和重度AP，轻度AP是一种自限性疾病，近期循证医学研究证明除支持治疗外无须其他治疗。而重度AP则伴有危及生命的并发症，死亡率高，预后差。小儿急性重症胰腺炎是小儿严重的急腹症之一，较成人少见，起病急骤，临床表现不典型，病程进展快，如不及时诊治，死亡率高。急性发作的上腹痛是AP的重要临床表现，呈持续性，常向背部放射，多伴有恶心、呕吐、腹泻等胃肠道症状。急性炎症、胰腺组织坏死继发感染时可出现发热。发热、黄疸、陶土样便往往提示胆源性胰腺炎。AP可合并全身并发症如急性呼吸衰竭、肾衰竭、消化道出血、胸腔积液、休克等。

AP的诊断标准：1. 急性、持续中上腹痛；2. 血淀粉酶或脂肪酶 > 正常上限3倍；3. AP的典型影像学改变（腹部增强CT/MRI/超声）；4. 排除其他急腹症。重症AP诊断标准：AP伴有脏器功能障碍，或出现坏死、脓肿或假性囊肿等局部并发症者，或两者兼有。常见腹部体征有上腹部明显的压痛、反跳痛、肌紧张、腹胀、肠鸣音减弱或消失等。可以有腹部包块，偶见腰肋部皮下瘀斑征（Grey－Tumer征）和脐周皮下瘀斑征（Cullen征）。可以并发一个或多个脏器功能障碍，也可伴有严重的代谢功能紊乱，包括低钙血症（血钙 < 1.87mmoL/L）。增强CT为诊断胰腺坏死的最有效方法，B超及腹腔穿刺对诊断有一定帮助。APACHE Ⅱ 评分 ≥ 8 分。Balthazar CT分级系统 ≥ Ⅱ 级。另外，肥胖BMI指数明显增高，也是胰腺炎易患且易合并重症的危险因素。

本例患儿有急性持续腹痛，血清淀粉酶脂肪酶及尿淀粉酶明显升高，超过正常3倍，胰腺CT示胰腺形态饱满，周围有渗出，符

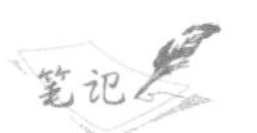

合 AP 诊断标准。且本例患儿腹围 100cm，BMI：32.03kg/m²。有重症胰腺炎的高危因素。入院后合并严重肺部感染，出现胸腔积液，存在重要器官功能受累。入院 72 小时后的 C 反应蛋白进行增高接近 150mg/L，血钙下降，<1.87mmoL/L，存在预后不良指标，我们及时确定诊断为急性重症胰腺炎并给予相应治疗。

与成人相同，小儿 AP 病情评估、分级诊断非常重要。其中反映 AP 预后不良指标：72 小时后的 C 反应蛋白 >150mg/L；红细胞压积（HCT）>44%；动态测定血清白细胞介素 6（IL-6）水平增高；血钙 <1.75mmoL/L；血清降钙素原 ≥2ng/ml。这些指标应在入院后每日监测，以便及时发现重症。本例患儿虽然病情危重，但由于及时监测并积极治疗，已取得很好的治疗效果。因此，对胰腺炎的相关预后指标进行动态监测、及时完成胰腺 CT 检查，在疑似胰腺炎的患儿诊治过程中非常重要。

内科保守治疗小儿 AP 的主要治疗措施，包括补充体液、维持水电解质平衡、胰腺休息（包括禁食、胃肠减压，缓解腹痛和抗胰腺分泌药应用等）。合并感染，表现为重症时，给予广谱抗生素积极有效抗感染治疗。在患儿腹痛、腹胀减轻或消失，肠道动力恢复或部分恢复时应尽早考虑开放饮食，经口不耐受的，首选肠内营养。由于应激和炎性反应等因素的作用，AP 患儿处于高代谢状态，静息能量消耗增加。并且由于长期禁食，胃肠道屏障功能受损，肠道细菌和毒素移位，使并发症增多。因此，不应该以血清淀粉酶活性高低作为开放饮食的必要条件，必须尽早恢复肠内营养，对不能经口进食的患儿，适宜的肠内营养成为营养治疗的首选方式。肠内营养的实施方式一般可分为鼻空肠管肠内营养和鼻胃管肠内营养治疗，这两种方式在小儿急性胰腺炎肠内营养方面的优劣需要积累研究证据。

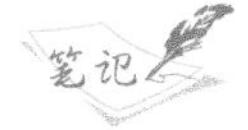

病例点评

由于儿童 AP 病因复杂，临床表现多样，婴幼儿对自身不适叙述不清等情况，加重了临床诊断的难度，易导致误诊、漏诊而延误治疗，应引起儿科医生的重视。本例在发现患儿出现腹痛、呕吐症状后，积极化验血清淀粉酶、脂肪酶，并及时做胰腺 CT 检查，很快明确了胰腺炎诊断，经积极治疗，特别是当患儿不能耐受经口进食时，早期采用鼻－空肠置管，给予肠道内营养，取得了较好的治疗效果，是本例成功的经验。

儿童 AP 大多具有一良性过程，但合并局部或系统并发症如胰周积液、单个或多器官功能衰竭时，即重症急性胰腺炎，病情可加重，总体死亡率 <10%，较成人低。儿童重症 AP 诊断标准及严重度分级尚未有定论，有待进一步探讨。本例在治疗过程中并发了肺炎、胸腔积液，出现低氧血症，曾诊断为重症胰腺炎，并积极治疗，疗效较好。但回顾本例临床表现，特别胰腺 CT 未提示重症胰腺炎常见的胰腺组织出血、坏死，无多脏器损伤等表现，似乎未满足典型重症胰腺炎的诊断标准。但是根据成人最新指南，在可疑病例，积极按照重症胰腺炎进行治疗，并监测相关指标，并无不妥。

（姚　芳）

参考文献

1. 吴杰，刘羽飞，孔文文，等．儿童急性胰腺炎诊断与治疗的研究进展．临床肝胆病杂志，2017，33（6）：1196－1200.
2. 王鹏旭，尚东．急性胰腺炎的国内外主要指南分析．肝胆胰外科杂志，2017，29（1）：1－5.

笔记

3. 徐建仙，童家维，诸纪华．经鼻空肠和鼻胃营养治疗在小儿急性胰腺炎中的应用研究．护理与康复，2017，16（8）：855－857.

003 胆汁淤积性肝炎一例

病例介绍

患儿男，7 岁。以“发现尿色黄 4 天，皮肤、巩膜黄染 2 天”为主诉入院。患儿 6 天前无明显诱因出现咽痛、流涕，伴乏力、厌食，家属自行给予板蓝根口服治疗，未见明显好转。4 天前发现尿色偏黄，但尿量正常，于当地医院就诊行尿液检查未见异常。偶有腹痛，以右下腹为主，呕吐 1 次胃内容物，非喷射性。2 天前出现皮肤、巩膜黄染，伴瘙痒。1 天前出现发热，体温 38.3℃，口服退热药热可退，为求进一步诊治来我科门诊，查尿胆原及胆红素均增高，肝功能异常，后收入院。既往体健，家族中无肝胆疾病患者。

体格检查： T 37.3℃，P 92 次/分，R 24 次/分，BP 110/70mmHg。神志清楚，呼吸平稳，周身皮肤轻度黄染，未见皮疹及出血点。双瞳孔等大正圆，对光反应灵敏，双眼巩膜黄染，咽充血，双侧扁桃体Ⅱ°大，颈无抵抗。心肺听诊未见异常。腹平软，全腹无压痛，肝区叩击痛（+），肝脾肋下未触及。脊柱及四肢无畸形，活动自如，四肢肌力及肌张力均正常，四肢腱反射正常，克氏征、布氏征及巴氏征均为阴性。

辅助检查： 血常规：白细胞 $12.51 \times 10^9/L$，粒细胞 $10 \times 10^9/L$，血红蛋白 134g/L，血小板 $388 \times 10^9/L$。尿常规：蛋白质 微量，尿

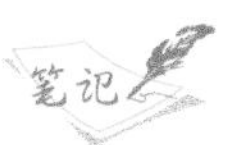

胆原+1，胆红素+3。C反应蛋白：17.9mg/L（0～5mg/L）。降钙素原：0.45 ng/ml（0～0.05ng/ml）。总IgE：573IU/ml（0～90IU/ml）。血沉34mmH$_2$O/h（0～15mmH$_2$O/h）。肝功能：ALT 225U/L，rGGT 364U/L，AST 117U/L，ALP 698U/L，TbiL 104.6μmol/L，DbiL 86.5μmol/L，TBA 247μmol/L。血脂分析：血清甘油三酯1.44mmol/L（0～1.7mmol/L），血清总胆固醇5.78mmol/L（0～5.72mmol/L），血清高密度脂蛋白胆固醇0.34mmol/L（0.01～1.92mmol/L），血清低密度脂蛋白胆固醇2.81mmol/L（0～3.64mmol/L）。甲、乙、丙、戊肝炎病毒检测未见异常。肾功能、心肌酶、血离子未见异常。肝胆脾超声：胆囊区混合性回声，胆囊充盈不良伴胆泥形成及结石不除外？第一肝门处淋巴结显示。

诊断及治疗：入院后初步诊断：1. 黄疸原因待查；2. 呼吸道感染。予头孢甲肟抗炎，复方甘草酸苷、还原型谷胱甘肽及熊去氧胆酸保肝降酶，同时完善铜蓝蛋白、免疫球蛋白、凝血功能、肺炎支原体、结核杆菌抗体测定、自身免疫性肝病检测，均未见异常。EB病毒抗体检测：EBV－DNA阴性，EBV－IgM阴性，EA－IgG阴性，VCA－IgG及EBNA－IgG阳性。巨细胞病毒抗体检测：IgM阴性，IgG阳性。病毒抗体系列：柯萨奇病毒、单纯疱疹病毒、弓形虫病毒、风疹病毒、腺病毒、呼吸道合胞病毒抗体均阴性。胆胰管MR水成像（MRCP）：肝内胆管走行正常，未见明显扩张，胆总管及左右肝管显影良好，管径无增粗，胆囊可疑缩小，显示欠佳，可见斑片状长T2信号影，胰管未见明显扩张。根据病史、查体结合辅助检查所见，初步考虑诊断：1. 胆汁淤积性肝炎；2. 呼吸道感染。治疗4天后复查肝功能：ALT 208U/L，rGGT 432U/L，AST 142U/L，ALP 711U/L，TBiL 96μmol/L，TBA 314μmol/L。未见明显改善，加用思美泰（注射用丁二磺酸腺苷蛋氨酸）及多烯磷脂酰

笔记

胆碱促进胆汁排泄，治疗 2 天后，复查肝功能：ALT 135U/L，rGGT 481U/L，AST 79U/L，ALP 779U/L，TBiL 100. 9μmol/L，DBiL 88μmol/L，TBA 331μmol/L。且患儿仍反复高热，黄疸未退，给予加用甲强龙抑制炎症反应。6 天后复查肝功能：ALT 109 U/L，rGGT 444 U/L，AST 46 U/L，ALP 477 U/L，TBiL 34. 5μmol/L，DBiL 27. 7μmol/L，TBA 39. 1μmol/L。肝功能见恢复，皮肤黄染较前好转后出院。院外口服熊去氧胆酸、复方甘草酸苷、双环醇及美卓乐治疗，2 周后复查肝功能：ALT 17U/L，rGGT 131U/L，AST 18U/L，ALP 212U/L，TBiL 16. 8μmol/L，DBiL 10. 6μmol/L，TBA 18. 5μmol/L。rGGT 和 TBA 稍高，其余已恢复正常。

病例分析

该患儿以尿色黄，皮肤及巩膜黄染为主诉入院。黄疸是指血清胆红素升高致使巩膜、皮肤、黏膜及其他组织和体液发生黄染的现象，黄疸不是一个独立的疾病，可见于多种疾病之中，当血清内总胆红素超过 34μmol/L 时，可出现肉眼所见的黄染。胆红素包括直接胆红素（结合胆红素）和间接胆红素（非结合胆红素）两种，结合胆红素占血清总胆红素的 30% 以上，而非结合胆红素占血清总胆红素的 80% 以上。区别两种类型胆红素的方法为：非结合胆红素是脂溶性，不溶于水，因此在循环过程中不能经肾小球滤过，故不在尿中出现；而结合胆红素为水溶性，可经肾小球滤过出现在尿中。本例患儿尿色发黄，化验尿常规提示尿中胆红素 3 +，即尿中增多的胆红素为结合胆红素，因此也可以通过尿常规结果推测患儿血液中结合胆红素增高明显。

不同类型胆红素增高提示不同疾病，因此临床上，如遇黄疸患

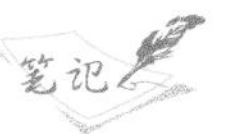

儿首先应化验肝功能，明确以哪类胆红素增高为主。非结合胆红素增高是由肝前因素引起，主要见于胆红素生成过多（如各种原因引起的溶血性贫血）或胆红素在肝细胞内酯化过程障碍（如某些基因缺陷等）。而结合胆红素增高，见于肝细胞性黄疸、胆汁淤积性黄疸以及遗传性结合胆红素血症所致黄疸。

本例患儿肝功能化验提示胆红素增高，以结合胆红素为主，首先考虑的疾病为肝细胞性疾病、胆汁淤积性疾病以及遗传性结合胆红素血症，完善肝炎标志物及自身免疫性肝病等相关检查未见异常，肝胆脾彩超未提示肝脏疾病，因此可排除肝细胞性疾病。且患儿家族中无肝胆疾病家族史，因此暂不考虑遗传性疾病。常见的胆汁淤积性疾病包括感染后胆汁淤积性肝炎、药物性胆汁淤积性肝炎和原发性胆汁性肝硬化。结合患儿病初曾有咽痛、流涕等上感病史，病程中曾有发热，但无特殊用药史，最后确诊为感染后胆汁淤积性肝炎。

鉴别肝细胞性和胆汁淤积性疾病，还可通过观察血清 ALT、AST 以及 ALP 的变化的方法。结合胆红素血症伴有转氨酶（ALT、AST）升高主要见于肝脏疾病，ALT 升高但 <300U/L 多见于慢性病毒性肝炎和药物诱导的慢性肝损伤。若 ALT 升高 >400U/L，尤其 >1000U/L 者通常为急性肝炎和药物诱导的急性肝损伤。而 ALP、rGGT 升高程度 > ALT、AST 者，常提示胆汁淤积性疾病，2009 年欧洲肝病学会颁布的《胆汁淤积性肝病临床实践诊疗指南》中建议以 ALP 超过 1.5 倍，GGT 超过 3 倍界值来诊断胆汁淤积性肝病。此病例患儿符合后者，因此诊断为胆汁淤积性肝炎。

胆汁淤积性肝炎，又称毛细胆管性肝炎或淤胆型肝炎，系指多种原因所致的细胞分泌胆汁发生障碍，或胆汁排出通道受阻，导致正常量的胆汁不能进入十二指肠，并使胆汁成分（结合胆红素、胆

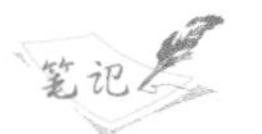

汁酸、胆固醇和碱性磷酸酶等）反流至血液。在临床可有类似梗阻性黄疸的表现：乏力、皮肤瘙痒、肝肿大、大便呈灰白色，但消化道症状较轻。肝功能示直接胆红素、ALP、rGGT、胆固醇增高，血清转氨酶轻度升高或近于正常值，黄疸可持续数月至1年以上，大多数患者可恢复，仅少数发展为胆汁性肝硬化。临床上分为急性胆汁淤积性肝炎及慢性胆汁淤积性肝炎两个类型。病毒感染和炎症反应综合征导致的胆管损伤是其主要病因。

对于胆汁淤积性肝炎的治疗，分为原发病治疗及对症治疗两部分。原发病治疗主要包括：感染引起的给予抗感染、抗病毒等相关治疗；药物源性应去除致病药物。对症治疗主要包括：利胆退黄，保肝改善肝细胞功能。利胆退黄类药物可增加胆汁的分泌及排泄，缓解胆汁淤积，代表药物有熊去氧胆酸、腺苷蛋氨酸等。保肝改善肝功能药物有解毒类保肝药物，代表药物为还原性谷胱甘肽、葡萄糖醛酸酯，还有促进肝细胞再生药物，代表药物为促肝细胞生长素、多烯磷脂酰胆碱等。如上述药物治疗后，肝功改善不明显、黄染不退，应考虑其他治疗，如应用糖皮质激素，糖皮质激素治疗胆汁淤积性肝炎的作用机制主要是：①非特异性抗炎作用，能促进汇管区和胆小管炎症水肿消退，增加胆汁排泄。②改善与胆汁生成有关的肝细胞内亚微结构的功能，增加胆汁流的生成。③抗过敏和免疫抑制反应,减轻代谢产物对肝脏的免疫损伤。泼尼松 2mg/(kg·d)，分2、3次口服，对部分胆汁淤积病例有一定疗效，在症状明显好转后可逐步减量，疗程依临床情况而定，一般为4～8周，需注意预防其他感染。本例患儿经抗炎及对症退黄利胆治疗后，肝胆酶不见下降，黄疸不见消退，加用甲强龙后肝功能改善明显，院外口服美卓乐及保肝降酶药物，用药4周后复查肝功能基本恢复正常。另外也可给予苯巴比妥口服，起到改善和提高酶活力及促进胆汁排泄的作用。

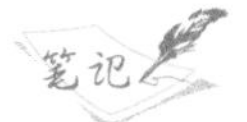

病例点评

本例患儿急性起病，以皮肤、巩膜黄染为主要表现，如遇此类患者，应详细询问病史，包括肝病家族史、既往史、药物应用史及个人史，个人史的询问应包括既往血清学化验结果、病毒学检查及肝胆胰彩超。个体的症状往往可提供诊断线索，寒战和黄疸多倾向于胆管炎或细菌感染，瘙痒多数与胆汁淤积相关，且黄疸患儿还应注意由遗传因素所致，尤其是新生儿黄疸更应考虑遗传因素。同时也要有详细的体格检查，包括黄疸的色泽及腹部体征，溶血性黄疸皮肤呈青柠色，肝细胞性黄疸呈浅黄色或金黄色，胆汁淤积性黄疸呈暗黄、黄绿或绿褐色。腹部体征的检查包括有无肝脾大、肝区叩击痛、墨菲氏征等。

黄疸患儿除进行实验室检查外，还需注意影像学检查，肝胆胰彩超为首选，该检查安全方便、可重复进行，是鉴别肝内还是肝外胆汁淤积的首选方法。近年来，MRCP也作为判断胆管系统有无梗阻的重要无创检查手段被广泛应用，其可较好区分静止和流动液体，对已引起胆管扩张的结石和肿瘤的诊断十分重要。

激素可消除肝细胞肿胀，减轻黄疸，延迟肝组织纤维化等。但目前对激素的临床应用价值尚有争论。

（崔琬麟）

参考文献

1. 曹建彪，陈永平，成军，等．胆汁淤积性肝病诊断治疗专家共识：2015年更新．中国肝脏病杂志（电子版），2015，(2)：1－11.

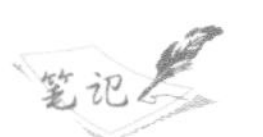

2. 李在玲．婴儿胆汁淤积性肝病的治疗．实用儿科临床杂志,2012,27(7):476－478.

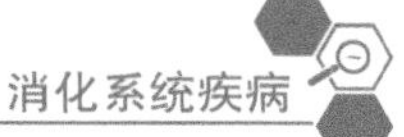

004 门静脉海绵样变性一例

病例介绍

患儿，女，7 岁。因“血小板减少 2 年余”入院。2 年多前因感冒去当地医院检查，化验血常规发现血小板减少，同时伴有脾大，经骨穿曾被诊断为“血小板减少性紫癜”，未予特殊治疗。此后间断验血常规，血小板（50～70）$\times 10^9$/L，一直未用药，曾有间断鼻衄及牙龈出血，无呕血、便血。四天前发现血小板及白细胞减少进一步入院诊治。

体格检查，体温：36.5℃，心率：96 次/分，呼吸：21 次/分，血压：110/70mmHg，一般状可，未见皮疹及出血点，双肺呼吸音清，心脏听诊正常，肝未触及，脾大肋下 8cm，质中等硬，边缘钝。四肢末梢温暖。

辅助检查：肝胆脾彩超示：门静脉主干起始部内径 0.96cm，走行迂曲，右干内径约 0.45cm，左干内径约 0.33cm，沿门脉主干及左右干走行可见网状无回声，其内可见血流，呈静脉频谱。脾大脾肋间长约 18.20cm，脾厚约 5.66cm。超声诊断：门静脉海绵样变性。门静脉 CTV 检查：脾静脉及门静脉主干走行迂曲，管腔管壁正常，门静脉左右支可见较细门静脉分支及血管影。食管胃底静脉略增粗，脾脏略增大，密度均匀强化。食道点片：未见器质性改变。血常规：WBC 2.94 $\times 10^9$/L，PLT 45 $\times 10^9$/L，HB 109g/L。肝功能正常。该患儿诊断为：1. 门静脉海绵变性；2. 继发性血小板

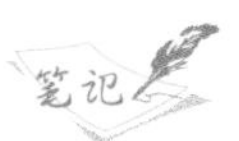

减少性紫癜。建议去外科进一步治疗，以缓解脾功能亢进，降低门脉压力。

病例分析

门静脉海绵样变性（cavernous t ransformation of portal vein，CTPV）是一种较罕见的小儿疾病。主要由于门静脉主干完全或部分阻塞所导致的肝门区和十二指肠韧带及其周围形成许多向肝脏扩张迂曲的静脉血管瘤样侧支循环，进而引起肝外型门静脉高压症。CTPV 的病因尚不完全清楚，可分为原发性和继发性。原发性 CTPV 为非肝病性因素所致，主要是由于肝门及其分支结构先天性发育异常或生后脐静脉和静脉导管闭锁过程中累及门静脉主干和它的属支，使门静脉管腔缺失、狭窄甚至闭锁。继发性 CTPV 是各种致病因素，如败血症、脐炎、脐静脉插管、低血容量休克及血凝障碍、门静脉附近肿瘤、创伤等导致门静脉血流受阻，血液瘀滞及血流量增加而致门静脉高压，侧支循环建立，门静脉再通。儿童型 CTPV 多为先天异常所致。

本例患儿无继发因素，属此类型。CTPV 在临床上无门静脉高压时，原发性 CTPV 患儿可无任何不适，继发性 CTPV 主要为原发病的表现。形成门静脉高压后，主要表现为门静脉高压症和继发的食管胃底静脉曲张破裂或/和反复门静脉高压性胃黏膜病变，出现反复呕血和柏油样便。本例患儿因门静脉高压有脾脏增大体征及脾脏功能亢进临床表现。脾脏功能亢进导致患儿血小板及白细胞减少。临床上诊断门静脉海绵样变性的金标准为门静脉造影，可经皮穿刺门静脉造影，也可经肠系膜上动脉行间接门静脉造影，但均为创伤性检查，且在注射造影剂后，引起血流动力学改变。彩色多普

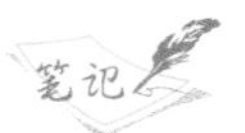

勒检查对门静脉海绵样变性的诊断有很高的特异性和准确性。其中彩色多普勒检查为 CTPV 的首选检查。声像图显示门静脉管道结构消失，出现蜂窝状或迂曲管状无回声区，其内有血流，脉冲多普勒在异常管状结构内引出门静脉样血流频谱即可确诊，有文献报道其准确率可高达 100%。本病例经彩色多普勒检查明确诊断。CT 和 MRI 检查对该病亦有重要价值。治疗方法，不伴有门静脉高压症的海绵样变性无须处理，应定期随诊。伴有门静脉高压者的治疗主要是针对食道胃底静脉曲张破裂出血。内科保守治疗为降低门静脉压力、止血及制酸、内镜下套扎、硬化剂或组织胶注射治疗等内镜下套扎、硬化剂或组织胶联合注射治疗有可能使食管胃静脉曲张基本消失。对严重反复出血者应采取手术治疗。手术方法有脾切除加断流或分流术、脾肺固定术。本例患儿建议外科治疗。

病例点评

①门静脉海绵样变性，由于临床少见，常被忽略而误诊。②该病临床表现主要为门脉高压症，极易诊断为肝硬化。该患儿以脾功能亢进、血小板减少为主要临床表现。因此，临床上遇到门静脉高压症的患者，尤其是儿童和年轻人时，要想到本病的可能。③彩超对门静脉海绵样变性诊断较为敏感，它能观察到门脉的网状结构样改变，同时明确血管直径、血流量大小及血流方向，且具有切面手法灵活、无创伤、可重复性强等优点，是诊断门静脉海绵样变性的首选检查。本病例经超声明确诊断。④对本病尚无有效的治疗方法。临床治疗的目的是降低门静脉压力，当内科治疗无效时，可采取外科手术。

（安　东）

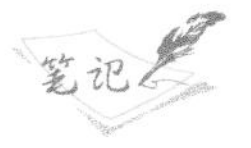

参考文献

1. 魏延栋，李龙．儿童门静脉海绵样变性的诊疗进展．中华小儿外科杂志，2013，34（10）：778－781.

2. 李龙，张金山，李颀，等．门静脉主干-门静脉右支搭桥治疗门静脉海绵样变．中华小儿外科杂志，2017，38（8）：580－584.

笔记

呼吸系统疾病

005 坏死性肺炎一例

病例介绍

患儿女，2 岁 6 个月。因“反复发热 1 周，咳嗽 3 天”入院。入院前 1 周，患儿出现发热，体温 39.5℃，不伴寒战、抽搐，无皮疹，口服美林后热可退，于当地诊所就诊，予头孢类抗生素（具体不详）静点治疗 3 天无改善，体温波动在 38 ~ 39.5℃。入院前 3 天，患儿出现阵发性咳嗽，干咳为主，无气促、呼吸困难、胸痛，同时发热较前频繁，日发热 4 ~ 5 次，转至当地医院住院治疗，检

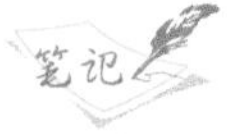

测肺炎支原体抗体：弱阳性。胸片：肺纹理模糊，诊断为“支气管炎”，予头孢甲肟静点 3 天、阿奇霉素口服 1 天，患儿病情无好转。门诊以“支气管肺炎”收入病房。患儿病来精神可，食欲欠佳，无盗汗、乏力，大小便正常。既往体健，否认结核、肝炎等传染病接触史。

体格检查：体温 38.5℃，脉搏 120 次/分，呼吸 24 次/分，血压 101/62mmHg。神志清楚，呼吸平稳。未见皮疹及出血点，未触及肿大淋巴结。球结膜无充血。鼻扇（－），三凹征（－）。口唇无发绀，咽充血，扁桃体无肿大。颈部淋巴结无肿大。双肺呼吸音粗，右肺可闻及少许湿啰音。心音有力、律齐，未闻及杂音。腹软，腹部按压无哭吵，肝脾于肋下未触及。双下肢无水肿，四肢肌力、肌张力正常。脑膜刺激征阴性。

辅助检查：入院第 1 天，血气无异常，血常规：白细胞（WBC）13.32 × 10^9/L 中性粒细胞比率（N）63.7%，血红蛋白（HB）110g/L，血小板（PLT）375 × 10^9/L。C 反应蛋白（CRP）137.00mg/L。入院第 2 天，肺炎支原体抗体、感染结核 T 细胞(T－SPOT）未见异常。入院第 3 天，血常规：WBC 12.47 × 10^9/L，N 63.8%。CRP 97.80mg/L，降钙素原（PCT）0.12ng/ml。乳酸脱氢酶（LDH）310U/L。血培养、心脏彩超等未见异常。入院第 7 天，血常规：WBC 6.79 × 10^9/L，N 40.5%。入院第 10 天，肺炎支原体抗体 1 ：320，IgM（＋），IgG（－）。入院第 14 天，CRP 4.75mg/L。

诊疗过程及转归：患儿入院时确诊为支气管肺炎，继续予头孢甲肟静点、阿奇霉素口服、沐舒坦等治疗。入院第 3 天，患儿 CRP 明显下降，但是发热无好转，停用头孢甲肟、阿奇霉素，改为头孢曲松静点。入院第 5 天，患儿持续高热不退，肺 CT 检测发现右肺

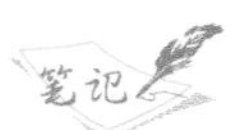

下叶可见厚壁空洞，内壁较光整，腔内可见气体密度影，空洞外缘不光整，周围可见斑片影（图 3A ~ D）。患儿诊断肺脓肿，停用头孢曲松，改为美罗培南静点、利奈唑胺口服抗炎。入院第 6 天，给予丙球支持治疗 3 天。入院第 7 天，患儿体温逐渐平稳，复查血常规基本正常。入院第 10 天，复查肺炎支原体抗体阳性，抗生素降级为头孢曲松，并且加用阿奇霉素静点。入院第 14 天，患儿病情好转出院。

随访：患儿出院后口服阿奇霉素两个疗程，拒绝复查肺 CT。出院 9 月后患儿因咳嗽 1 周，家属要求肺 CT 检测：右肺下叶可见斑片影，无空洞（图 3E ~ H）。

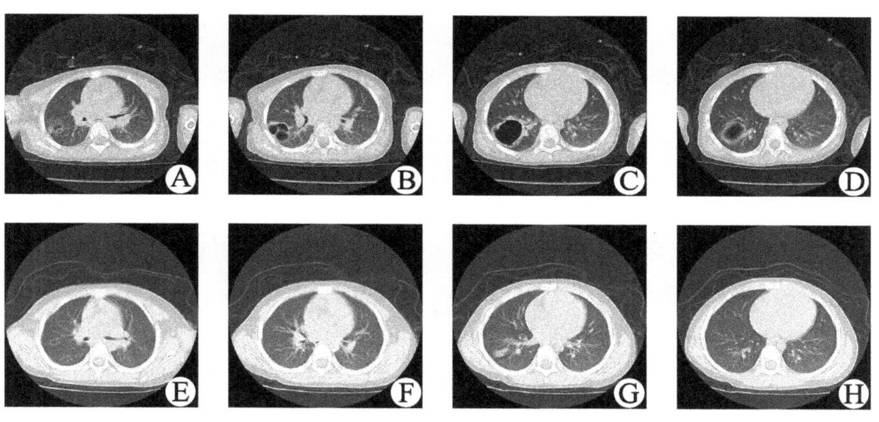

图 3　肺 CT 结果

病例分析

肺脓肿是由多种病原体所引起的肺组织化脓性病变，早期呈肺实质炎症，继而出现坏死、液化和空洞形成。肺脓肿时，胸部 X 光片通常呈现为单一或者多个含气液平的空洞，若表现为多个小于 2cm 的空洞则称为坏死性肺炎。肺脓肿患儿以持续发热、咳嗽为主

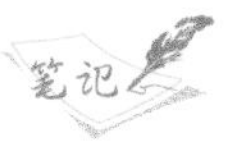

要表现，与成人比较，咯大量脓臭痰并不多见。该患儿起病为支气管肺炎，出现持续高热不退，通过肺 CT 检查发现肺脓肿的形成。因此，当肺炎患儿出现持续高热不退、气促等症状时，除了考虑气胸、胸腔积液、塑形性支气管炎等常见并发症，还需要警惕肺脓肿的可能。

既往研究认为，儿童肺脓肿的病原体以细菌为主，其中肺炎链球菌及金黄色葡萄球菌为两大主要病原。然而近年来临床发现，肺炎支原体感染导致儿童肺脓肿的并非少见，已经成为较常见的病原体。尽管如此，由于抗生素的使用、检测手段限制等因素，也有很多肺脓肿病例未找到明确的致病微生物。在本病例中，结合患儿入院前后肺炎支原体抗体的检测结果，可以确诊肺炎支原体感染。但是，该患儿能否确诊同时存在细菌感染，值得商榷。通常而言，白细胞、中性粒细胞，以及 CRP 升高被认为是细菌感染所致，然而很多时候也只是炎性反应。大量研究发现，当肺炎支原体肺炎出现坏死性改变时，患儿外周血 WBC 峰值、中性粒细胞比率、CRP 峰值也会呈现明显升高。首都儿科研究所陈慧中教授认为，这种现象不能单纯用合并细菌解释，也可能是合并全身炎症反应综合征或者是坏死性肺炎的肺实质坏死所致。因此，我们回顾分析本病例发现，抗生素的使用存在一些不足。首先，对肺炎支原体感染不够重视，入院时选择口服阿奇霉素治疗，并且因为第 2 天肺炎支原体检测阴性，就停用了阿奇霉素。其次，在缺乏耐甲氧西林金黄色葡萄球菌（MASR）和产超广谱 β－内酰胺酶细菌（ESBLs）病原学证据下，采用利奈唑胺、美罗培南联合抗感染似乎依据不足。这也再次提醒我们，深部痰的细菌培养极为重要，不仅有助于呼吸道病原学诊断，也为临床选择抗生素提供依据。

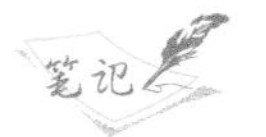

最后，我们通过该病例对儿童肺脓肿的诊断有如下体会：（1）肺

炎患儿出现持续高热不退时，需要考虑到肺脓肿的发生，胸部 CT 检查有助于早期发现及早期诊断。(2) 有条件的医院，可通过纤维支气管镜进行肺泡灌洗治疗，还能获取深部痰进行病原学检查。(3) 儿童肺脓肿以抗生素治疗为主，静脉用药为佳，在病原学不明确时应覆盖细菌和肺炎支原体感染。(4) 丙种球蛋白治疗有利于中和毒素，提高免疫力，促进病情好转。(5) 儿童肺脓肿的预后较好，但需要相当长时间才能愈合。因此，通常建议肺脓肿患儿在临床症状消失 2 个月后才复查影像学。

病例点评

该病例再次说明小儿不是成人的缩影，儿科疾病有其特殊性。首先，儿童肺脓肿的临床症状并无特异性，很少有咯大量浓痰的表现。其次，儿童肺脓肿以球菌和肺炎支原体感染为主，而厌氧菌感染较为少见。再次，绝大多数患儿既往身体健康，无特殊基础病。最后，儿童肺脓肿仍以抗生素治疗为主，绝大部分病例疗效很好。关于本病例诊治中的不足或缺陷，已经在病例分析中进行了阐述。抗生素的选择要慎之又慎，当病原体不清或者重症感染时，抗菌谱尽可能覆盖常见病原体，但是这并不意味着抗生素用的越高级、越贵越好。

(祝　华)

参考文献

1. Fitzgerald D. Lung abscess in children: management and outcome. Paediatric Respiratory Reviews, 2012, 13 (Suppl 1): S23 - S24.

2. Wang Y, Xu D, Li S, et al. Mycoplasma pneumoniae - associated necrotizing

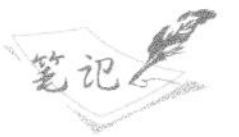

pneumonitis in children. Pediatr Int，2012，54（2）：293－297.

3. 尚云晓，冯雍．儿童坏死性肺炎．临床儿科杂志，2013（8）：701－705.

4. 韩青，史彧，梁慧，等．肺炎支原体相关肺脓肿 4 例．中华实用儿科临床杂志，2013，28（10）：760－763.

5. 李素荣，牟京辉，常丽，等．肺炎支原体感染所致儿童坏死性肺炎 30 例胸部 CT 表现及转归．中华儿科杂志，2013，51（3）：211－215.

006 难治性肺炎支原体肺炎一例

病例介绍

患儿，女，11 岁。因“发热 1 周，咳嗽 3 天”入院。患儿 1 周前无明显诱因出现发热，体温最高 40.3℃，口服美林后热可退，后自行口服红霉素 2 天，患儿发热较前更频繁。3 天前患儿出现咳嗽，咳少量白黏痰，在当地诊所静点头孢类抗生素 2 天，症状无好转，去当地医院住院，肺 CT 提示右肺大片炎症伴胸腔积液，予静点美洛西林、红霉素 2 天，甲强龙 1 次，症状未见改善，转来我院进一步诊治。

体格检查：神志清楚，呼吸平稳，鼻扇（－），口唇无发绀，咽充血，双侧扁桃体Ⅱ°大，未见脓点，三凹征（－）。右侧叩诊浊音，听诊右侧呼吸音减弱，未闻及干、湿啰音，心脏听诊正常。腹平，全腹无压痛，肝脾肋下未触及。四肢末梢温暖，毛细血管再充盈时间 <3 秒。

辅助检查：入院时血常规：WBC 5.88×10^9，NE 86.2%，Hb 109g/L，PLT 19×10^9；肝功：AST 100U/L，ALT 47U/L，GGT

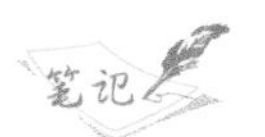

59U/L，LDH 793U/L；CRP 282mg/L；PCT 3.64ng/ml；D－D 二聚体 10.03μg/ml，Fg 7.95；Fer 1124μg/L；肺炎支原体抗体 1：80，IgM－，IgG－，血培养（－）。肺部 CT 提示（图 4）：右肺中上肺野大片实变，伴有胸腔积液。

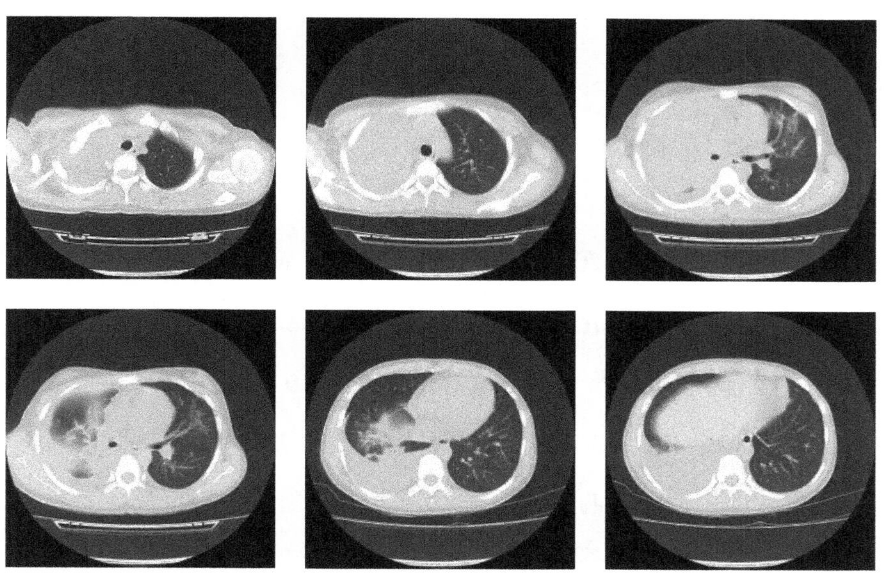

图 4　治疗前肺 CT

诊疗经过：入院后按肺炎诊治，给予阿奇霉素（0.4g，日 1 次）静滴、美罗培南（0.8g，8 小时/次）静滴抗炎，甲强龙（40mg，日 2 次）静滴抑制炎症反应，同时予丙球支持，输注血小板，复方甘草酸苷、易善复及协力甘宝保肝治疗。入院第 6 天，复查肺炎支原体抗体 1：640，IgM＋，IgG－。肝功：AST 222U/L，ALT 339U/L，GGT 247U/L，LDH 781U/L。复查肺部 CT：显示胸廓对称，右肺可见大片状实变致密影，以右肺上叶为著，相应支气管阻塞，中下叶病灶内含气支气管影，左肺亦可见散在的模糊斑片影，内伴含气支气管影，右肺肺门明显增大，左侧肺门不大，纵隔居中，其内见肿大淋巴结，同时胸腔内可见弧形液性密度影，提

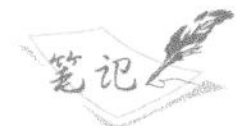

示：双肺炎症改变（右肺为著），纵隔淋巴结增大，胸腔积液，与原片比较提示肺部炎症及胸水有加重趋势。诊断为难治性肺炎支原体肺炎，加用米诺环素（75mg，日 2 次）口服抗肺炎支原体治疗。入院第 8 天，患儿体温平稳，CRP 呈明显下降趋势，降至 101mg/L，抗生素美罗培南降级为头孢曲松继续抗感染治疗，停用阿奇霉素静点，仅口服米诺环素（75mg，日 2 次），甲强龙减量。入院第 14 天，复查 CT 提示：双肺炎症改变（右肺为著），较前次肺 CT 片显示的病变范围明显缩小。继续给予患儿米诺环素（75mg，日 2 次）治疗。入院第 20 天，复查血常规：WBC 5.54×10^9，NE 72.7%，RBC 2.34×10^{12}，Hb 72g/L，PLT 34×10^9；CRP 90mg/L，PCT 0.12ng/ml；肝功：AST 40U/L，ALT 107U/L，GGT 172U/L，LDH 270U/L；Fer 263.4μg/L；D－D 二聚体 5.33μg/ml。患儿无发热，咳嗽症状较之前明显减轻，复查血小板逐渐上升，转氨酶明显下降，建议出院。院外继续口服激素、米诺环素及协力甘宝，并监测血常规、CRP 及肝功，1 周后来院复查肺 CT（图 5）。

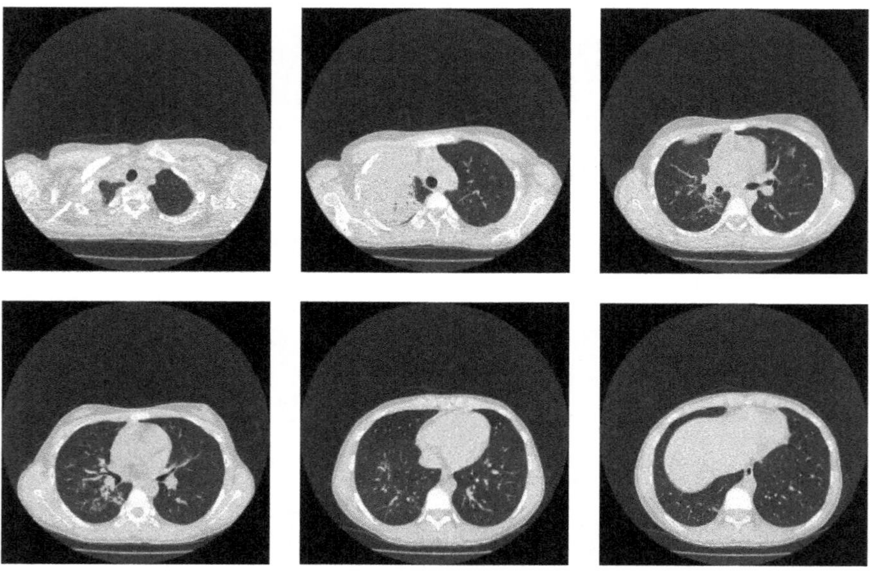

图 5　治疗后肺 CT

笔记

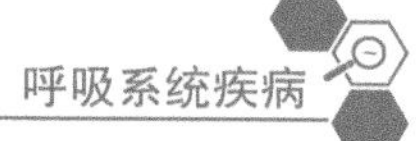

病例分析

难治性肺炎支原体肺炎（refractory Mycoplasma pneumoniae pneumonia，RMPP）是肺炎支原体肺炎的一种严重状态。2013 年修订版中国《儿童社区获得性肺炎管理指南》指出，经大环内酯类抗菌药物正规治疗 7 天及以上临床征象加重，仍持续发热、肺部影像学所见加重者，可考虑为 RMPP。本病例肺炎支原体肺炎经阿奇霉素治疗 1 周，仍持续发热、肺部影像学所见加重，故诊断为难治性肺炎支原体肺炎。该病由于使用单一抗菌药物疗效不佳，常导致病情加重、病程迁延，并可能引发肺内外并发症甚至死亡。RMPP 的发生机制目前尚未完全明确，但机体对肺炎支原体（Mycoplasma pneumoniae，MP）感染过强的免疫炎症反应，以及 MP 对大环内酯类抗菌药物耐药可能是其中的重要因素。另外，MP 合并其他病原体感染也被认为是 RMPP 发生的原因之一。目前发现，MP 多与呼吸道合胞病毒、腺病毒、流感病毒、肺炎衣原体、肺炎链球菌、流感嗜血杆菌等病原体形成混合感染。

RMPP 的临床特征：在合理使用大环内酯类抗菌药物后仍持续发热是最重要的特点，同时多有重症支原体肺炎的临床表现，如高热不退，肺部病变较重，大片肺实变、胸腔积液、常合并肺不张、坏死性肺炎、肺脓肿等，也可合并肺外脏器损伤，累及神经、心脏、血液、肾脏、胃肠道、骨关节肌肉及皮肤等多个系统或脏器，其中以血液系统受累较常见。结合本例患儿的病史、辅助检查及诊疗经过，符合难治性肺炎支原体肺炎，且伴有右侧胸腔积液、心肌损伤、血小板减少、高凝状态、急性肝损伤及低蛋白血症。有研究发现对大环内酯类治疗反应较差者，其血清 CRP 水平及鼻咽吸出

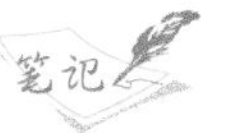

物中白细胞介素－18 水平显著升高，并认为 CRP 可用于预测大环内酯类耐药肺炎支原体感染者对大环内酯类抗菌药物的治疗反应。本例患儿 CRP 282mg/L 明显提高，可能是本病例对大环内酯类抗菌药物的治疗反应差的原因之一。治疗上，针对大环内酯类耐药采取的对策：由于阿奇霉素胞内浓度较高，可达到或超过耐药肺炎支原体 MIC 值，因此对难治性肺炎支原体肺炎的儿童患者仍以阿奇霉素序贯疗法为基础治疗。阿奇霉素 10mg/(kg·d)，静脉滴注，每日 1 次，先用 5d 然后停 3d（或用 3d 停 4d）为 1 个疗程，共用 2～3 个疗程，或更长。目前对于存在大环内酯类抗生素耐药的患儿美国和欧盟建议使用多西环素。但此类药可导致出现牙齿黄染、牙釉质发育不全等不良反应，故此类药的应用受到了限制（仅用于＞8 岁的儿童）。有研究指出米诺环素可作为＞8 岁儿童 MPP 的首选药。不推荐儿童患者常规换用氟喹诺酮类治疗耐药 MPP，因为该药对儿童骨骼系统的发育有影响，一般不用于≤18 岁的患儿。

本例患儿曾加用米诺环素治疗。另外，近年来有研究显示，对于已分离出大环内酯类抗生素耐药支原体菌株的患儿，联合应用利福平有效率较单一应用阿奇霉素更高。临床上，RMPP 病例如出现典型的细菌感染征象，如血白细胞、CRP、PCT 急剧升高、坏死性肺炎、肺脓肿等应考虑是否存在混合感染，应及早做相关病原学检查，同时给予经验性抗菌治疗。本例患儿 CRP、PCT 显著升高，不排除混合感染的可能，故先后联合应用美罗培南、头孢曲松抗炎。有关 RMPP 应用糖皮质激素和静脉丙种球蛋白的治疗价值，重症或难治性 MP 感染是糖皮质激素的应用指征，有人认为经大环内酯类抗生素治疗超过 1 周仍有高热，2/3 以上肺叶显示均匀一致高密度实变阴影，CT 值＞40Hu，C 反应蛋白＞40mg/L，伴或不伴胸腔积液，应联合糖皮质激素。关于糖皮质激素治疗的剂量及疗程，目前

笔记

国内多使用甲泼尼龙1～2mg/(kg·d)或地塞米松0.1～0.3mg/(kg·d)，疗程3～7d。有研究表明对于持续高热天数>7d，初诊时C反应蛋白≥110mg/L，白细胞分类中性粒细胞>0.78，淋巴细胞≤0.13，血清乳酸脱氢酶≥478IU/L，血清铁蛋白≥328μg/L，肺CT示整叶以上均一致密实变影的患儿，提示可能为常规剂量激素治疗无效者，治疗这部分患儿时应加大激素剂量，同时可加小剂量肝素抗凝治疗。丙种球蛋白对合并肺外损伤的重症MPP、难治性MPP可能有益，特别是对存在糖皮质激素应用禁忌或对其治疗无反应者。对MPP患儿实施软式支气管镜术进行诊治，软式支气管镜可通过气道内膜观察、病理活检或下呼吸道分泌物取材等，协助进行病原学或病因学诊断。但对于软式支气管镜在RMPP治疗中的地位国内外仍存在争论。国内通过临床观察指出，软式支气管镜的应用尤其对于肺不张、闭塞性细支气管炎、肺内并发症疗效显著，也对改善重症肺炎支原体肺炎（severe MPP，SMPP）预后、缩短疗程、减少并发症起到积极作用。有人认为，RMPP伴大片肺实变并非软式支气管镜下灌洗的指征，多数肺不张患儿随肺炎被控制而痊愈，治疗性支气管镜术仅适用于持续性肺不张患儿，支气管镜术为有创性操作，因而必须谨慎实施，权衡其诊治价值与相关风险。

病例点评

近年来肺炎支原体感染在儿科临床上十分常见，已成为儿童肺炎的一个重要病因，部分肺炎支原体肺炎（MPP）患儿经大环内酯类药物规范治疗后，仍反复高热，甚至影像学所见病情反而加重，人们称之为难治性肺炎支原体肺炎（RMPP），本例既是一例重症MPP，也是一例RMPP。重症MPP不一定都会成为RMPP，但

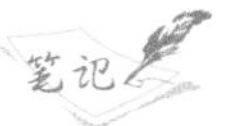

RMPP 多是在重症 MPP 的基础上发生的。RMPP 的具体病因有时较难确定。例如，本例患儿入院之初化验白细胞总分数、C 反应蛋白均显著增高，它究竟是重症 MPP 的表现还是 MPP 合并细菌感染的化验所见，一时难定，因此采用了阿奇霉素和美罗培南联合治疗，但观察 3 天后患儿仍高热不退，症状也无减轻，基本上可除外并发了细菌感染，后来改用头孢曲松继续抗炎似乎无必要。在临床上要诊断混合细菌感染应该有病原学证据，即痰、胸水或血培养有细菌生长。有些医生对此重视不够，诊断缺乏客观性。

本例患儿后来通过加用甲强龙抑制过强的免疫反应及联用米诺霉素进一步抗肺炎支原体感染，病情逐渐好转：热退，复查肺部 CT 两肺炎症片影见缩小、胸腔积液吸收，这为临床医生诊治 RMPP 积累了有益的经验。对本例患儿未进行支气管肺泡灌洗，提示并非所有的 RMPP 都需要下支气管镜进行诊治。实践证明对部分 RMPP 患儿应用静脉丙种球蛋白有助于改善病情、缩短病程。由于本例患儿年龄较大，静脉丙种球蛋白用量较多，家长经济负担较重，故未用。这也符合因人而异，施行个体化治疗的原则。

（安　东）

参考文献

1. 中华医学会儿科学分会呼吸学组，《中华儿科杂志》编辑委员会．儿童社区获得性肺炎管理指南（2013 修订）(上)．中华儿科杂志，2013，51（10）：745－752.
2. Seo Y H, Kim J S, Seo S C, et al. Predictive value of C－reactive protein in response to macrolides in children with macrolide－resistant Mycoplasma pneumoniae pneumonia. Korean Journal of Pediatrics, 2014, 57（4）：186－192.
3. 陈志敏，赵顺英，王颖项，等．肺炎支原体感染的若干问题．中华儿科杂志，2016，54（2）：84－87.

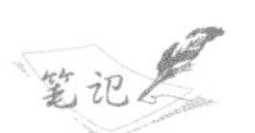

007 急性肺栓塞一例

病例介绍

患儿，女，13 岁。因“咳嗽 13 天，发热 11 天，呼吸困难 12 小时”入院。入院前 13 天出现咳嗽，伴咯痰，家属予止咳药治疗，咳嗽未见减轻。入院前 11 天出现发热，体温 39℃，同时咳嗽加重，当地诊所给予头孢类抗生素（具体不详）静点 7 天，病情无好转。入院前 3 天转至县医院就诊，完善血常规：白细胞 10.63×10^9/L，粒细胞比率 86.4%；C－反应蛋白 372mg/L；肺炎支原体抗体 1∶160,被诊断为“支气管肺炎”，予阿奇霉素、头孢呋辛静点治疗，咳嗽有所好转。今晨患儿卧床时突发气促、呼吸困难，不伴头晕、头痛、胸痛及心悸，完善肺 CT 片检查示：多发索条影，左肺磨玻璃影，右肺肺不张，右侧少量胸腔积液，给予吸氧等处理后呼吸困难未见好转。遂转至我院急诊，收治入院。既往体健，否认结核病接触史。

体格检查：体温 39.8℃，脉搏 130 次/分，呼吸 35 次/分，血压 141/76mmHg。神志清楚，急病面容，用轮椅推入病房。鼻扇（+），口唇发绀，三凹征（+）。右肺叩诊浊音，右肺呼吸音减弱，双肺未闻及啰音。心音有力、律齐，未闻及杂音。腹平软，全腹无压痛，肝脾肋下未触及。双下肢无水肿，四肢肌力、肌张力正常。脑膜刺激征阴性。

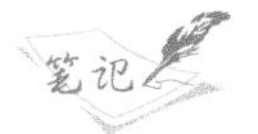

辅助检查：急查血气：pH 7.5，PO_2 40mmHg，PCO_2 29mmHg。血常规：白细胞 16.22 × 10^9/L，粒细胞比率 91.6%，血红蛋白 120g/L，血小板 102 × 10^9/L。C – 反应蛋白（CPR）187.00mg/L。降钙素原（PCT）1.30ng/ml。凝血功能：PT 国际标准化比值（INR）1.31；血浆 D – 二聚体（D – D）>20.00μg/ml。心肌酶谱、B 型 – 尿钠肽（BMP）、心电图、心脏彩超、双下肢深静脉彩超等检测未见异常。入院第 2 天凝血功能 INR 1.38。D – D >20.00μg/ml。纤维蛋白（原）降解产物（FDPs）>150.00μg/ml。真菌抗原、结核感染 T 细胞斑点实验（T – SPOT）、类风湿因子（RF）、抗链球菌溶血素 O（ASO）、补体（C_3、C_4）、抗心磷脂抗体（ACA）、自身免疫性疾病抗体等未见异常。入院第 4 天凝血功能 INR 1.23；D – D >20.00μg/ml。FDPs 71.88μg/ml；CRP 116.00mg/L。肝功：丙氨酸氨基转移酶（ALT）291U/L，天门冬氨酸氨基转移酶（AST）139U/L。肺炎支原体抗体 1：320、IgM +、IgG +。入院第 7 天凝血功能 INR 4.49。血培养阴性。入院第 8 天凝血功能 INR 1.26。D – D 9.97μg/ml。FDPs 35.40μg/ml。入院第 11 天凝血功能 INR 1.52。肝功：ALT 53U/L，AST 18U/L。肺炎支原体抗体 1：640，IgM +，IgG +。入院第 15 天凝血功能 INR 1.70。血常规：白细胞 10.83 × 10^9/L，粒细胞比率 79.2%。CRP 77.40mg/L。

诊疗过程及转归：患儿入院时被确诊为重症支气管肺炎合并胸腔积液，给予阿奇霉素联合头孢哌酮舒巴坦静点，以及甲强龙、丙种球蛋白静点治疗。结合患儿突发气促、呼吸困难，急诊 D – 二聚体结果明显增高，高度提示肺炎合并肺栓塞的可能，立即完善肺动脉造影（CTA）检查显示：1. 左下肺动脉及分支栓塞；2. 双肺炎性病变，右肺下叶膨胀不良；3. 心包少量积液；4. 右侧胸腔积液（图 6）。确诊肺栓塞后予阿替普酶（rt – PA）溶栓治疗，2h 后患儿

笔记

气促、呼吸困难明显好转，加用低分子肝素钙皮下注射，应用 3d 后调整为华法林口服，并定期检测 INR。入院第 11 天患儿 INR 4.49，停用低分子肝素钙，加用维生素 K_1 预防出血。入院第 15 天，家属要求出院，患儿带口服华法林出院。患儿出院 1 月后门诊随访，无发热、复查血常规、CRP，胸片明显好转，拒绝复查肺动脉 CTA。

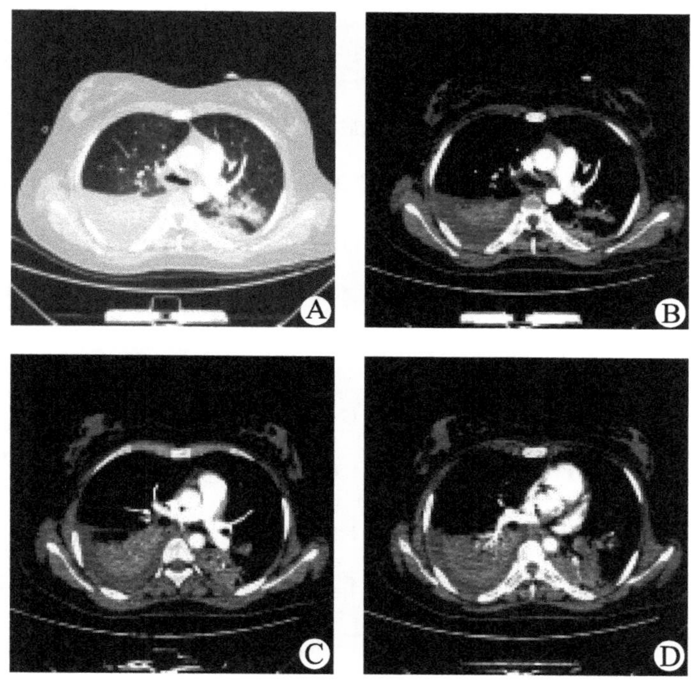

图 6　CTA

病例分析

肺栓塞是各种栓子阻塞肺动脉或其分支所致的疾病，主要表现有肺循环障碍、右心功能不全和呼吸障碍。但实际上，儿童肺栓塞的临床表现变化多端，缺乏特异性。本病例患儿以肺炎支原体肺炎

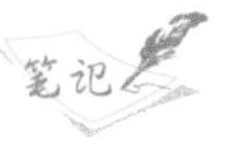

为原发病，在病情好转过程中突发气促、呼吸困难，用肺炎或少量胸腔积液难以解释。结合患儿体征、心电图等检测，可以基本除外气胸、心功能不全、心律失常等常见并发症。

随后，结合近年来国内外关于肺炎支原体合并血栓的大量报道，以及本病例中患儿的临床表现，我们考虑到患儿可能发生肺栓塞。目前认为，肺炎支原体感染所致的高凝状态是造成血栓的主要原因，而D－二聚体水平增高可反映血栓栓塞性疾病的严重程度。D－二聚体是一种特异的纤溶标记物，D－二聚体升高表示体内存在纤维蛋白降解过程。D－二聚体阳性时应高度警惕肺栓塞可能，D－二聚体正常基本则可排除肺栓塞。该患儿D－二聚体明显升高，提示有肺栓塞可能。对于肺栓塞的高度疑诊患者，可以通过肺血管成像技术对肺血管进行成像，这是诊断为肺栓塞的最直接证据。目前，肺血管成像主要有肺动脉造影和CT肺动脉造影术（CTA）两种方法。虽然肺动脉造影是诊断肺栓塞的金标准，但是其为有创检测，在儿童中较难开展。近年来，CTA逐渐替代肺动脉造影成为确诊肺栓塞的主要手段，其影像学主要特点为肺动脉及分支血管近端充盈缺损，远端血管分布减少或消失。通过CTA检测发现该患儿左下肺动脉及分支充盈缺损，左下肺血管分布明显减少，从而确诊肺栓塞。

目前肺炎支原体感染引起肺栓塞的机制并不十分明确。体外研究中发现包括肺炎支原体在内的一些支原体产生多聚糖，可通过人体单核细胞诱导促凝血的发生导致一种高凝状态Ⅲ。其他原因如AT－Ⅲ、蛋白C、蛋白s等缺乏也会引起血管内凝集。

患者确诊急性肺栓塞后，应该尽早干预，其关键是溶栓及抗凝。溶栓的目的是尽快疏通血管，恢复肺组织血供，改善心肺功能。2018年《肺血栓栓塞症诊治与预防指南》指出，急性肺动脉

笔记

栓塞高危患者（存在休克、低血压、右心功能不全等症状）在无溶栓禁忌时，推荐溶栓治疗。在本病案中，该患儿发病仅 12h，虽然暂无血流动力学不稳定表现，但是 CTA 显示其左下肺动脉主干已经完全堵塞。如果不积极处理，该患儿发生血流动力学障碍的风险极高。于是我们采用 rt－PA（阿替普酶）静点溶栓，治疗 2h 后患儿呼吸困难明显得到改善，治疗有效。同时，抗凝治疗不仅可以促进形成的血栓溶解，还能有效预防血栓再形成。患儿经过短期静点低分子肝素和长期口服华法林，未再发生新的肺栓塞。

病例点评

肺炎支原体肺炎是儿童社区获得性肺炎的最常见类型。近年来，儿童肺炎支原体感染合并肺栓塞的病例并不少见。急性肺栓塞起病急、病情重，容易对心肺功能造成严重影响，可危及患儿生命。肺炎支原体感染可造成血管内皮损伤及凝血功能异常，尤其是大面积肺炎合并胸腔积液的患儿容易发生肺栓塞。该病例告知我们，当肺炎支原体肺炎患儿出现原发病难以解释的气促、呼吸困难、右心衰等表现时，千万不能忽视肺栓塞的发生。血浆 D－二聚体联合肺动脉 CTA 检测对急性肺栓塞有重要意义。一旦确诊肺栓塞后，应当积极治疗，其中溶栓、抗凝是治疗关键点。与此同时，在溶栓、抗凝过程中必须密切监测纤维蛋白原的水平及凝血功能，警惕出血风险。该病例不足之处，只是通过临床症状判断患儿肺栓塞治疗有效，应当完善肺动脉 CTA 复查。

（祝　华）

笔记

参考文献

1. “D－二聚体检测”急诊临床应用专家共识组．“D－二聚体检测”急诊临床应用专家共识．中华急诊医学杂志，2013，22（8）：827－836.

2. Kanis J，Hall C L，Pike J，et al. Diagnostic accuracy of the D－dimer in children. Arch Dis Child，2018，103（9）：832－834.

3. 唐春香．CT 肺动脉成像在儿童急性肺栓塞中的应用与进展．放射学实践，2014，29（2）：199－201.

4. 杜倩妮，隋昕，宋伟，等．CT 肺动脉成像在急性肺栓塞诊断中的应用现状及研究进展．医学综述，2017，23（17）：3479－3483.

5. 徐化凤，杨雁，张新荣，等．儿童肺炎支原体肺炎合并肺栓塞影像学表现及临床分析．实用放射学杂志，2017，33（10）：1588－1590.

6. 中华医学会呼吸病学分会肺栓塞与肺血管病学组，中国医师协会呼吸医师分会肺栓塞与肺血管病工作委员会，全国肺栓塞与肺血管病防治协作组．肺血栓栓塞症诊治与预防指南．中华医学杂志，2018，98（14）：1060－1087.

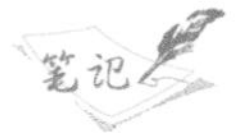

心血管系统疾病

008 复杂性青紫型先天性心脏病伴脾缺如（无脾综合征）一例

病例介绍

患儿，男，22 个月。因“发热伴咳嗽 3 天”入院。病后曾自行口服头孢克肟、氨酚烷胺、咳喘灵等药，病情不见好转，故住院进一步诊治。家长发现患儿于出生时就有面色和甲床青紫，约于生后 5 个月和 13 个月时先后到沈阳两家大医院进行了心脏超声检查，均诊断为青紫型先天性心脏病。患儿为第一胎，足月、剖宫产，生

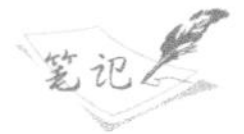

后无窒息。发育落后，走路较晚。母孕期无感染及特殊用药史，家族中无先天性心脏病患者。患儿既往无反复肺炎史及心力衰竭史。

体格检查： T 37.4℃，P 110 次/分，R 30 次/分，BP 95/60mmHg，体重 10.5kg。发育欠佳，精神可。呼吸稍促。面颊及口唇发绀，眼结膜充血。咽赤、扁桃体不大。两肺呼吸音粗，未闻及干湿罗音。心前区无隆凸，心率 110 次/分，节律齐，于胸骨左缘第 4、第 5 肋间可闻及Ⅲ级收缩期杂音。腹平软、无压痛，肝脾未触及。四肢温、不肿。肌力正常，杵状指趾（+）。

辅助检查： 血常规 WBC 12.06 $\times 10^9$/L，N 20.8%，L 70.5%，Hb 157g/L，RBC 8.36 $\times 10^{12}$/L，HCT 0.58，PLT 75 $\times 10^9$/L；CRP 1.6mg/L；心肌酶谱：CK 65U/L，LDH 1178.0U/L，AST 41.0U/L，CK－MB 14.0U/L；血离子、肝功、肾功、尿常规未见异常。心脏超声检查显示先天性心脏病（图 7）；右旋心、完全性心内膜垫缺损、大动脉转位、肺动脉瓣狭窄、继发孔房间隔缺损。心电图：窦性心律、右位心、双房大、Ⅰ度房室传导阻滞；心脏远达三位像：肺纹增多、模糊、心影增大、心胸比值 0.58。

诊治经过及随访： 根据患儿发热、咳嗽、痰不多，查体两肺无干湿罗音，考虑为上呼吸道感染，给予头孢美唑钠静脉滴注，一日 2 次，同时予沐舒坦、布洛芬对症处理，但体温仍有波动。血常规显示 WBC 分类淋巴细胞占 70.5%，结合 CRP 1.6mg/L 不支持细菌感染，加用利巴韦林抗病毒治疗，后热退，咳嗽减轻，住院 8 天好转出院。此后患儿每年均因发热住院 1～2 次，除患过 4 次上呼吸道感染外，还患过化脓性扁桃体炎、急性肠炎等，均通过抗感染治疗及给予静脉丙种球蛋白，口服脾氨肽、匹配莫德等调节免疫功能，病情好转出院。至患儿 10 岁时（2017 年 7 月）已先后在我院住院 11 次。此次入院后体温曾高达 40℃，虽经美罗培南、万古霉

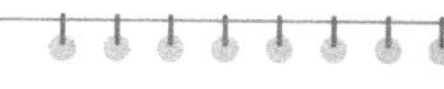

素、阿奇霉素、伏立康唑等先后抗感染治疗，仍反复发热，一般状态差。家长拒绝做血培养。复查血常规：WBC 12.81 $\times 10^9$/L，N 79.4%，RBC > 8.50 $\times 10^{12}$/L，Hb 201.0g/L，PLT 128 $\times 10^9$/L；PCT 0.08ng/ml；肝功：ALB 27.8g/L；凝血四项检查：PT 22.4s，APTT 82.3s，Fg 2.74g/L，INR 1.96。患儿病情危重，预后不良，家长因经济问题退院，住院 12 天。回家后第 2 天，患儿突然抽搐、心跳呼吸骤停，病逝在家中。

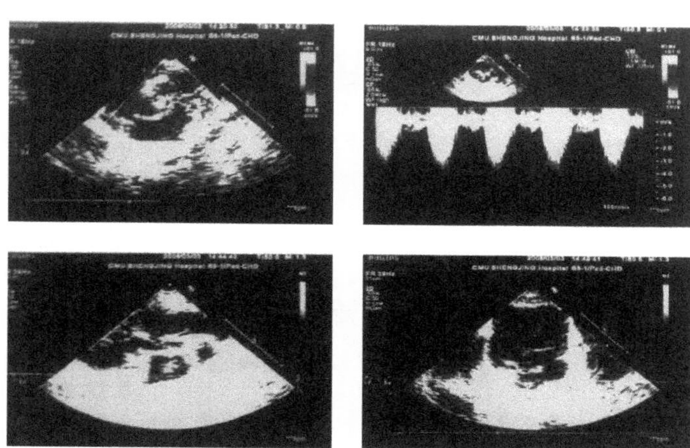

图 7　患儿超声心动图

病例分析

无脾综合征，又称无脾伴先天性心脏病综合征（Asplenia with congenital heart disease Syndrome）、先天性脾缺如伴房室和内脏转位综合征等。本病于 1940 年首先由 Pohlius 报告，1955 年 Ivenark 又作了详细描述，故也称为 Ivemark syndrome。本病病因不明，可能与妊娠早期受母亲病毒感染等致畸因素导致胚胎发育障碍有关。有报道部分病例可有家庭史，呈常染色体隐性遗传。过去认为本病罕见，但近年来随着检查技术的进步国内各地报告病例逐渐增多。

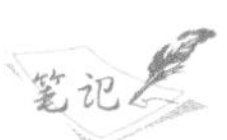

患儿脾脏发育不全多为先天性脾缺如，少数虽有脾脏但极微小。脾脏是一个重要的免疫器官，T、B 两种淋巴细胞都在脾脏内成熟和分化，巨噬细胞、自然杀伤细胞等也在脾脏内“定居”。由于脾脏发育不全，患儿免疫功能低下，故易反复发生感染。肝脏多居中呈横位，可同时伴有其他内脏转位。全部患儿都存在心脏发育畸形，多为复杂性先天性心脏病。生后持续性青紫、呼吸困难、生长发育迟缓。发绀严重者可见杵状指趾。约半数病例在心前区可闻及杂音。无脾伴发的先天性心脏病类型常见的有：大动脉错位、肺动脉瓣狭窄或肺动脉闭锁、单心房、单心室、心内膜垫缺损、房间隔缺损、肺静脉异位引流、左上腔静脉残留、右位心等。每个患儿的心脏畸形各有不同的组合。

本病的诊断，以前主要通过尸体解剖确诊。目前除参考有关的症状和体征外，主要依靠一些辅助检查包括：心脏超声、心脏 CT 或 MRI、心血管造影、腹部超声、腹部 CT 或 MRI 检查、胃肠钡餐透视、心电图、心脏远达三位像等。

无脾综合征的治疗：尚无有效、可靠的疗法。由于效果差，多数患儿不宜做心脏外科手术矫治。临床上内科保守治疗包括抗感染、防止血栓形成及栓塞、保护心功能等。

本病的预后不良，多在新生儿期或婴幼儿期因反复感染、多系统栓塞、心肺功能衰竭而死亡。有资料表明：患儿 1 年内死亡率为 80%，2 年死亡率为 88%，即在幼年已多夭折。

本例患儿生后出现持续性青紫、呼吸困难、生长发育迟缓。体格检查可见杵状指趾，在心前区可闻及收缩期杂音。综合心脏超声所见及心电图改变，复杂性青紫型先心病的诊断可确立。患儿生后反复感染，先后 11 次住院，有时感染难以控制，提示患儿免疫功能低下。结合患儿脾缺如、肝脏横位，本例可确诊为无脾综合征。

本例患儿多次血常规化验结果显示 RBC、Hb 明显升高，有时高达 RBC > 8.5×10^{12}/L，Hb 201.0g/L、HCT > 0.69，表明存在着因发绀型先心病机体缺氧所引发的继发性红细胞增多症。血液黏稠，在脱水情况下易发生血栓形成甚至引发血管栓塞。处理时应注意补液，必要时给予抗血小板聚集药物，但需注意的是本例患儿因缺氧、感染等因素已存在凝血障碍，有发生出血的潜在风险，因此应全面评估利弊，慎重用药。

病例点评

本例是一例典型的无脾综合征，患儿除有复杂的青紫型先天性心脏病，包括大动脉错位、心内膜垫缺损、肺动脉瓣狭窄、继发孔房间隔缺损，右位心外，还有先天性脾缺如，肝脏居中呈横位。生后反复发生各种感染，先后 11 次住院治疗，最后终因呼吸循环衰竭而死亡。本病患儿多在新生儿期、婴儿期死亡，本例患儿能存活到 10 岁，在儿科临床实属罕见。

先天性心脏病是儿科常见的心血管疾病，尤以室间隔缺损、房间隔缺损、动脉导管未闭等多见。此外还时常能见到复杂的青紫型先天性心脏病。不少儿科医生仅关注对先心病的诊治，常忽略腹部的相关影像学检查（超声、CT 等），易造成对无脾综合征的漏诊。因此，对复杂的青紫型先心病患儿，尤其反复发生各种感染的患儿应常规做腹部的影像学检查，重点观察有无脾脏、肝脏位置及有无内脏转位等。

对先天性心脏病的诊断，目前超声心动图已成为一种常规的检查方法，但对复杂的青紫型先心病的诊断尚有一定的局限性。本例患儿曾先后在三家大型三甲医院就诊，但每次心脏超声检查回报并

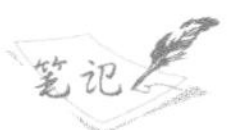

不完全一致，这可能是因为心脏畸形复杂，对各种畸形的判断存在一定的困难，在这种情况下，有条件的医院除做心脏三维超声检查外，还应该进一步做心血管造影、心脏 MRI 等检查，以便对心脏复杂畸形做到精准诊断，有利于指导治疗和评估预后。

（张乾忠）

参考文献

1. 吕媛，王莹，徐秋琴，等．新生儿无脾综合症 1 例．中国实用儿科杂志，2013，28（4）：316－317.

2. 赵宇东，黄蕊，李晓峰．儿童无脾综合症一例报告并文献复习．中国心血管病研究，2014，12（7）：667－668.

3. 肖秀漫，杨祖钦，陈尚勤．新生儿无脾综合征八例分析与转归．中国新生儿科杂志，2016，31（5）：357－360.

4. 孙妍，王剑鹏，李慧，等，无脾综合症患者合并复杂性先天性心脏病类型特点．中国循环杂志，2017，32（7）：672－675.

009 以肝大、腹水为突出表现的儿童限制型心肌病一例

病例介绍

患儿，女性，7 岁 6 个月。因“腹痛、肝大 3 天”，于 2012 年 3 月入院治疗。患儿在 3 天前无明显诱因出现腹痛，曾呕吐 1 次，但不泻。病后无发热，不咳嗽，无胸闷、气短。去当地医院检查时

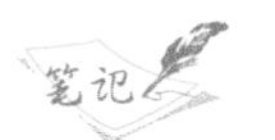

发现肝脏肿大。追问病史，患儿于近 1 ~2 年自觉乏力，不爱活动。否认既往有结核病史及结核接触史。

体格检查： T 36.4℃，P 86 次/min，R 30 次/min，BP 105/61mmHg。呼吸稍急促，双面颊潮红，口唇无发绀。两肺呼吸音清，未闻及干湿啰音。心音有力，心率 86 次/min，可闻及三音律。于各瓣膜听诊区未闻及杂音。腹膨满，无压痛。肝于右肋下约 8cm，剑突下约 10cm，质Ⅱ度硬。脾肋下未触及。腹部移动实响阳性。四肢温，双下肢胫前指压痕阴性。

辅助检查： ①血常规：WBC 8.84 × 10^9/L，N 53.9%，Hb 109 g/L，PCT 134 × 10^9/L；②肝功 GGT 20.0U/L，ALT 11.0U/L，TP 60.1g/L，ALB 42.2g/L，TBiL 11.0μmol/L，TBA 9.0μmol/L；③肝炎抗原、抗体检测：除 HBsAb（+）外，余项均（-）；④心肌酶：CK 89.0U/L，LDH 233.0U/L，AST 22.0U/L；⑤免疫珠蛋白（IgG、IgM、IgA）、补体（C_3、C_4）、血脂、铁蛋白、肾功、血离子、铜蓝蛋白均在正常范围；⑥腹部超声检查：提示肝大、肝静脉扩张、腹腔及盆腔积液；⑦心脏超声检查：双房增大（LA 39mm × 54mm，RA 43mm × 51mm），二、三尖瓣血流充盈受限；左、右室内径正常，未见心包脏层、壁层增厚，心包腔内少量积液，下腔静脉内径增宽（23mm），静息状态下左室整体收缩功能略减低（EF57%），考虑限制型心肌病可能性大；⑧心电图（图 8）：窦性心律，左、右心房大，ST 段显著下移，I、AVL 导联可见异常 q 波；⑨心脏远达三位 DR 片：心影增大，C/T = 0.73（73%），吞钡食管受压，心前间隙变窄，肺纹理增多紊乱。

诊治经过及随访： 根据患儿临床表现及入院后的相关化验和检查结果，临床诊断为限制型心肌病，并发舒张性心力衰竭。给予卡托普利 12.5mg，一日 2 次，口服；美托洛尔 6.25mg，一日 2 次，

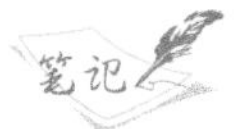

口服；呋塞米 20mg，一日 2 次，口服；螺内酯 20mg，一日 2 次，口服；另外静脉滴注维生素 C 和磷酸肌酸钠，口服 1，6－二磷酸果糖等。经上述治疗，患儿一般状况平稳，无明显不适感。住院 4 天后家长要求出院，带药回家治疗观察。患儿出院后，家长曾带其去北京某心血管医院就诊，经心脏超声等检查后，诊断为限制型心肌病可能性大。之后患儿多次来我院儿科门诊复查，一直坚持服药，但心脏超声、心电图、心脏远达三位 DR 片等检查结果显示患儿病情无明显改善。2015 年 2 月，患儿去沈阳某医院检查，诊断缩窄性心包炎，心包大量积液，右房血栓。并在全麻体外循环下行右房血栓心内摘除术，部分心房、心包切除术。术后病情无好转，腹水增多，曾抽取 3000ml 后又逐渐增多。出院 20 多天后患儿发生抽搐，意识不清，曾去沈阳某大医院 PICU 抢救，告之预后不佳，家长退院，回家后不久，患儿病逝。

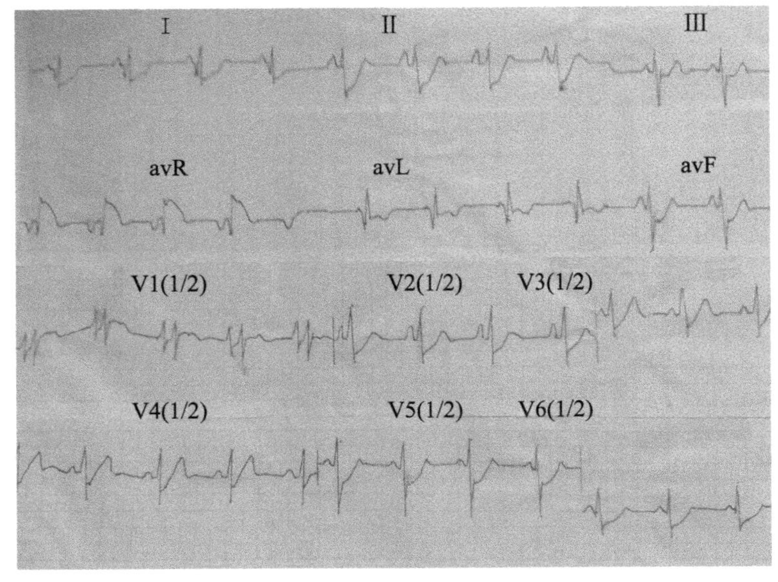

图 8　心电图：窦性心律，左、右心房大，ST 段显著下移，Ⅰ、AVL 导联可见异常 q 波

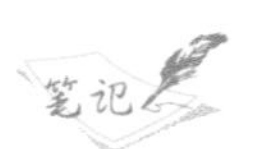

病例分析

限制型心肌病（restrictive cardiomyopathy，RCM）为原发性心肌病中的一种。与扩张型心肌病、肥厚型心肌病比较，RCM 在儿科临床上相对少见，国内报道甚少。本病的症状和体征与缩窄性心包炎的临床表现类似，多数患儿常并发舒张性心力衰竭。目前对本病尚缺乏有效的治疗药物和方法，预后不佳。

RCM 在 1995 年世界卫生组织及国际心脏协会（WHO/ISFC）修订的心肌病分类中为心肌病的一种。2006 年美国心脏病学会（AHA）推出了新的心肌病分类方法，将 RCM 归属于原发性心肌病中的混合性心肌病（遗传因素和非遗传因素），认为在 RCM 的发病机制中遗传因素占有重要位置。笔者近年来曾先后诊治 5 例 RCM 患儿均无明确的家族史，可能为散发病例。有资料表明在原发性心肌病中 RCM 只占有 5%，远比扩张型心肌病（DCM）和肥厚性心肌病（HCM）少见。查阅近几年国内儿科杂志，小儿 RCM 鲜有报道。

RCM 的主要病理改变是心内膜和/或心肌纤维化，病变可发生在左室和/或右室，即左、右心室可单独受累，也可同时受累。本例患儿的临床表现及心脏超声、心电图、心脏远达三位像等检查所见均提示双室受累，以右室为主。由于心内膜和/或心肌纤维化导致心室肌顺应性减低，左室和/或右室充盈受限，左右心房腔压力升高，继而发生肺静脉和体静脉回流受阻而瘀血；另外，因左室充盈量不足，心搏量减少引发体循环供血不足。这些改变是产生 RCM 临床表现的病理基础。

本例患儿面颊呈暗红色，类似“二尖瓣面容”，为肺瘀血所

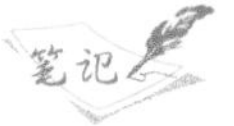

致。严重病例可出现咳嗽、咯血、呼吸困难、两肺湿罗音。本例患儿另一个重要表现就是肝脏肿大，且呈中等硬度，结合下腔静脉和肝静脉增宽，实为体静脉瘀血征象。重症病例还可出现腹水、下肢水肿等改变。本病患儿病史中有乏力、活动受限及晕厥史，考虑这些表现与心搏量减少、体循环供血不足有关。重症 RCM 患儿常存在舒张性心力衰竭，少数患儿可发生左室收缩功能减退。本例左室射血分数（LVEF）为 57%，提示也有左室泵血功能减低。

结合本例临床资料我们认为 RCM 的诊断除根据病史、症状和体征外，还需依赖辅助检，其中实时二维彩色多普勒超声心动图检查尤为重要。左右心房扩大、左右心室心内膜和/或心肌增厚、心室充盈受限、舒张末期容积减少、肺动脉压力升高、下腔静脉内径增宽等，均提示 RCM。心电图显示左右心房扩大、心肌受累及心脏远达三位像显示心影扩大、肺血增多等也支持本病的诊断。

在鉴别诊断方面，由于 RCM 的临床表现与缩窄性心包炎十分相似，两者都因心室舒张受限导致体静脉瘀血进而出现肝脏肿大、腹水等征象，因此诊断 RCM 时需除外缩窄性心包炎。但有时很难鉴别，误诊误治病例时有发生。鉴别的关键点包括有无急性心包炎病史、心包是否增厚、有无钙化等改变。本例患儿既往无急性心包炎病史，心脏超声检查也未见心包病变。本例也曾在外院按缩窄性心包炎进行心包部分切除术，但病情并无好转。故可除外缩窄性心包炎。近年来有报道做心脏 MRI 或 CT 检查有助于二者的鉴别。另外，还需和 DCM 相鉴别，DCM 并发心力衰竭时也可出现肝脏肿大、腹水、下肢水肿等征象，胸部 X 线检查也常显示心影扩大、肺血增多等，但超声心动图检查时，DCM 患儿心室腔明显扩大、心

笔记

室壁变薄、左室收缩功能显著减低而心脏舒张功能无明显改变。

RCM 的治疗，内科药物治疗主要是针对心力衰竭、改善心脏舒张功能和保护心肌方面。本例患儿应用了卡托普利、美托洛尔、呋塞米、螺内酯，以及心肌营养药。从临床治疗观察看，可暂时缓解病情，症状和体征都有一定的好转，但作用有限，多表现为难治性心力衰竭。本例未用洋地黄类药物，文献中也提及 RCM 应用洋地黄类药物治疗效果不佳，只有存在心动过速或心房颤动时才考虑应用。目前对本病的治疗，不少学者主张有条件者可考虑做心内膜剥离术，如存在二、三尖瓣重度关闭不全也可做瓣膜置换术。据国外研究报道，心脏移植术或许为 RCM 终末期病例的治疗提供了新的途径和希望。

病例点评

RCM 为原发性心肌病中的一种少见类型。本病的病理改变主要为心内膜和/或心肌纤维化，致使左右心室肌顺应性减低，舒张功能受限，引发体、肺循环回流受阻。临床上可见肝大、腹水、下肢水肿，患儿常有咳嗽、气促、乏力、活动受限等。但 RCM 的临床表现无特异性，诊断目前主要依赖于心脏超声、CT、MRI 等影像学检查，可见左右心房扩大、心室充盈受限、舒张功能减低，且无心包增厚钙化等病变。确诊应做心内膜、心肌活性病理检查，但因其为有创性，临床应用受到一定的限制。

由于本病的临床表现酷似缩窄性心包炎的症状和体征，因此要诊断为 RCM 需排除缩窄性心包炎，但有时两者很难鉴别，误诊误治病例时有报告。本例患儿在病程后期曾被某大医院诊断为“缩窄性心包炎”，并在全麻体外循环下行部分心房、心包切除术，但术

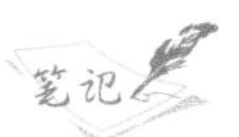

后病情并未见好转，反而加重，最后病逝。这也从另一个角度证明本例患儿并非为缩窄性心包炎，而实为限制性心肌病。临床医生在医疗实践中应注意疾病的鉴别诊断。不断总结和积累经验以便逐步提高诊治水平。

目前 RCM 的治疗主要为内科保守治疗。药物治疗包括应用 β 受体阻滞剂改善心肌舒张功能，血管紧张素转换酶抑制剂防治心肌重构，利尿剂减轻体、肺循环瘀血，心肌代谢赋活药营养心肌等。但实践证明这些药物只能减轻症状，对 RCM 的治疗作用有限。心脏移植虽然是一种有效治疗方法，但由于受多种因素限制，目前较难开展。本病预后不佳，多死于难治性舒张性心力衰竭及其他并发症。

（张乾忠）

参考文献

1. 杨世伟，陈彦，李军，等．儿童原发性限制型心肌病三例的临床特征及遗传分析．中华心血管病杂志，2013，441：304－309.
2. 李萍，张乾忠，何莉，等．儿童原发性限制型心肌病 5 例临床特征及诊治探讨．中国实用儿科杂志，2013，28（12），907－909.
3. 杨思源，陈树宝．小儿心脏病学．第 4 版，北京：人民卫生出版社，2012，478－480.
4. 张乾忠，马沛然，丁宪一，等．小儿心肌病分类及诊治中的若干临床热点问题．中国实用儿科杂志，2012，27（2）：81－84.

笔记

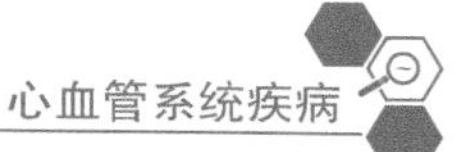

010 具有急性心肌梗死样心电图改变的儿童暴发性心肌炎一例

病例介绍

患儿，女，12 岁。约于 3 周前在晚上即将睡眠时自觉胸闷、心悸、心前区痛，伴面色苍白、出汗，急去当地医院诊治，被收入重症监护室（ICU），急做心电图示窦性心动过缓，并呈心肌梗死样图形（图 9）后化验心肌酶明显升高。初步诊断：暴发性心肌炎？急性心肌梗死？给予营养心肌药等静脉滴注。因病情危重，于次日早 7 点钟转入沈阳某大医院儿童 ICU（PICU）救治。急检肌钙蛋白（CTnI）178.78μg/L（参考值 < 0.04μg/L），肌酸激酶（CK）7486.0U/L,（参考值 29.0 ~ 200.0U/L），肌酸激酶 MB 同工酶（CK－MB）1251.0U/L（参考值 0 ~ 24.0U/L）。当时患儿血压 90/60mmHg，心率 100 次/分，曾予静脉滴注多巴胺、多巴酚丁胺以升压强心，甲基强的松龙以抗炎，同时应用磷酸肌酸钠、维生素 C 等营养心肌。另外，还皮下注射依诺肝素钠，口服阿司匹林以抗凝、抗血板。3 天后病情平稳转入普通儿科病房治疗观察。复查心电图示窦性心律，心率 87 次/分，于Ⅰ、Ⅱ、aVF、V_5、V_6 导联可见 QS 波，Ⅰ、Ⅱ、Ⅲ、aVF、V_5、V_6 导联 ST 段抬高，肢导低电压（图 10）；心脏超声检查显示心房、心室内径大致正常，左室后下壁运动减弱，左室整体收缩功能减低（EF 44%）；静息心肌灌注扫描（ECT）显示左室心尖部、前壁局部、后侧壁大片放射性核素分布

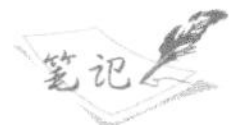

稀疏缺损区；冠状动脉 CTA 及三维重建显示冠状动脉各主支管壁光滑、管腔通畅，未见确切狭窄。

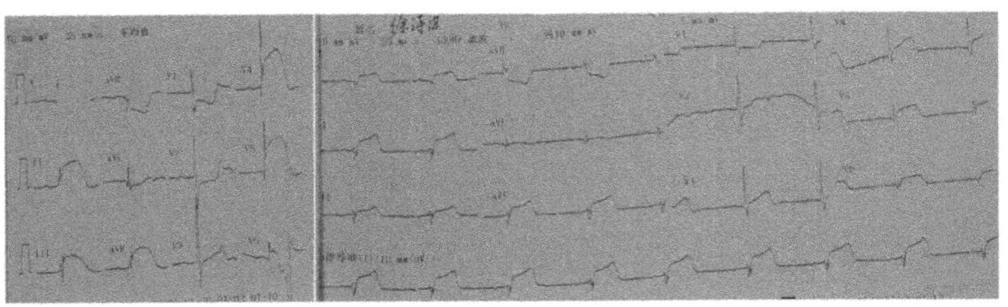

图 9　患儿发病第 1 天心电图

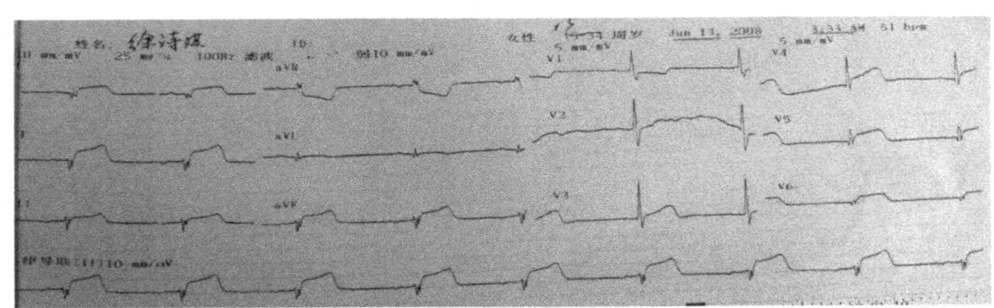

图 10　患儿病后第 4 天心电图

经治疗患儿状况好转，但心电图变化不大，仍可见 ST 段抬高及 QS 波（图 11），建议做选择性冠状动脉造影检查。住院 11 天，出院时血压 100/70mmHg，心率 95 次/分。精神可，呼吸平稳。两肺无啰音，心音稍低钝，律齐，未闻及杂音。肝脾未触及，四肢不肿。出院诊断：①暴发性心肌炎；②急性心肌梗死；③离子紊乱。

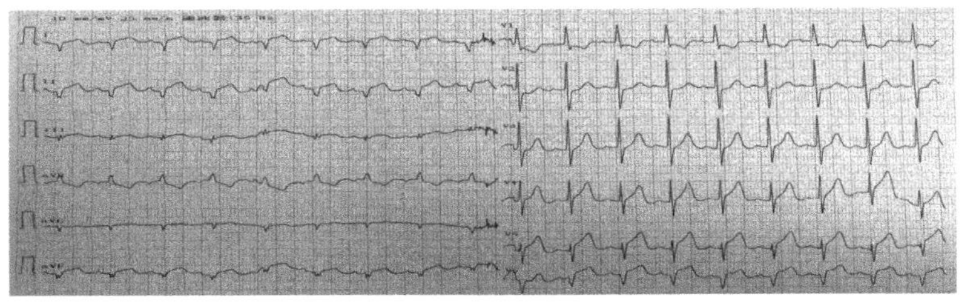

图 11　患儿病后第 8 天心电图

患儿出院 3 天后，坐出租车去当地医院复查，途中遭遇交通事

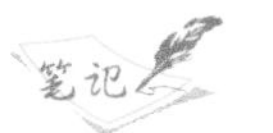

故，惊吓后自觉胸闷气短、心前区不适，检查心电图显示 ST 段抬高，仍见 QS 波（图 12），再次入当地医院。复查心脏超声：左心房（LA）内径 31mm × 47mm × 40mm，左室舒张末径（LVEDd）52mm，提示左心扩大，左室后壁、下壁心肌变薄，运动减弱。左室射血分数（EF）39%，提示左室整体收缩功能减低。24 小时动态心电图显示：窦性心律，可见偶发的房性和室性过早搏动。Ⅰ、Ⅱ、Ⅲ、aVF、V_5、V_6 导联 ST 段抬高，可见 QS 波。

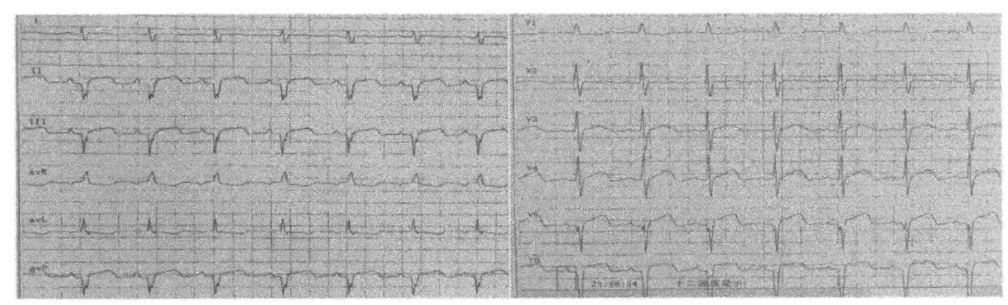

图 12　患儿病后第 17 天心电图

为进一步明确诊断和确定今后如何治疗，特请我院儿科会诊。会诊意见：本例应诊断为具有急性心肌梗死样心电图改变的暴发性心肌炎，并发心力衰竭，心功能Ⅱ级。治疗上应给予地高辛、卡托普利、美托洛尔、呋塞咪、螺内脂等抗心力衰竭、防治心肌重构的药物，可继用磷酸肌酸钠、Vit · C 等心肌代谢赋活药，并建议应用静脉丙种球蛋白及糖皮质激素。

病例分析

暴发性心肌炎（fulminant myocarditis，FM）为急性重症心肌炎中的危重类型。由于心肌细胞出现严重、广泛的损伤与坏死，患儿可在短期内发生心力衰竭、心源性休克和/或严重心律失常（严重者可引发阿 – 斯综合征）。此病起病急、进展迅速、病情凶险、死

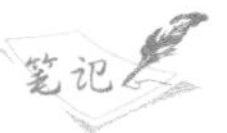

亡率高。多数临床资料表明 FM 占急性心肌炎的 4% ~5%，在儿科临床上并非罕见。FM 的临床表现多种多样，无明显的特异性。部分病例常以心外症状起病，易发生误诊误治。

本例患儿起病急骤，发病后不久即出现面色苍白伴多汗、血压下降等心源性休克表现。心脏超声检查显示，左室射血分数（EF）为 44%，提示存在左室收缩性心功能不全。心电图检查可见肢体导联低电压，ST 段抬高和坏死性异常 Q 波。发病初期化验显示 CK、CK - MB 和 CTnI 显著增高。根据上述临床表现、化验和检查所见，可以初步考虑患儿存在严重的急性心肌损伤已并发心源性休克和急性心功能不全。

由于本例患儿发病后的心电图在Ⅰ、Ⅱ、Ⅲ、aVF、V_5、V_6 导联 ST 段显著抬高 >3mm，QRS 波呈异常的 QS 波形，V_1、V_2 导联 R 波异常增高，酷似左心室下壁、前侧壁、后壁急性心肌梗死的心电图改变，首诊的当地医院初步诊断：暴发性心肌炎？急性心肌梗死不除外；第二家收治医院出院诊断：①暴发性心肌炎；②急性心肌梗死。那么确切诊断究竟是什么？是暴发性心肌炎？或急性心肌梗死？还是二者并存？

众所周知，急性心肌梗死（acute myocardial infarction，AMI）也称急性心肌梗塞，通常是指冠状动脉急性闭塞、血流中断，使部分心肌因持续、严重的缺血而坏死。临床上表现为剧烈而持久的胸骨后疼痛，伴有血清心肌酶活性显著升高，以及心电图的进行性（缺血、损伤、坏死）演变过程。患者可发生心律失常、休克和心力衰竭。

成人 AMI 常见于冠状动脉粥样硬化性心脏病（冠心病），属其严重并发症。但 AMI 在儿科临床上罕见，儿童 AMI 的病因和成人也明显不同。儿童 AMI 可见于：①川崎病；②幼年特发性关节炎，系统性红斑狼疮等风湿性疾病；③冠状动脉起源异常（如左冠状动

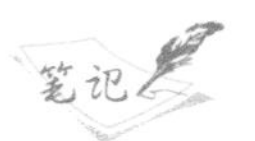

脉起源于肺动脉等)；④冠状动脉栓塞（感染性心内膜炎，左房黏液瘤等)；⑤家族性高胆固醇血症；⑥主动脉缩窄，多发性大动脉炎、结节性动脉炎等。

本例患儿：①无导致急性心肌梗死的原发性疾病（基础疾病）；②冠动动脉 CT 造影（CTA）未见冠状动脉各主支狭窄等病变；③动态观察心电图变化缺乏 AMI 心电图的进行性演变过程，发病 3 周内心电图始终未出现缺血性倒置 T 波；④多导联同时出现 ST 段抬高及 QS 波，提示病变广泛，不符合 AMI 的通常所见。综合上述各点可排除 AMI，用一元论解释，本例应诊断为具有急性心肌梗死样心电图改变的暴发性心肌炎或酷似急性心肌梗死的暴发性心肌炎。近年来国内外在成人和儿童都有不少相关的报道。

本例患儿在发病的第 18 天时，已无明显的自觉症状，一般状况尚好，化验血清、心肌酶谱活性已降至正常，但心电图检查仍可见多个导联 ST 段水平抬高及 QS 波，心脏超声检查显示左房左室扩大，左室的后壁及下壁变薄，运动减弱，EF 39% 示左室整体收缩功能减低。这些所见表明患儿的心脏病变并没有恢复，反而应警惕向炎症性扩张型心肌病发展。因此，治疗方面在抗心力衰竭的基础上，应注意防治心肌重构，并进一步加强抗免疫性炎症治疗，需予糖皮质激素和静脉丙种球蛋白。对本例患儿应加强随访。根据病情变化调整治疗用药。

病例点评

该病例的特点是急性发病，首发症状为剧烈胸痛、胸闷、心悸、伴面色苍白、多汗，病后不久即出现血压降低等心源性休克征象。心电图多导联 ST 段显著升高，并相继出现 QS 波呈现酷似急性心肌梗

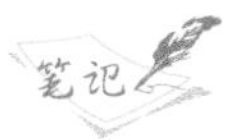

死的心电图改变；血清心肌酶、CK－MB 同工酶及肌钙蛋白也明显增高，提示心肌严重受损。这显然是一例心血管病的危重病例。

从对本例患儿的诊治经过看，正是这种特殊的心电图改变所见干扰了临床医生对患儿及时做出正确的诊断。暴发性心肌炎和急性心肌梗死都是危重症，其临床表现、化验检查也有不少相似之处。尤其是当心电图呈现急性心肌梗死样的改变时，更增加了鉴别二病的困难。然而，对二病进行鉴别诊断是必要的。因为治疗原则和方法有较大的区别。对本例患儿应诊断为暴发性心肌炎，特点是具有急性心肌梗死样心电图改变，易误诊为急性心肌梗死。这在“病例分析”部分，作者已进行了讨论和分析。

对本例患儿的治疗，在早期抗休克等方面是成功的，使患儿病情转危为安。在病后第 3 周患儿复查时，心脏超声检查显示，左房、左室扩大，左心室下壁、后壁变薄，运动减弱，左室 EF 降至 39%。这一检查结果表明患儿心脏受损严重，有可能向炎症性扩张型心肌病发展。现在我们回顾本例的后期治疗，如能延长糖皮质激素的疗程，加用静脉丙种球蛋白，及时给予抗心衰和防治心肌重构等药物，治疗效果可能会更好一些。对本例患儿应进行定期随访，追踪观察临床表现、心脏超声及心电图的变化，不断调整治疗用药。这是一例值得认真总结、学习的好病例。

（张乾忠）

参考文献

1. 李娟，田杰．暴发性心肌炎的临床诊治及预后．中国实用儿科杂志，2014，29（1）：41－49.

2. 崔云，张育才，黄敏．儿童暴发性心肌炎诊治进展．中国小儿急救医学，2017，24（9）：653－656.

笔记

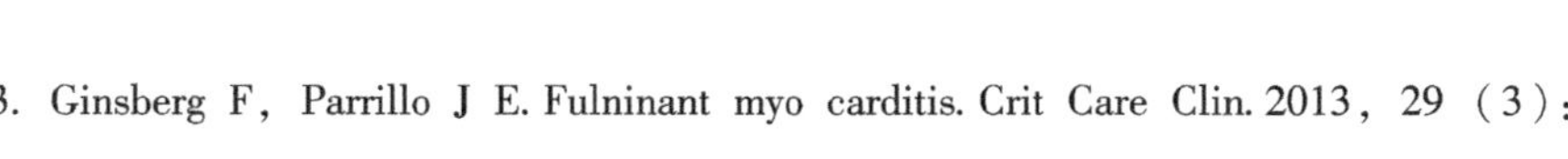

3. Ginsberg F, Parrillo J E. Fulninant myo carditis. Crit Care Clin. 2013, 29 (3): 465 –483.

4. Lec E Y, Lee H L, Kim H T, et al. clinical feature and short torm outcome of pediatric acute fulminant myacarditis in a single center. Korean J padiatr. 2014, 57 (11): 487 –498.

011 感染性心内膜炎一例

病例介绍

患儿男性，8 岁。以“发热伴面色苍白 2 周”为主诉入院。2 周前患儿开始出现发热，体温最高 39.0℃，伴有面色苍白，于当地诊所静脉点滴黄芪，症状未见好转，仍发热，遂来我院就诊。病来患儿无吐泻，无咳喘、咯血及胸痛，进食稍差，睡眠可。近 3 天排茶色尿，无腰痛，无尿频、尿急、尿痛，尿量无明显较少。既往患儿 1 岁时确诊为室间隔缺损，缺损 4mm；否认肝炎、结核等传染性疾病及肾脏病史。父母体健，否认家族性肾脏病史。

体格检查： T 38.1℃，P 146 次/分，R 35 次/分，BP 106/78mmHg。神清状可，呼吸略促，营养发育中等。面色苍白，周身皮肤未见皮疹及水肿，浅表淋巴结未触及。双肺呼吸音清，未闻及啰音，心音有力，律齐，心率 146 次/分，于胸骨左缘第 3 肋间、第 4 肋间可闻及Ⅴ–Ⅵ级全收缩期喷射性杂音，向心前区、腋下及背部传导。腹平软，无压痛，肝肋下 3cm，脾肋下 2cm，质Ⅱ°硬，双下肢无水肿，毛细血管再充盈时间 2s。

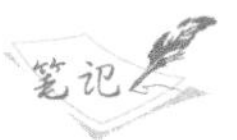

辅助检查： 血常规：白细胞 11.66×10^9/L，中性粒细胞分数70%，淋巴细胞分数 22.8%，血红蛋白 42g/L，红细胞比积0.145L/L，血小板 222×10^9/L。尿系列：蛋白质2+，红细胞1/4/HP，异常形态红细胞80%。血浆B型钠尿肽（BNP）157pg/mL（0~100pg/mL）。补体 C_3 0.58g/L（0.79~1.52g/L），C_4 正常。类风湿因子（RF）215 IU/mL（0~20IU/mL），C-反应蛋白（CRP）151mg/L（0~8mg/L）。血培养，培养出草绿色链球菌。肝肾功能，风湿抗体系列等其他化验未见异常。心电图、肾脏血管超声未见异常。心脏超声可见：室间隔膜周部连续中断6mm，多普勒于该处探及收缩期左向右分流，分流峰速约6m/s，左右室收缩期峰压差144mmHg（图13）。右室流出道内、肺动脉瓣及主肺动脉内可见多个大小不等、形状不规则、回声强弱不等附加回声，较长者约27mm，有较大活动度（图13）。另可见三尖瓣腱索上较强点状附加回声。左室增大，肺动脉内径增宽。房间隔未见回声中断，多普勒未探及分流。动脉导管未见开放。各瓣膜开放及关闭良好，多普勒未探及反流。心包腔未见液性暗区。提示：①先天性心脏病，室间隔缺损（膜周部）；②室水平左向右分流；③右室流出道、肺动脉瓣及主肺动脉多发赘生物；④静息状态下左室整体收缩功能正常。心脏远达三位片提示双肺纹理增强，肺门影略增大，主动脉结小，肺动脉段突出、膨隆，心影横径增大，心胸比例约0.6，心前间隙变窄，吞钡食道略受压，未见移位。提示左室、右室增大（图14、图15）。

结合临床表现及病史，明确诊断为：1. 感染性心内膜炎；2. 先天性心脏病（室间隔缺损）；3. 肾小球肾炎。入院给予头孢呋辛（明可欣）治疗后，体温逐渐平稳，抗感染治疗第11天，患儿出现体温波动（>38℃），将抗生素升级为罗氏芬，次日体温恢复

正常，住院 15 天出院。住院期间间断输注滤白红细胞悬液 3 次。出院前复查相关指标，血常规：白细胞 $8.73\times10^9/L$，中性粒细胞分数 76%，淋巴细胞分数 18.9%，血红蛋白 84g/L，红细胞比积 0.264L/L，血小板 $222\times10^9/L$。血培养阴性。RF 高，192IU/mL，CRP 高，56.6mg/L，BNP 正常 47pg/mL。嘱患儿院外继续静点罗氏芬抗炎 4 周，1 周后门诊复查血常规、风湿三项等指标，择期于心脏外科就诊，行手术治疗原发病，病情变化随诊。

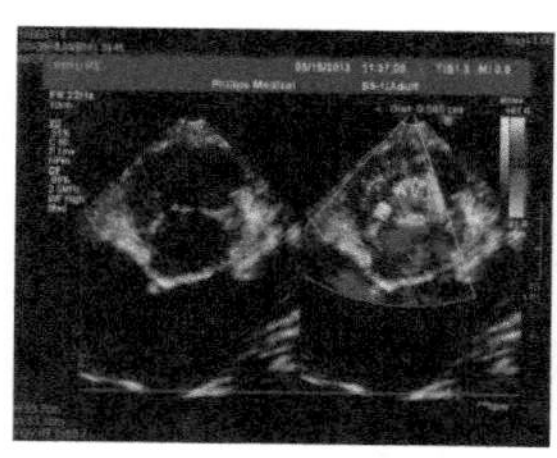
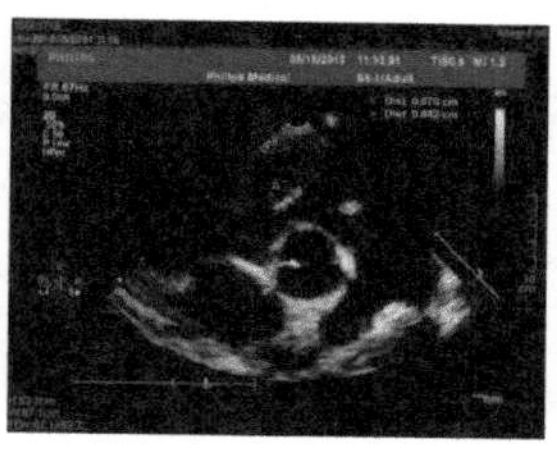
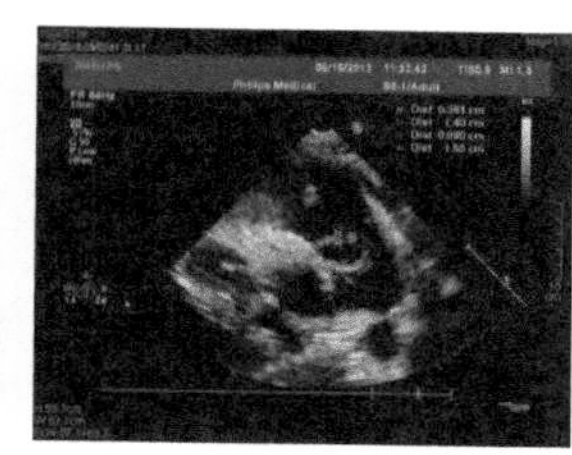

注：室间隔膜周部连续中断 6mm，多普勒于该处探及收缩期左向右分流。右室流出道内可见多个大小不等、形状不规则、回声强弱不等附加回声，有较大活动度。肺动脉瓣及主肺动脉内可见多个大小不等、形状不规则、回声强弱不等附加回声，有较大活动度。

图 13　心脏超声

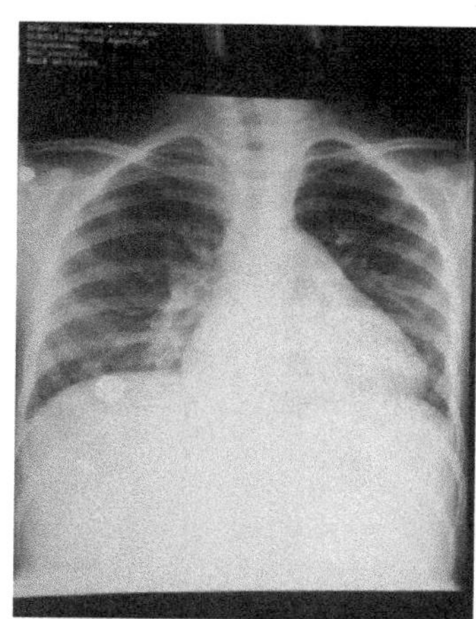
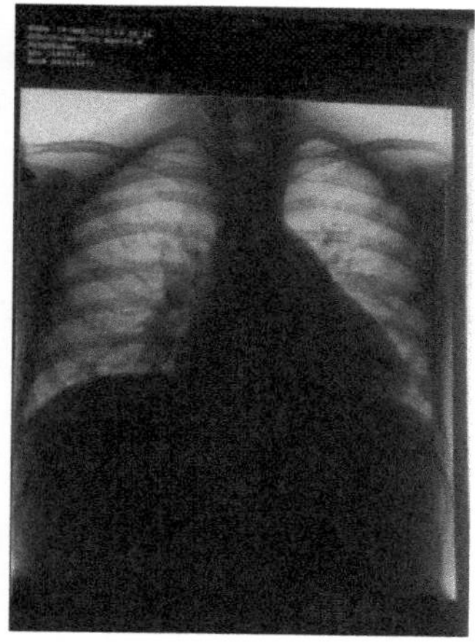

图 14　心脏后前位

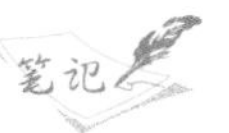

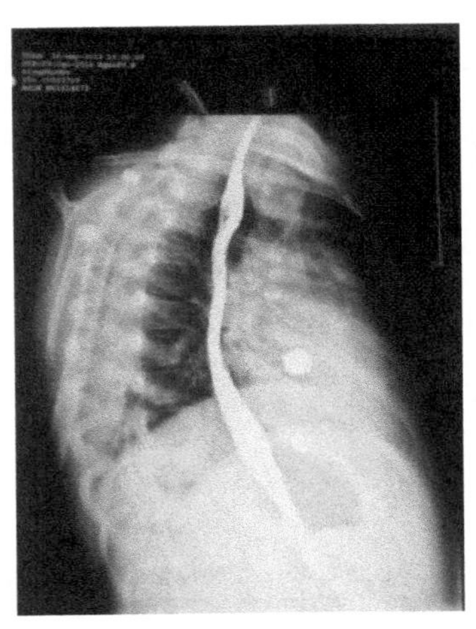
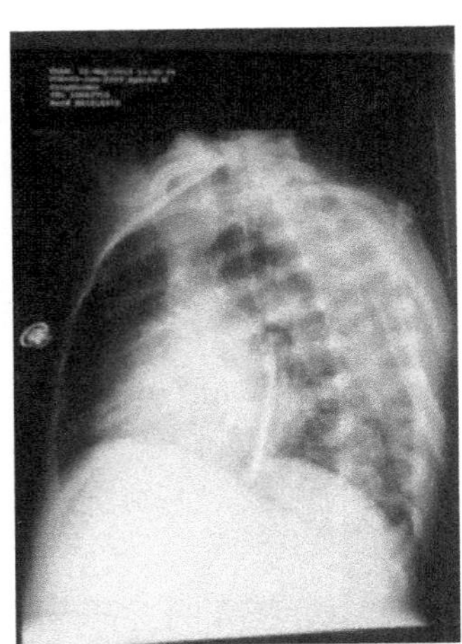

注：图 14、图 15：心脏远达三位片提示双肺纹理增强，肺门影略增大，主动脉结小，肺动脉段突出、膨隆，心影横径增大，心胸比例约 0.6，心前间隙变窄，吞钡食道略受压，未见移位。提示左室、右室增大。

图 15 心脏右前和左前斜位

病例分析

感染性心内膜炎（Infective Endocarditis，IE）是儿科严重的感染性疾病之一。随着先天性心脏病患儿存活期的延长、心导管技术提高和心脏手术患儿的增多，儿童 IE 发病率有增加倾向，其临床特征、病原体均发生了显著变化。由于抗生素的广泛应用，近年来 IE 的临床表现不典型，不易早期诊断，死亡率依然较高。使得 IE 的诊断及处理面临新的挑战。

90% 以上的 IE 患儿存在易感因素，其中以先天性心脏病最多（78% ~89%）。在先天性心脏病中以室间隔缺损、动脉导管未闭、主动脉瓣病变、发绀型先天性心脏病等多见。先天性心脏病术后病例，特别是外科手术应用修补材料、管道、人工瓣膜及术后残余分

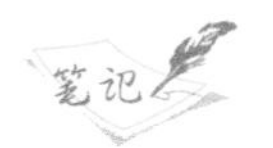

流或梗阻的病例均易发生 IE。心导管检查、经导管介入治疗、静脉内置管等也是 IE 的易感因素。

IE 的病原菌近年来发生了明显变换，最常见的为草绿色（α 溶血性）链球菌与金葡菌，占阳性血培养中的 80% 以上，金黄色葡萄球菌比例逐渐升高成为首要病原菌，而草绿色链球菌比例逐渐下降，营养变异链球菌较前增多，其他尚有凝固酶阴性葡萄球菌、牛链球菌、β 溶血性链球菌、肺炎链球菌、肠球菌、HACEK 菌组（嗜血杆菌、放线杆菌、人心杆菌、埃肯杆菌及 Kingella 杆菌）、真菌等。非细菌病原体如伯纳特立克次体（Q 热病原体）、巴尔通体、衣原体等引起的 IE 在国外也有报道。

IE 的主要临床表现有菌血症、心脏瓣膜炎症及损伤、免疫反应及栓塞。临床表现及其严重程度与相关的并发症及病原微生物也有密切关系。新生儿 IE 的临床表现不典型，与脓毒症及其他原因引起的心功能不全难以区别。常见感染性栓塞引起的骨髓炎、脑膜炎、肺炎等临床表现，也可有呼吸窘迫、心脏杂音、低血压等。①发热：是最常见的症状，体温多数超过 38℃，热型可不规则或低热。少数病例体温可正常。②心功能不全及心脏杂音：部分病例呈现心功能不全或原有心功能不全加重。体温正常的 IE 患儿多伴有心功能不全。瓣膜损伤反流可出现相应的心脏杂音，或使原有的杂音性质、响度发生改变，但有时较难察觉。③血管征象：瘀斑（球结膜、口腔黏膜、躯干及四肢皮肤）及 Janeway 斑（手掌和足底红斑或无压痛的出血性瘀点）较少见。主要血管（肺、脑、肾、肠系膜、脾动脉等）栓塞是 IE 的重要并发症，可出现相关部位的缺血、出血症状（如胸痛、偏瘫、血尿和腹痛等）。④免疫征象：指（趾）甲下出血（呈暗红、线状）、Osier 结节（指、趾掌面红色皮下结节）及 Roth 斑（眼底椭圆形出血斑，中央苍白）均不是 IE 特

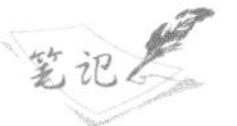

有的症状，临床较少见。免疫复合物性肾小球肾炎可见于部分 IE 病例，可表现为血尿，肾功能不全。现国外已有多项新的 IE 诊断、治疗及预防指南发表，但内容不尽相同。IE 的诊断是基于 2000 年推荐修订的 Duke 标准，Duke 诊断标准基于临床、超声心动图和生物学检查结果、血培养和血清学检查结果制定，该标准在流行病学研究随访结束时的评价发现，该分类的总体敏感度为 80%。2001 年中华医学会儿科学分会心血管学组和《中华儿科杂志》编辑委员会提出小儿 IE 诊断标准（试行），于 2010 年进行了修改（表 1）。该患儿符合 1 项主要标准（超声心动图可见赘生物）和 4 项次要标准（有基础心脏病，发热超过 38℃，肾小球肾炎、类风湿因子阳性，血培养有 1 次阳性），可以临床诊断为感染性心内膜炎。关于本例肾小球肾炎的诊断，它不是一个独立的疾病，实质是 IE 的免疫表现。

IE 并发症可分为心脏性及心外性后遗症。心脏并发症包括充血性心力衰竭、主动脉窦破裂、心肌功能障碍、腔内导管梗阻或分流、瓣膜功能障碍、心包积液、冠状动脉脓毒性栓子。心脏外并发症包括败血症、免疫复合物介导的血管炎和赘生物栓塞现象的结果。目前 IE 死亡率较高，仍然保持在 5% ~10%。

对感染性心内膜炎患者应进行早期诊断，选用敏感杀菌抗生素正规治疗，掌握适当的手术时机。IE 的抗生素治疗原则：早期治疗；在病原菌不明确时，应根据经验选用广谱抗生素；对于血培养阳性者应根据致病微生物对药物的敏感程度选用敏感杀菌抗生素大剂量联合使用，能起到快速杀菌的作用；剂量要足，血药浓度应达到该药对致病菌最低抑制浓度（MIC）5 ~20 倍及必须达到血清最低杀菌浓度 6 ~8 倍以上；长疗程治疗（4 ~8 周）旨在完全消灭赘生物内的致病菌，控制既有的感染或再感染，可明显降低患者的死亡率，改善患者的预后。手术适应证包括：①赘生物：栓塞发生后

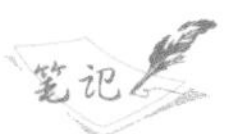

固定赘生物；二尖瓣前瓣的赘生物，直径 > 10mm；在开始抗菌治疗 2 周内发生≥1 次栓塞事件；抗菌治疗期间或之后发生≥2 次栓塞事件；4 周抗菌治疗后赘生物仍在增大；②瓣膜功能不全：急性主动脉瓣或二尖瓣功能不全合并心功能不全表现，内科治疗无效的心力衰竭，瓣膜穿孔或断裂；③病变蔓延至瓣膜周围：瓣膜裂开、断裂或形成瘘口；新发心脏传导阻滞；巨大脓肿或合适抗菌治疗下脓肿仍扩大。

感染性心内膜炎诊断标准（表 1）：

表 1　感染性心内膜炎诊断标准

一、病理学指标
1. 赘生物（包括已形成栓塞的）或心脏感染组织经培养或镜检发现微生物。 2. 赘生物或心脏感染组织经病理检查证实伴活动性心内膜炎。
二、临床指标
（一）主要指标 1. 血培养阳性：分别 2 次血培养有相同的感染性心内膜炎的常见微生物（草绿色链球菌，金黄色葡萄球菌，凝固酶阴性葡萄球菌，肠球菌等）。 2. 心内膜受累证据（超声心动图征象）： （1）附着于瓣膜、瓣膜装置、心脏或大血管内膜、人工材料上的赘生物。 （2）腱索断裂、瓣膜穿孔、人工瓣膜或缺损补片有新的部分裂开。 （3）心腔内脓肿。 （二）次要指标 1. 易感染条件：基础心脏疾病、心脏手术、心导管术、经导管介入治疗、中心静脉内置管等。 2. 较长时间的发热≥38℃，伴贫血。 3. 原有的心脏杂音加重，出现新的心脏杂音，或心功能不全。 4. 血管征象：重要动脉栓塞、感染性动脉瘤、瘀斑、脾肿大、颅内出血、结膜出血、Janeway 斑。 5. 免疫学征象：肾小球肾炎、Osler 结节、Roth 斑、类风湿因子阳性。 6. 微生物学证据：血培养阳性，但未符合主要标准中要求。

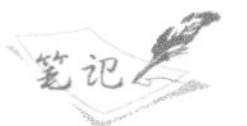

（续）

三、诊断依据
1. 具备下列①～⑤项任何之一者可诊断为感染性心内膜炎：①临床主要指标2项；②临床主要指标1项和临床次要指标3项；③心内膜受累证据和临床次要指标2项；④临床次要指标5项；⑤病理学指标1项。 2. 有以下情况时可以排除感染性心内膜炎诊断：有明确的其他诊断解释心内膜炎表现；经抗生素治疗≤4d临床表现消除；抗生素治疗≤4d手术或尸解无感染性心内膜炎的病理证据。 3. 临床考虑感染性心内膜炎，但不具备确诊依据时仍应进行治疗，根据临床观察及进一步的检查结果确诊或排除感染性心内膜炎。

病例点评

儿童IE是一种严重的感染性疾病。近年研究表明，随着先天性心脏病患儿存活期的延长、心导管技术的广泛开展和心脏手术患儿的增多，儿童IE发病率有增加倾向，其临床特征、病原体均发生了显著变化。过去常见的、典型的感染性心内膜炎临床表现已不多见，特征性体征如瘀点、脾大、栓塞、杵状指等显著减少。由于抗生素的广泛应用，临床表现不典型，不易早期诊断，死亡率依然较高。早期诊断和合理治疗对IE的预后非常重要，IE的诊断仍然是基于Duke标准，超声心动图和血培养具有重要诊断价值。当诊断不确定IE，但临床仍然高度疑似时，应反复进行超声心动图检查或血培养，并使用其他影像技术。当患有先天性心脏病患儿出现长期发热症状时，我们应警惕感染性心内膜炎这个疾病。该疾病患儿血培养应在未用抗生素前1～2h内在不同部位采血做血培养，阳性率可达90%以上。由于IE的菌血症是持续的，因此不必在高温时采血，如已短期应用抗生素，尽可能停药至少3天后再采血。感

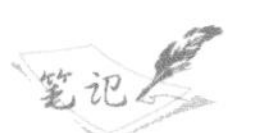

染性心内膜炎的抗生素治疗极为重要，抗生素治疗包括早期治疗、复发的治疗及预防。抗生素治疗原则是采取 3 ~6 次血培养标本后立即开始予以经验性治疗，待获得血培养结果后再调整用药。

（赵　兴）

参考文献

1. 感染性心内膜炎研究协作组．小儿感染性心内膜炎治疗现状．中华儿科杂志，2009，47：388 –392.

2. Webb R，Voss L，Roberts S，et al. Infective endocarditis in New Zealand children 1994 –2012. Journal of Paediatrics & Child Health，2015，50（9）：742 –742.

3. 中华医学会儿科学分会心血管学组，《中华儿科杂志》编辑委员会．儿童感染性心内膜炎诊断标准建议．中华儿科杂志，2010，48（12）：913 –915.

4. 梁峰，胡大一，沈珠军，等．2015 年欧洲心脏病学会关于感染性心内膜炎诊断及治疗指南的解读．中国医院用药评价与分析，2017，17（2）：160 –166.

5. Habib G，Lancellotti P，Antunes M J，et al. 2015 ESC Guidelines for the management of infective endocarditis：The Task Force for the Management of Infective Endocarditis of the European Society of Cardiology（ESC）. Endorsedby：European Association for Cardio – Thoracic Surgery（EACTS），the European Association of Nuclear Medicine（EANM）. Eur Heart J，2015，36（44）：3075 –3128.

6. Baddour L M，Wilson W R，Bayer A S，et al. Infective endocarditis in adults：Diagnosis，antimicrobial therapy，and management of complications：A scientific statement for healthcare professionals from the American Heart Association. Circulation，2015，132（15）：1435 –1486.

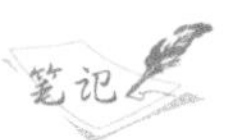

012 长 QT 综合征，阿斯发作一例

病例介绍

患儿男，11 岁。以“反复晕厥、抽搐发作 6 年”为主诉来我院门诊就诊。患儿约 6 年前因反复晕厥发作就诊于外院，行相关检查，心电图：提示校正 QT 间期 0. 64 秒（图 16），诊断为长 QT 综合征，后口服心得安和苯妥英钠治疗，约 2 个月前因心率减慢自行停用心得安，再次出现晕厥发作 2 次，都在较剧烈运动时发生，为复查来诊。在医院内从 2 楼跑到 5 楼时，出现晕厥发作，跌倒在地上，紧急抱去心电图室描记心电图，当时患儿出现颜面发绀，四肢强直抖动，听诊心音不清，十几秒后，心跳恢复，36 秒后心音又听不清，即刻心电图显示尖端扭转型室速（图 17B），约 50 秒后，恢复窦性心律（图 17C），患儿意识逐渐转清。记录心电图显示窦性心动过速（图 17A）。家族中无反复晕厥、抽搐或猝死病史。

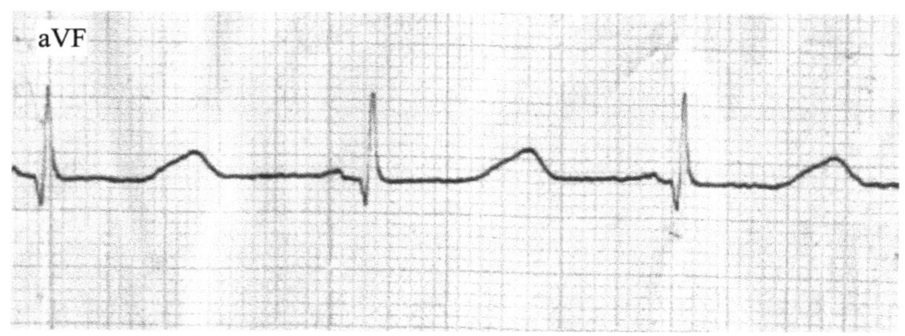

注：窦性心动过缓，心率：约 56 次/分，QT 间期延长，QT 间期 0. 64 秒，T 波宽大。

图 16　患儿平静状态下心电图

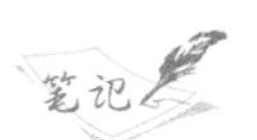

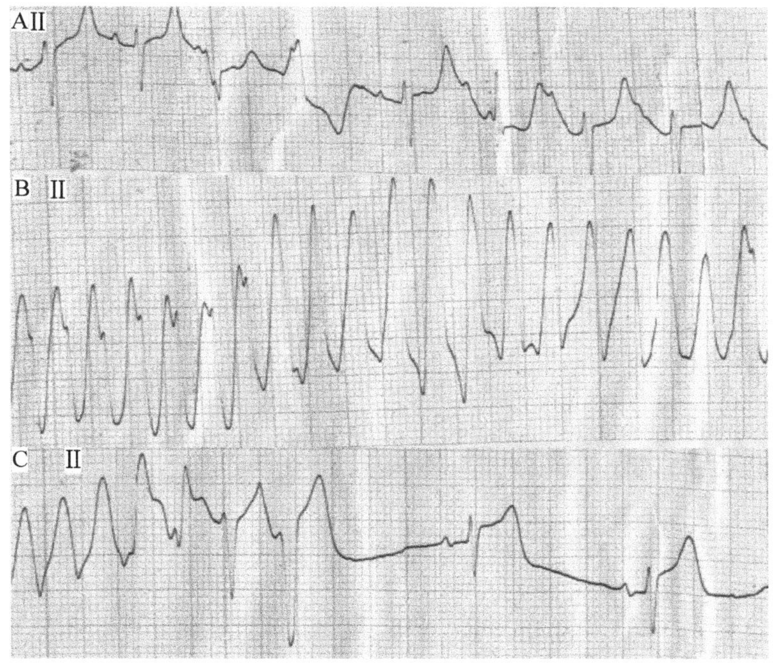

注：A. 晕厥后即时心电图：窦性心律，心率：约 115 次/分，B. 晕厥后并出现抽搐发作时心电图：尖端扭转型室速，心率：约 250 次/分，C. 抽搐停止后恢复窦性心律，心率约 60 次/分。

图 17　患儿晕厥并抽搐发作状态下心电图

体格检查：T 36.2℃，P 62 次/分，R 20 次/分，血压 110/75mmHg。未见特殊面容，神志清楚，呼吸平稳，周身皮肤黏膜未见皮疹及出血点。双侧瞳孔等大正圆，直径 3mm，对光反应灵敏，咽无充血，咽反射存在，颈无抵抗。双肺呼吸音清，心率 62 次/分，律齐，心音有力，各瓣膜听诊区未闻及杂音。腹部查体未见明显异常。脊柱及四肢无畸形，活动自如，四肢肌力及肌张力均正常，四肢腱反射正常，克氏征、布氏症及巴氏征均阴性。

辅助检查：血常规、肝肾功、心肌酶、血离子、血糖、血乳酸测定、血浆氨测定均未见异常。脑电图正常、心脏超声示心内结构及血流未见异常。心电图：提示校正 QT 间期 0.64 秒。

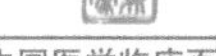

诊断及治疗：长 QT 综合征，阿斯发作。建议行相关基因检测，患儿家长未同意。嘱患儿避免剧烈活动，并口服心得安治疗，必要时可安置埋藏式自动复律除颤器（ICD）。

病例分析

长 QT 综合征（LQTS）于 1957 年首次报道，有多种临床类型，可表现为晕厥、癫痫样抽搐发作和心脏骤停、心脏性猝死等，与其产生的恶性室性心律失常（尤其是尖端扭转型室性心动过速）相关，报道的部分病例同时存在先天性神经性耳聋。LQTS 可分为遗传性和获得性。获得性 LQTS 是指继发于某些后天性、外源性因素的 LQTS，见于以下情况：（1）严重缓慢性心律失常；（2）电解质紊乱：低钾、低钙、低镁；（3）药物：抗心律失常药（如奎尼丁，胺碘酮）、三环类抗精神病药、抗微生物药物（红霉素，氯奎）、抗组胺药（阿司咪唑），以及西沙比利、砷剂、有机磷等；（4）心脏疾病：心肌炎、心肌缺血等；（5）甲状腺功能减退等。获得性 LQTS 多为可逆性，去除诱因后 QT 间期可恢复正常。

LQTS 目前诊断多采用 Schwartz 评分法作为长 QT 综合征诊断标准（表 2）。在心电图、临床表现及家族史三个方面进行评分。Schwartz 评分总分≤1.0 分者，LQTS 的诊断可能性小；1.5～3.0 分者，诊断可能性中等；≥3.5 分者，诊断可能性大。遗传性 LQTS 是第一个被发现的遗传性离子通道疾病，目前依据编码离子通道的 α 亚基和 β 亚基的 15 个不同易感基因的突变可以分为 15 个亚型（表3），其中90%以上由 *KCNQ1*、*KCNH2* 和 *SCN5A* 基因突变导致，分别为 LQT1、LQT2 和 LQT3，其他不足 10% 的患者由其他 12 个基

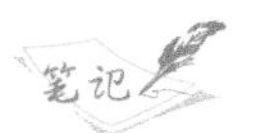

因突变导致，这些基因学发病基础的进展，使 LQTS 的精准医疗成为可能，但仍有约 20% 的病例未能在这 15 种基因中发现致病突变，提示可能存在引起 LQTS 的其他致病基因（表 3）。在一定环境中如精神紧张、剧烈活动等，肾上腺素分泌增加，交感神经兴奋导致心律失常发生，进一步导致血液动力学改变，心脏搏出量减少，导致急性脑缺血综合征，10 秒即可以出现晕厥，20 ~ 30 秒可出现脑电改变并出现抽搐发作，这种情况可在 *KCNQl* 基因突变导致的 LQT1 中出现。未进行基因分型也可以根据心电图特征对 LQT1、LQT2 和 LQT3 进行诊断。

LQTl 心电图特征为 T 波基底部增宽，有 4 种形态：（1）"婴儿型"T 波：ST 段短，T 波为非对称性高耸、基底增宽、顶端锐利或见双峰 T 波，一般 QTc 在（470 ± 20）ms；（2）T 波基底增宽，起始点不明显，呈单峰状，QTc 一般在（490 ± 20）ms；（3）T 波形态正常，QT 间期正常或明显延长，QTc 在（460 ± 20）ms；（4）ST 段延长，T 波延迟出现，形态正常，QTc 在（490 ± 40）ms。

LQT2 的心电图特征为 T 波振幅低而有切迹（或双峰），QT 间期延长，有 4 种形态：（1）明显 T 波双峰，第二峰常位于 T 波下降支的早期；（2）微小的 T 波双峰，第二峰出现于 T 波的顶部；（3）微小的 T 波双峰，第二峰出现于 T 波下降支；（4）低矮的双峰 T 波，两峰间距偏大，第二峰常与 u 波融合，类似低钾的心电图改变。

LQT3 的心电图特征为 ST 段延长，晚发的尖锐的或双相 T 波，婴幼儿期易发生 2∶1 房室传导阻滞。T 波形态有 2 种：（1）T 波延迟出现，高耸或呈双相；（2）T 波非对称性高耸。

诊断遗传性 LQTS 可以依据满足一种或一种以上情况：（1）评

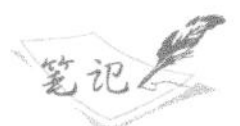

分≥3.5 分，并除外继发性 QT 间期延长；（2）多次 ECG 显示校正 QT 间期≥500ms，并除外继发性 QT 间期延长；（3）检测出 15 种基因中的致病突变。致命性的心律失常多表现为尖端扭转型室速，尖端扭转型室速常由长间歇后舒张早期室早（RonT）诱发，发作时心室率多在 200 次/min，心电图可见宽大畸形、振幅不一的 QRS 波群围绕基线不断扭转其主波的正负方向，每连续出现 3～10 个同类波形之后就会发生扭转，反向对侧。

表 2　Schwartz 评分法长 QT 综合征诊断标准

（根据 Schwartz & Crotti，2011）

相关特征			分值
ECG[1]	QTc[2]	≥480ms	3
		460～470ms	2
		450ms	1
		≥480ms 运动负荷试验后 4 分钟内	1
	尖端扭转型室速（TdP）[3]		2
	T 波电交替		1
	T 波有切迹（3 个导联以上）		1
	心率低于年龄预测值[4]		0.5
临床表现	晕厥史[3]	应激状态下发生	2
		非应激状态下发生	1
家族史	家族成员有确诊该病者[5]		1
	直系亲属因发生不明原因心源性猝死年龄 <30 岁[5]		0.5

注：1. 诊断前需先排除对以上心电图标准有影响的药物和其他疾病。2. $QTc = QT/\sqrt{RR}$。3. Tdp 与晕厥同时存在时，积分取两者之一。4. 静息时心率低于年龄预测值的第 2 个百分位数。5. 同一家族成员不能按两个类别积分。

表3　长 QT 综合征的基因分型

致病基因	长 QT 综合征的分型	发病情况（占全部病例百分比）
KCNQ1	LQTS1	30% ~35%
KCNH2	LQTS2	25% ~30%
SCN5A	LQTS3	5% ~10%
ANK2	LQTS4	<1%
KCNE1	LQTS5	<1%
KCNE2	LQTS6	<1%
KCNJ2	LQTS7	<1%
CACNA1C	LQTS8	<1%
CAV3	LQTS9	<1%
SCN4B	LQTS10	2 例报道
AKAP9	LQTS11	1 例报道
SNTA1	LQTS12	3 例报道
KCNJ5	LQTS13	2 例报道
CALM1	LQTS14	<1%
CALM2	LQTS15	<1%

本例诊断 LQTS 的依据：(1) 除外了药物、电解质紊乱等可导致 QT 间期延长的因素。(2) Schwartz 评分为 5 分 >3. 5 分。①多次静息心电图示 QTc 640ms >480ms，得分 3 分，②剧烈运动时出现晕厥、抽搐发作，且发作过程中心电图示尖端扭转室速，得分 2 分。(3) 未行相关基因检测，不能进行遗传诊断和分型，但根据病史中剧烈活动时出现晕厥、抽搐发作及心电图特征倾向于 LQT1。

LQTS 的治疗应当包括急性期及缓解期治疗。急性期指出现尖端扭转性室速、心室颤动的恶性心律失常时，应立即电复律终止发作，寻找并去除病因，防止再次出现恶性心律失常。例如：停用一切诱发长 QT 的药物，补镁、钾制剂，甚至安装临时心脏起搏器等。

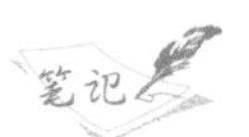

缓解期治疗原则为：避免心律失常的各种诱发因素，预防猝死。例如：生活方式调节，避免剧烈运动、情绪激动等。β肾上腺素能受体阻滞剂为LQTS患者的首选药物。除了特殊的禁忌证以外，β受体阻滞剂很少引起过度心动过缓，特别是在几周内逐步增量。β受体阻滞剂并非所有种类同样有效，2个最有效的是普萘洛尔和美托洛尔，前者剂量为2～3mg/(kg·d)，有时可增加到4mg/(kg·d)。近年来，对不同基因型的治疗也分别提出了不同的理念，如β受体阻滞剂对LQT1及LQT2型患者有明显的保护效应，但LQT3的发作主要与休息及心率慢有关，故不是十分主张β受体阻滞剂用于LQT3患者，防止其诱发尖端扭转性室速。另外埋藏式心脏复律除颤器（implantable cardioverter defibrillator，ICD）等可以选择使用。现在非开胸ICD系统一般包括囊袋和导线电极，囊袋一般植入胸大肌和胸小肌之间，在左胸或右胸均可选择；在切口内穿刺锁骨下静脉（或切开头静脉）送入导线电极，先端至右室心尖部。ICD具有治疗缓慢性心律失常的起搏功能、抗心动过速起搏、心脏复律及心脏除颤功能，在防止室性心动过速和（或）心室颤动（VT/VF）所致的猝死中有明显效果，其适应证有：①全部由治疗救活过来的心脏停搏患者；②许多未经治疗心脏停搏复苏患者，其QTc >0.550s，出现交替T波或其他高危证据。可根据患者的临床特点，选择合适的治疗模式。

病例点评

长QT综合征又称为复极延迟综合征，是指心电图上QT间期延长，伴有T波和（或）u波形态异常，临床上表现为室性心律失常、晕厥和猝死的一组综合征，根据有无基础疾病或其他疾病因素

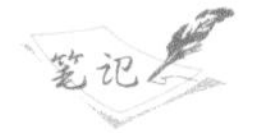

将其分为先天遗传性和后天获得性两大类。本例患儿反复多次晕厥，并出现抽搐发作，心电图显示 QT 间期 0.64 秒，符合长 QT 综合征。在临床工作中应提高对心源性晕厥的认识，对一些原因不明的晕厥和抽搐患儿应及时做心血管检查。给予相应药物治疗及植入 ICD 对预防猝死及晕厥跌倒时伴发的外伤有重要作用。目前研究表明携带不同基因突变的 LQTS 患者治疗有差异，应完善患者的相关基因检测，提供精准治疗依据。

（杨志亮）

参考文献

1. Alders M, Christiaans I. Long QT Syndrome. GeneReviews? [Internet]. Seattle (WA): University of Washington, Seattle; 1993 - 2017. 2003 Feb 20 [updated 2015 Jun 18].

2. Tester D J, Ackerman M J. Genetics of long QT syndrome. Methodist Debakey Cardiovasc J, 2014, 10 (1): 29 - 33.

3. Pooja Sethi, Jennifer Treece, Vandana Pai, Chidinma Onweni. Long QT Syndrome Unveiled by a Fatal Combination of Medications and Electrolyte Abnormalities Monitoring Editor: Alexander Muacevic and John R Adler. Cureus. 2017 Aμg; 9 (8): e1581. doi: 10.7759/cureus.1581.

4. 唐婧，周建中. 长 QT 综合征的诊断与治疗. 心血管病学进展，2014，(2): 237 - 242.

5. 肖燕燕，金梅，韩玲. 儿童长 QT 综合征精准医疗. 中国实用儿科杂志，2016，31 (08): 582 - 585.

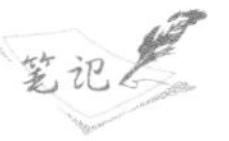

泌尿系统疾病

013 难治型肾病综合征一例

病例介绍

患儿，男，8 岁。以“发现颜面部水肿 5 天”为主诉入院。患儿入院前 5 天无明显诱因出现颜面部水肿，逐渐蔓延至下肢及全身，晨起时加重，伴有少许咳嗽，不剧烈。无发热、头痛、头晕、呕吐、腹泻、心慌、胸闷等不适。尿量少，每日约 1005ml，无肉眼血尿。饮食及睡眠可，尿色正常，大便正常。既往体健，无紫癜病史。

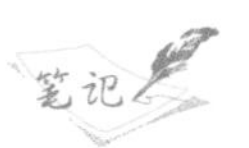

体格检查：血压 117/76mmHg，眼睑及颜面部水肿，双下肢水

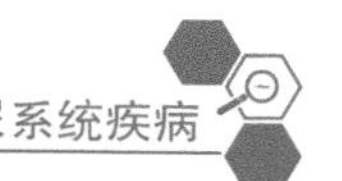

肿，胫前指压痕阳性。咽充血，双侧扁桃体Ⅰ度大，双肺呼吸音粗，未闻及干、湿性啰音。心律齐，心音有力，未闻及病理性杂音，腹部膨软，移动性浊音（+），肝脾肋下未触及，全腹软无压痛，阴囊无水肿。

辅助检查：尿常规：蛋白3+，尿红细胞2/HP；血肌酐39μmol/L，尿素4.86mmol/L；血清总蛋白38.2g/L，血清白蛋白10.0g/L；总胆固醇7.16mmol/L；抗核抗体ANA（-），抗dsDNA（-），抗SM抗体（-），抗SSA、SSB（-）；肝炎系列正常；血常规正常，血离子等生化正常；补体C_3 1.814g/L，C_4 0.226g/L，ASO 138U/ml，血沉62mm/L，CRP 1.75mg/L。肾活检病理提示：微小病变型肾病。

诊疗经过：本例诊断：原发性肾病综合征（单纯型），给予口服强的松30mg/d，补钙及维生素D治疗，适度利尿，水肿逐渐减轻，出院继续治疗；定期复查尿常规，强的松减至隔日顿服20mg/d时，因上呼吸道感染出现病情反复，之后多次反复出现尿蛋白阳性，于病后半年时将强的松为更换为美卓乐（36mg），同时行环磷酰胺冲击治疗，病情稳定。

之后因腰痛10余天为主诉第2次入院，当时确诊原发性肾病综合征已10个月余，美卓乐36mg隔日1次口服，环磷酰胺已冲击6次，尿蛋白已转阴5个月。10余天前患儿无明显诱因出现腰痛，于活动后加重。无水肿，尿量不少，无其他不适。查体：Cushing面容。腹部略膨隆，无压痛。腰背部皮肤无红肿，腰椎无压痛，活动略受限。辅助检查：尿常规：蛋白（-），肝肾功，尿系列未见明显异常，血胆固醇（TC）7.75mmol/L，HLA-B27（-），钙2.53mmol/L，磷2.44mmol/L，血沉30mmH_2O，风湿三项正常，腰椎正侧位片：T10-L3椎体楔形变，骨质疏松，双肾膀胱超声未见

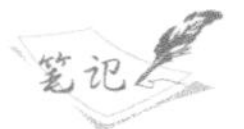

异常。诊断：1. 原发性肾病综合征（单纯型）复发。2. 骨质疏松，继续口服美卓乐 36mg，隔日 1 次口服，加快减量速度，每周减量 2mg，继续行环磷酰胺冲击第 7 次，加用骨化三醇 0.5μg（2 片），日 1 次口服及口服补钙，嘱其监测尿常规，血钙、血糖、血脂，血压，定期行环磷酰胺冲击治疗。

患儿病后 1 年 4 个月时以确诊原发性肾病综合征 16 个月，咳嗽 5 天，出现蛋白尿 2 天为主诉第 3 次入院，不发热，无腰背部及四肢关节肿痛。环磷酰胺冲击总量已达 150mg/kg，尿蛋白转阴近 1 年，已将美卓乐减量至 12mg，隔日口服。此次入院前化验尿常规示尿蛋白 + ~ +++，无少尿、水肿。查体未见明显异常。辅助检查：血常规：白细胞 $7.14 \times 10^9/L$，粒细胞 80.4%，CRP 0.3mg/L，尿常规：蛋白 +，24 小时尿蛋白无定量 0.219g，血沉 $20mmH_2O$，肝肾功及血离子正常，补体 C_3、C_4、抗 O 及类风湿因子均正常，肺炎支原体阴性，双肾膀胱未见异常。诊断：1. 原发性肾病综合征（单纯型）复发。2. 上呼吸道感染。诊疗计划：给予阿莫西林舒巴坦钠静点及继续美卓乐 12mg，隔日 1 次，同时给予补维生素 D、补钙。经过 7 天治疗，患儿出院前 3 天尿常规及尿系列均为阴性，出院后继续美卓乐 12mg，隔日 1 次。

患儿于此次出院后半个月无诱因再次出现尿蛋白，考虑肾病病情不稳定，激素疗程较长，需再次联用免疫抑制剂，因环磷酰胺冲击总量已经达限量（150mg/kg），不能继续应用，遂加用骁悉（250mg，日 2 次口服）后，尿蛋白逐渐转阴；在口服骁悉半年后患儿再次复发，遂改为雷公藤总甙片 3 片，日 3 次口服，院外继续监测尿常规，尿蛋白逐渐转阴，病情平稳。

于 2012 年 2 月 25 日以确诊“原发性肾病综合征（单纯型）4 年，双眼睑水肿 10 余天”为主诉第 4 次入院。10 余天前无明显诱

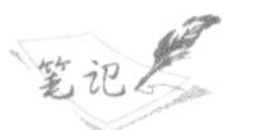

因再次出现双眼睑水肿，于当地医院化验尿蛋白3+，后出现腹痛，以脐周为主，呕吐3天，伴有腹泻，日10余次，呈黄绿色水样便。尿量少，眼睑水肿加重，并出现双下肢及阴囊水肿。于当地静点阿莫西林3天，并将美卓乐加量至36mg，日1次口服，呕吐消失，仍有腹痛及腹泻，水肿未见明显好转，自行口服速尿片，入院当日尿量不少。查体：Cushing 面容，大腿处可见紫纹。心肺听诊正常，腹膨隆，移动性浊音（-），双下肢水肿，胫前指压痕（+），阴囊水肿。身高132cm，低于第3个百分位数（实际年龄11.5岁）。辅助检查：尿常规：蛋白质3+，24小时尿蛋白定量：3.65g/24h，血清白蛋白10.8g/L，血脂：TC 12.64mmol/L，血常规：WBC $6.23\times10^9/L$，S 77.84%，HB 176g/L，PLT $103\times10^9/L$，血离子：钾2.36mmol/L，钠131mmol/L，钙1.48mmol/L。肝炎系列阴性。血浆纤维蛋白原6.1mg/L。胸片：肺纹理增强。超声：盆腔腹腔积液，胆囊壁略增厚。心电图正常；另完善生长激素检查为2.32μg/L，IGF-I 78.80ng/ml，垂体MRI（正常），腕骨片显示腕骨骨龄符合8岁骨龄。

诊断：1. 难治型肾病综合征。2. 急性胃肠炎。3. 离子紊乱（低钠，低钾，低钙血症）。4. 身材矮小症；给予补液，白蛋白静点，速尿及螺内酯利尿治疗，葡萄糖酸钙10mg，日1次，口服钙尔奇D，氯化钾缓释片，罗氏芬抗炎，美卓乐（3片，日3次口服，后改为晨起顿服）。经治疗胃肠炎好转，离子紊乱已纠正。但复查尿常规尿蛋白持续4+，考虑再次加用免疫抑制剂治疗，患者先后用过环磷酰胺、骁悉、雷公藤总甙，目前正处于青春期，决定加用来氟米特（30mg，日1次，连续3天，然后改为10mg，日1次口服）。针对身材矮小，加用生长激素（粉剂针剂，每日1次皮下注射，连续治疗3个月，身高增加约1cm，因身高增长未达到预期标

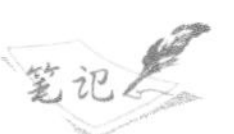

准，家属拒绝继续应用）。现于我院成人肾内科继续接受治疗。

病例分析

肾病综合征（nephritic syndrome，NS）是一种儿童最常见的原发性肾小球疾病，占泌尿系统疾病住院患儿首位。其主要临床表现：①大量蛋白尿：1 周内 3 次尿蛋白定性 +++ ~ ++++，或者随机或晨尿尿蛋白/肌酐≧2.0，24h 尿蛋白定量≧50mg/kg；②低蛋白血症：血浆白蛋白低于 25g/L；③高脂血症：血浆胆固醇高于 5.7mmol/L；④不同程度的水肿。以 1 和 2 为诊断的必要条件。分为原发性、继发性、先天性肾病综合征（NS）3 种类型，其中原发性肾病综合征约占小儿时期 NS 总数的 90%，是儿童常见的肾小球疾病，但是临床实践及文献报道可以看出儿童原发性肾病综合征因其易复发、病情迁延且反复，已成为临床上治疗的难点。而且 50% ~ 60% 的患儿会转变为难治性肾病综合征。

目前治疗儿童肾病综合征首选药物仍然是糖皮质激素。但是长期大量使用泼尼松的不良反应较多，尤其在生长发育障碍方面：骨质疏松、身材矮小，对患者造成极大的伤害，并带来严重的经济负担，因此治疗过程中必须定期密切监测；身材矮小诊断标准：在相似生活环境下，同种族，同性别和年龄的个体身高低于正常人群平均身高 2 个标准差，或低于第 3 个百分位数者；肾病患儿身材矮小与长期使用激素有关，尤其对于一个处于生长期的儿童；肾病患者骨质病变表现：①疼痛：可有腰背痛或周身骨骼痛，负荷增加时疼痛加重或活动受限，严重时翻身、起身及行走困难；②脊柱变形：骨质疏松严重者可有身材变矮、驼背、脊柱畸形和伸展受限；③脆性骨折：患者低能量或者非暴力情况下即可发生骨折，在使用糖皮

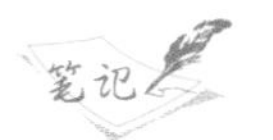

质激素前及治疗过程中，建议定期行骨密度检测及骨质疏松和骨折的风险评估；如何合理并有效地应用泼尼松治疗小儿肾病综合征，已成为临床治疗中关注的焦点之一。很多学者在临床治疗小儿肾病综合征的研究过程中发现，合理的应用激素，以及联合使用免疫抑制剂可有效地降低小儿肾病综合征的复发，同时还可减少肾病综合征患儿的临床治疗不良反应。

本例患儿有大量蛋白尿，低蛋白血症，高度水肿和高脂血症，并且行相关检查排除系统性红斑狼疮，乙肝相关性及紫癜肾炎等继发性肾病综合征，患儿无肉眼血尿，尿常规无镜下血尿，无高血压，肾功能及补体正常，是典型的原发性肾病综合征（单纯型），肾脏穿刺病理提示为肾病综合征常见的病理类型：微小病变。尽管临床表现为单纯型肾病、病理改变为微小病变的患儿，也仍有相当一部分病例对激素耐药、激素依赖或频复发，呈现难治性过程。本例患儿就表现为多次复发，病情经久不愈，最后诊断为难治性肾病，曾予反复激素治疗及更换诸多免疫抑制药物。其中环磷酰胺（CTX）是肾病综合征复发及耐药的首选，治疗效果明确，但需注意相关的严重不良反应，包括骨髓抑制，出血性膀胱炎等，因此在用药前要监测血常规，以排除粒细胞减少（需保持粒细胞不低于1.5G/L，WBC在4.0G/L以上），在冲击过程中要注意水化以减少其不良反应。此患儿经CTX治疗后尿蛋白持续转阴；但之后又多次复发，考虑环磷酰胺总量达到150mg/kg剂量，不能再用，换用骁悉、雷公藤及来氟米特等接续治疗。在用药过程中并发骨质疏松，考虑为激素的不良反应，给治疗带来极大的矛盾，综合考虑后给予激素加快减量，同时大剂量补充活性维生素D及钙剂，同时调整免疫抑制剂治疗，经综合治疗4个月后，患儿腰痛症状减轻，复查腰椎X线骨质异常较前改善，予以继续密切监测；另外，此患儿

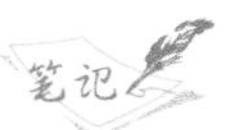

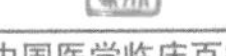

合并明显的身材矮小症，考虑为长期激素应用，抑制肾上腺皮质激素轴的同时也抑制垂体生长激素的分泌，导致生长激素不足，生长发育明显落后，而有效的治疗措施是激素替代，予以补充生长激素，但对肾病综合征合并身材矮小的患儿如何补充生长激素尚没有明确的指南可供参考。

病例点评

本例患儿病初的典型临床表现及肾脏病理微小病变改变均符合肾病综合征（单纯型），明确诊断不难，最初半年的糖皮质激素治疗亦比较顺利，尿蛋白转阴并按治疗方案逐渐减量。但规律治疗半年后患儿病情出现反复，多次蛋白尿阳性提示肾病频复发，考虑诊断修正为难治性肾病综合征，予以更换激素剂型并加用免疫抑制剂，先后加用多种免疫抑制剂，环磷酰胺、骁悉、雷公藤、来氟米特，患儿对环磷酰胺敏感，冲击治疗后尿蛋白转阴达近1年，但治疗的棘手问题是每种免疫抑制剂治疗缓解一段时间后总会再次复发。因此，怎样选择合适的免疫抑制剂是患儿每次复发的关键问题。另外，因肾病频复发，长期口服糖皮质激素带来一系列的相关不良反应，包括骨质疏松、身材矮小，因身材矮小患儿心理健康一度受到影响，因此在肾病缓解期予以加用生长激素治疗，但因增高效果不理想，应用3个月停用。从这个病例可以看到肾病易复发的特点，以及长期使用激素所导致的相关不良反应，应引起我们足够的重视。

（李　维）

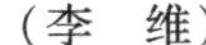

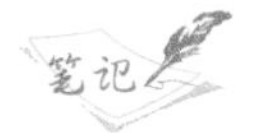

参考文献

1. 中华医学会儿科学分会内分泌遗传代谢学组．基因重组人生长激素儿科临床规范应用的建议．中华儿科杂志，2013，51（6）：426－432.

2. 杨帆，蒋小云．儿童激素敏感、复发/依赖肾病综合征循证指南（2016）解读．中华儿科杂志，2017，55（10）：738－742.

3. 中华医学会儿科学分会肾脏病学组．儿童常见肾脏疾病诊治循证指南（试行）（三）：激素耐药型肾病综合征诊治指南．中华儿科杂志，2010，48（1）：72－74.

4. 马玉华，夏志银．单次小剂量间断环磷酰胺冲击治疗难治性肾病综合征的临床观察．四川医学，2014，35（4）：442－443.

5. 袁小强．环磷酰胺冲击联合激素治疗难治性肾病综合征临床分析．中国现代药物应用，2015，9（5）：118－119.

014 慢性肾功能衰竭一例

病例介绍

患儿，男，11岁。以“乏力、消瘦半年加重1个月，咳喘、少尿1周”为主诉入院。患儿半年前无明显诱因出现恶心、呕吐，乏力，消瘦，面色苍白，多次就诊当地诊所诊断为“胃肠炎”，给予口服药物治疗（具体不详）无好转。1个月前上述症状加重，1周前患儿出现咳嗽伴喘息，夜间加重，无发热，无咯痰，尿量明显减少，每日约200ml。于当地医院就诊，胸部X线检查示双肺有团片影，诊断为“急性肺炎”，静点头孢类抗生素、抗病毒药物5天，

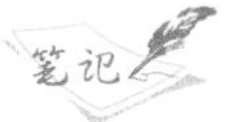

病情无好转，同时颜面部出现水肿，化验肝肾功能异常，遂转至我院。病后精神不振，食欲差，睡眠不实，无腹泻。

体格检查： T 36℃，P 100 次/分，R 37 次/分，BP 127/84mmHg。神志清楚，精神萎靡，呼吸急促，呈深大呼吸、端坐呼吸。面色苍白，双下肢可见瘀斑，双侧颈部及腋下未触及肿大淋巴结，结膜苍白，双瞳孔等大正圆，光反应灵敏，双眼睑水肿，鼻扇（－），口唇无发绀，咽无充血，双侧扁桃体不大，颈软，三凹征（＋）。双肺叩诊清音，听诊双肺呼吸音粗，未闻及干、湿啰音。心音有力，律齐，各瓣膜听诊区未闻及杂音。腹平软，全腹无压痛，肝肋下约 5cm，有触痛，脾肋下未触及，移动性浊音叩不清。四肢末梢凉、发绀，毛细血管充盈时间 >3s。胫前指压痕（＋）。神经系统四肢肌力、肌张力正常，双膝腱反射正常，双巴氏征阴性。

辅助检查： 血常规：白细胞 13.52×10^9/L，中性粒细胞 9.82×10^9/L，淋巴细胞 2.65×10^9/L，血红蛋白 51g/L，血小板计数 262×10^9/L，红细胞计数 1.78×10^{12}/L，平均红细胞体积 86.5fL，平均红细胞 Hb 含量 28.7pg，平均红细胞 Hb 浓度 331g/L，网织红细胞计数 79.6×10^9/L，网织红细胞比率 4.47%。贫血系列：铁蛋白 1044μg/L，维生素 B_{12} 1203pmol/L，叶酸 23.14nmol/L。促红细胞生成素 30.39mIU/ml。凝血四项：血浆凝血酶原时间 45.3s，PT 国际标准化比值 4.77，血浆活化部分凝血活酶时间 61s，血浆纤维蛋白原 4.04g/L。血清蛋白电泳：白蛋白 54.9%，α1 球蛋白 10.8%，α2 球蛋白 17.3%，β 球蛋白 8.7%，γ 球蛋白 8.2%。血清尿酸 922μmol/L。C－反应蛋白 40.1mg/L。降钙素原 3.81ng/ml。补体：C_3 0.4g/L，C_4 0.2g/L。抗链球菌溶血素 O 测定 163.9IU/ml。肝功：血清丙氨酸氨基转移酶 422U/L，血清天门冬氨酸氨基转移酶 1087U/L，血清白蛋白测定 24.9g/L，血清胆碱酯酶测定 3705U/L，

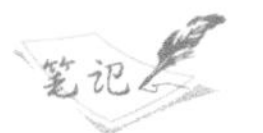

血清总胆红素 5.3μmol/L，血清总胆汁酸 4μmol/L。铜蓝蛋白测定 304mg/L。肾功能：尿素测定 79.6mmol/L，肌酐测定 1760μmol/L，肌酐清除率 4.42ml/min，肾小球滤过率 7.65ml/min/1.73m²。血离子：钠测定 133.3mmol/L，钾测定 4.85mmol/L，无机磷测定 4.04mmol/L，钙测定 1.01mmol/L，血清碳酸氢盐测定 10.4mmol，阴离子间隙测定 40.35。心肌酶：血清肌酸激酶测定 4573U/L，血清肌酸激酶同工酶 MB 27.7ng/ml，肌钙蛋白 0.271ng/ml，血清乳酸脱氢酶测定 2760U/L。B 型尿钠肽 > 5000pg/ml。血清 NT - ProBNP > 35000pg/ml。24h 尿蛋白定量：2.168g/24h（43mg/kg）。尿系列：蛋白质 +++，红细胞数 10 ~ 15/HP。尿微量蛋白（5 项）：尿液 β2 微球蛋白测定 11.6mg/L，尿 α1 微球蛋白测定 264mg/L，尿微量白蛋白测定 4020mg/L，尿转铁蛋白测定 200mg/L，尿液 IgG 测定 390mg/L。肾脏超声：右肾大小约：9.23cm × 4.59cm × 4.62cm；左肾大小约：9.17cm × 4.68cm × 4.28cm。心彩超提示：左室舒末容积 EDV：166ml，左室缩末容积 ESV：108ml，每搏量 SV：58ml，射血分数 EF：35%。肺 CT：双侧肺野模糊，透过度不均匀减低，双肺可见多发团片影，部分团块影内可见透光影，右侧胸腔可见少量液体密度影（图 18）。

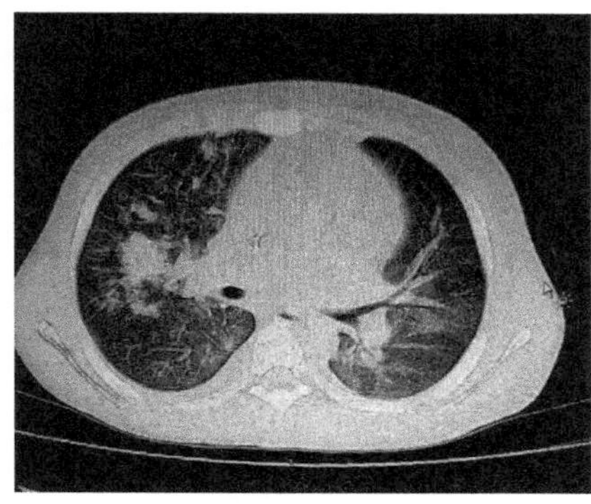

图 18 肺 CT

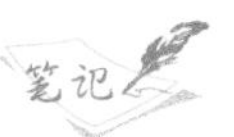

结合临床症状、体征及辅助检查诊断为“1. 慢性肾小球肾炎；2. 慢性肾功能不全（终末期）；3. 高 AG 代谢性酸中毒（重度）；4. 肾性贫血（重度）；5. 凝血障碍，继发纤溶亢进；6. 全心衰竭；7. 肝功能障碍；8. 离子紊乱（低钠、低钙、高磷血症）；9. 高尿酸血症；10. 低蛋白血症；11. 尿毒症肺炎可能性大”。

患儿入院后，先后进行纠酸，呋塞米利尿，输注冰冻血浆及凝血酶原复合物纠正凝血功能障碍，营养心肌等综合治疗；患儿于入院第 3 天开始行血液透析治疗（每周 3 次，共 15 次）；入院第 11 天行肾活检术；第 15 天肾活检病理回报（图 19 ~ 图 21）：肾小球均为肾小球性硬化，肾小管上皮空泡及颗粒变性，弥漫性萎缩 > 60%，肾间质多灶及片状炎症细胞浸润伴纤维化，小动脉管壁增厚，管腔狭窄，符合“慢性硬化性肾小球病”。第 16 天，咳嗽加重，听诊双肺呼吸音粗，未闻及干、湿啰音，心脏听诊可闻及奔马律，考虑心功能不全导致肺瘀血过多所致，加用西地兰强心治疗。第 26 天行动静脉内瘘手术，第 29 天复查 Cr、BUN 明显下降，建议患儿回当地医院继续行连续肾脏替代疗法（CRRT），并前往器官移植科登记，日后行肾移植术。

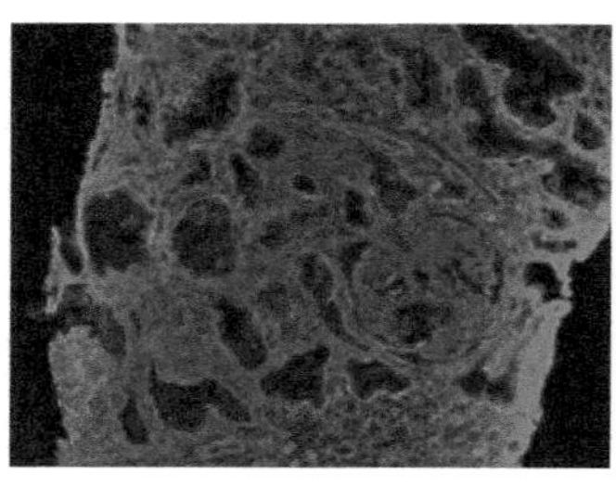
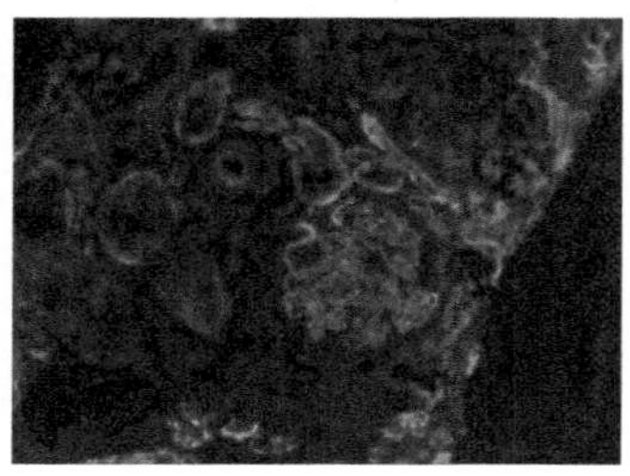

图 19　免疫荧光两项：诊断意见：a1 （+），a3 （+），a5 （+）

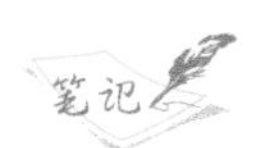

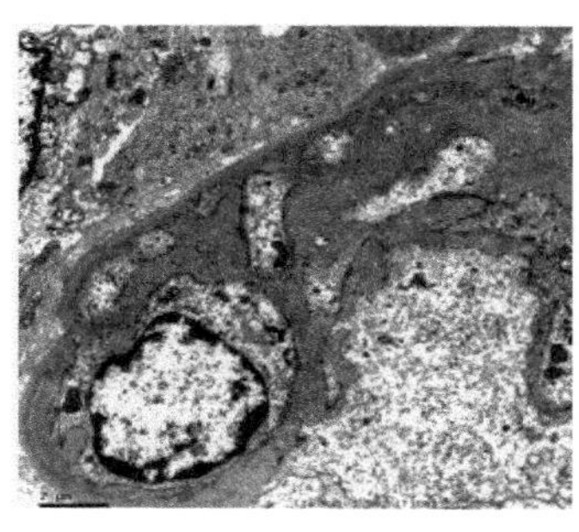
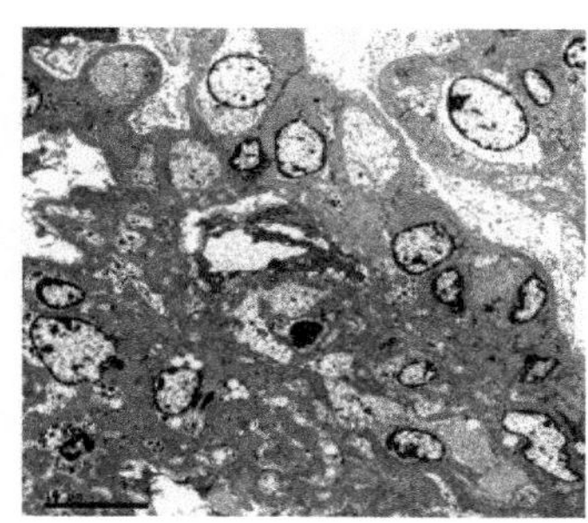

图 20　电镜结果：电镜标本经甲苯胺蓝染色，可见 4 个趋硬化的肾小球，选择其中 1 个肾小球超薄切片电镜下观察，肾小球毛细血管襻受压，管腔闭塞，肾小囊壁层增生、分层，壁层细胞无明显增生。肾小管 – 间质：可见肾小管萎缩，肾间质炎症细胞浸润伴胶原纤维组织增生。肾间质血管：个别管周毛细血管腔内见红细胞聚集

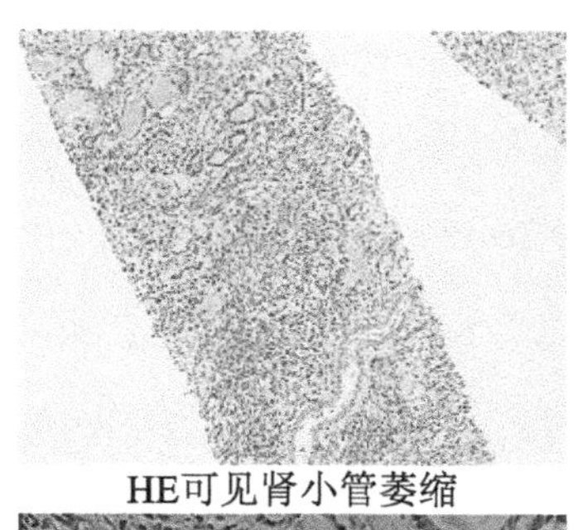

HE可见肾小管萎缩

PAS见硬化的肾小球

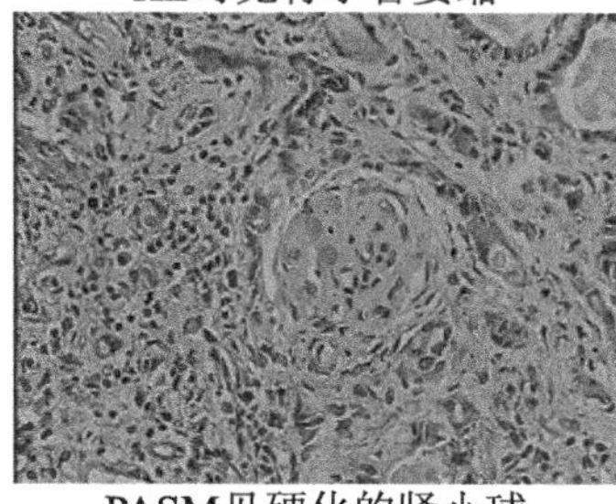

PASM见硬化的肾小球

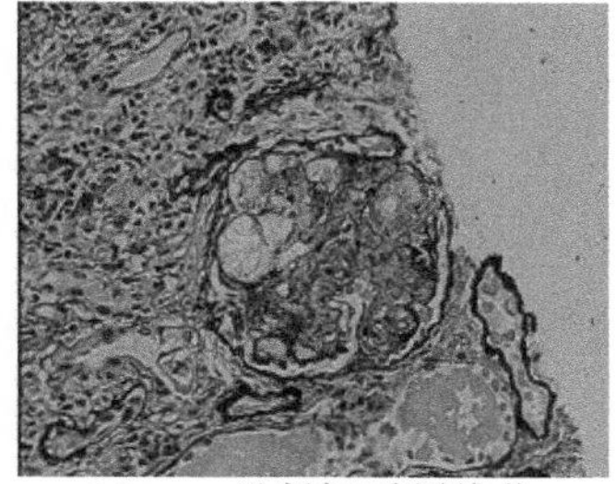

Masson见肾间质纤维化

图 21　常规肾脏病理检查

病例分析

本病例主要诊断为“1. 慢性肾小球肾炎；2. 慢性肾功能不全

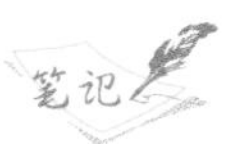

(终末期)”。慢性肾脏病的最新诊断标准如下：满足以下 1 个或 2 个条件，并且至少持续 3 个月以上即可诊断：1. GFR < 60mL/(min · $1.73m^2$)（CKD3a –5 期)；2. 满足以下肾脏疾病 1 个或以上：(1) 蛋白尿（尿蛋白排泄率 ≥30mg/24h；尿白蛋白肌酐比值 ≥30mg/g)；(2) 尿沉积物异常；(3) 由于肾小管疾病引起的电解质紊乱；(4) 肾脏疾病的组织学异常；(5) 肾超声显示的结构异常；(6) 肾脏移植病史。

本例患儿起病隐匿，出现肾脏病及肾功不全症状，虽仅有半年，实际上患儿肾脏损伤早已开始，病程远远不是半年时间。肾小球滤过率 7.65ml/(min · $1.73m^2$)，满足蛋白尿、电解质紊乱、肾脏疾病的组织学异常，符合慢性肾脏病诊断标准。慢性肾脏病根据肾小球滤过率分为 5 期：1 期 GFR 正常或升高 [GFR≥90ml/(min · $1.73m^2$)]；2 期 GFR 轻度降低 [GFR60 89ml/(min · $1.73m^2$)]；3a 期 GFR 轻到中度降低 [GFR45 59ml/(min · $1.73m^2$)]，3b 期 GFR 中到重度降低 [GFR30 44ml/(min · $1.73m^2$)]；4 期 GFR 重度降低 [GFR15 29ml/(min · $1.73m^2$)]；5 期 ESRD（终末期）[GFR < 15ml/(min · $1.73m^2$) 或透析]。本例患儿 GFR 7.65ml/(min · $1.73m^2$) 属于第 5 期，即慢性肾功能不全（终末期)。

慢性肾功能衰竭（CRF)(CKD4 –5 期）是由多种肾脏疾病引起的慢性持久性肾功能减退，具有不可逆性和进行性，预后差。由于肾单位受到破坏而减少，致使肾脏排泄调节功能和内分泌代谢功能严重受损造成水与电解质、酸碱平衡紊乱而出现一系列症状、体征和并发症。无论哪种病因引起的 CRF，最终都将进展为 ESRD。发展至 ESRD 需要依靠长期透析或肾移植来维持生命。CRF 为儿科的一种危重症，治疗难度大，患儿死亡率高，给患儿家庭带来沉重负担。研究显示，造成小儿 CRF 的主要病因为遗传性肾病和先天

笔记

性肾病，占总病因的46.6%～79.5%，我国以继发性肾病为主。

肾小球硬化（GS）是肾病发展为终末肾的重要病理基础，是大多数免疫和非免疫性肾脏疾病的共同病理特征，是多种肾脏疾病进行性肾功能丧失的最后通路。GS是多种生物活性物质、多种细胞成分参与的复杂过程，肾脏局部和机体系统的环境都可以影响其发生发展。从形态学来看，GS表现为肾小球细胞的丧失和细胞外基质（ECM）的积聚。机械因素（如肾小球高压、高滤过）、代谢因素（如糖尿病、高脂血症），以及多种调节分子（如细胞因子、生长因子）等与GS的启动及进展密切相关。当GS已经启动，若不给予适当的治疗，那么即使在起始致病因素去除后，进行性硬化仍会发生，说明继发性机制在后续肾小球损伤中起重要的作用，肾小球硬化为慢性病变，治疗效果有限，因此临床医生应提高对慢性肾衰早期表现的认识，加强对肾小球疾病患儿、先天性泌尿道畸形病儿术后的随访，对生长发育落后，长期乏力，恶心、呕吐，贫血或高血压原因不明的患儿，应详细询问病史，行必要的相关肾脏检查，有望使病情逆转，或保留残存的肾单位存活多年，提高慢性肾衰患儿的生存质量。对已有肾脏疾病的患儿或可能引起肾脏损伤的患儿需进行及时有效地治疗，防止CRF的发生。对于已经有肾脏病或者有可能引起肾脏病的高危患者，一定要随访，包括随机尿蛋白/尿肌酐比值或24h尿蛋白定量、肌酐清除率评价肾功能及血红蛋白变化。

透析是治疗终末期肾病并清除体内毒素积聚的首选方法，儿童血液透析（hemodialysis，HD）是血液净化的主要方式。HD的适应证如下：1. 急性肾功能衰竭：（1）血尿素氮 >28.56mmol/L，血肌酐 >530.4μmol/L；（2）血钾 >6.5mmol/L；（3）有明显尿毒症症状；（4）有严重水钠潴留，心力衰竭，肺水肿，脑水肿；（5）严

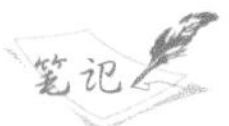

重代谢性酸中毒，不能用补碱纠正者。2. 慢性肾功能衰竭。3. 配合肾移植，等待肾移植的患者，常需血透来维持一般状态及生命。另外，当肾移植出现急、慢性排异或失败时，仍需血透维持生命，等待再次肾移植的机会。满足以上条件中的任何一项均应进行血液透析治疗。

本例患儿满足上述条件中的第 1 项，即 Urea 79.6mmol/L > 28.56mmol/L，Cr 1760μmol/L > 530.4μmol/L；有明显的尿毒症症状：乏力、消瘦、尿量减少、颜面和下肢水肿、贫血；并有心力衰竭、肺水肿、严重代谢性酸中毒，所以血液透析应为此患儿目前的首选治疗方式。针对儿童慢性肾衰治疗的最佳选择是肾移植。但在肾移植前，常需要透析作为过渡。血管通路是维持性血液透析的关键环节，国外多个权威组织所制定的指南如国际透析基金会 NKF-KDOQI 指南、欧洲儿科透析工作组的儿科透析实用指南、Europen Best Practice Guidelines、UK Renal Association Guidelines 等均明确指出：维持性血液透析患儿血管通路首选“自体动静脉内瘘”。与其他血管通路相比较，动静脉内瘘并发症发生率是最低的，本例患儿也选择做了自体动静脉内瘘术。

在本病例中，患儿于当地医院就诊时，因“咳嗽、喘息伴少尿”诊断为“急性肺炎”，通过回顾起病经过及诊疗情况我们考虑是尿毒症并发的尿毒症肺，又名尿毒症肺水肿、尿毒症肺炎。其发病机制较为复杂，主要是由于尿毒症毒素引起肺毛细血管渗透压升高，肺微循环通透性增加，使富含蛋白质的液体外渗至肺泡和间质引起肺损伤，这种病理改变，最终导致肺功能下降。现已明确尿毒症肺是尿毒症时因毒素等因素引起的肺部非感染性炎症，肺水肿为其主要病理特征。尿毒症肺的早期临床症状易被全身症状所掩盖，随着病情进展，呼吸道症状逐渐加重但缺乏特异性。患儿出现呼吸

笔记

系统症状的同时，伴随少尿，且恶心、纳差，面色苍白，乏力症状已半年，BUN、Scr 中等以上增高，肺 CT 提示多发团影，经过透析治疗后呼吸系统症状及肺 CT 明显好转，不除外尿毒症肺。本例患儿出现咳喘、平卧困难不能除外心源性因素。心脏超声检查 EF 为 35% 明显减低，血 BNP 和 NT - ProBNP 化验检测值显著升高，均提示患儿存在充血性心力衰竭。心力衰竭时肺瘀血状态可引发肺水肿，进而产生呼吸系统症状，此时如进行血液透析，减轻水钠潴留，可使症状改善。

病例点评

1. 此例患儿来诊时已处于肾病终末期，肾功衰竭及其并发症的表现显著。患儿出现症状后外院未进行及时、全面检查，以致诊断延误，失去了最佳治疗时机，临床医生应从中吸收经验教训。2. 对于隐袭起病的恶心、纳差、消瘦、乏力患者应高度警惕慢性肾脏病的可能，检查尿常规、肝肾功能、血离子等即可明确诊断。3. 导致慢性肾功能不全的病因很多，在条件允许的情况下，应尽早行肾组织活检。本例肾脏病理为“慢性硬化性肾小球病”，在儿科学较少见，其为 CRF 乃至终末肾的重要病理基础。4. 对于终末期肾脏病患儿应采取血液净化为主的综合治疗，包括同时纠正贫血、电解质紊乱、高血压，等等。5. 当慢性肾脏病患儿出现呼吸系统改变时，应全面分析病情，做好完整的诊断及鉴别诊断，注意非感染性因素所致的“尿毒症肺”或心力衰竭并发的肺水肿，避免滥用抗生素。

（姜　红）

笔记

参考文献

1. 梁颖，孙宁，王辉，等．终末期慢性肾脏病儿童血液透析用动静脉内瘘回顾性研究．中国血液净化，2015，14（1）：33－36.
2. Webster A C，Nagler E V，Morton R L，et al. Chronic Kidney Disease. Lancet，2017，389（10075）：1238－1252.
3. KuźNiewski M，Fedak D，Dumnicka P，et al. Osteoprotegerin and osteoprotegerin/TRAIL ratio are associated with cardiovascular dysfunction and mortality among patients with renal failure. Advances in Medical Sciences，2016，61（2）：269－275.

015 紫癜性肾炎一例

病例介绍

患儿，男，7 岁 3 个月。以“确诊过敏性紫癜 4 个月，发现蛋白尿 3 个月”为主诉入院。患儿 4 个月前因“皮疹、腹痛”就诊于当地医院，诊断为“过敏性紫癜”。给予维生素 C、复方甘草酸苷等药物治疗后好转。院外定期检测尿常规，近 3 个月多次查尿常规蛋白 ++ ~ +++。经一般治疗，效果欠佳，仍有明显蛋白尿，为求进一步治疗入住我科。患儿近来无发热及咳喘，无关节痛及水肿，无腹痛、恶心、呕吐、腹泻，无口腔溃疡、脱发，饮食、睡眠可，尿量正常，未见肉眼血尿。个人史：G1P1，营养、发育良好，智力正常，按时预防接种。家族史：其父母否认支气管哮喘、荨麻疹等过敏性疾病及风湿性疾病史。

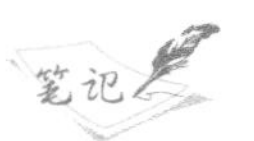

体格检查：血压 105/62mmHg，神志清楚，呼吸平稳。周身未

见皮疹及出血点，双瞳孔等大正圆，光反应灵敏，鼻扇（－），口唇无发绀，咽无充血。无颈强，三凹征（－）。双肺呼吸音清，未闻及干、湿啰音，心音有力，律齐，各瓣膜听诊区未闻及杂音。腹平软，全腹无压痛，无肌紧张及反跳痛，肝脾肋下未触及。四肢末梢温暖，毛细血管再充盈时间 <3 秒，双眼睑及双下肢无水肿，四肢肌力、肌张力正常。双膝腱反射正常，双巴氏征阴性。

辅助检查：尿系列：蛋白质 ++，红细胞数 60～70/HP，异常形态红细胞 80%；24 小时尿蛋白定量 0.247g/24h。血常规、便常规、肝肾功能、CTDII、CTDIII、补体、风湿三项、凝血四项、ANCA1、ANCA2、免疫球蛋白等未见异常。双肾彩超未见异常。初步诊断：紫癜性肾炎（血尿和蛋白尿型）。入院第 2 天完善肾活检，结果回报显示：27 个肾小球，系膜细胞及系膜基质轻－中度增生，多见节段性管内增生，可见球囊黏连，4 个细胞纤维性小新月体形成，可见肾小管上皮细胞颗粒及空泡变性，管腔内可见蛋白管型，肾间质略水肿，未见明显纤维化，未见明显炎性细胞浸润。免疫荧光：IgA（+++），C_3（+－），IgG（+），团块沉积于系膜区，IgM（++），Fib（++），C1q（－）。病理学诊断：以 IgA 沉积为主的系膜增生性肾小球肾炎，结合临床表现，符合紫癜性肾炎 IIIb 型（参照 IgA 肾病，符合牛津分型 M1E1S1T0）。补充诊断：紫癜性肾炎（血尿和蛋白尿型，病理诊断：紫癜性肾炎 IIIb 型）。给予甲强龙、环磷酰胺冲击治疗，以及福辛普利、罗盖全、碳酸钙 D3 等口服治疗，同时监测患儿血糖、血压、尿色及尿量等。患儿住院期间双冲击治疗过程顺利，出院后嘱口服强的松（15mg/次，日 3 次口服）、罗盖全、碳酸钙 D3 片，定期复查及行环磷酰胺冲击，每 2 周冲击 2 天，10mg/(kg·d)。其间复查尿系列及 24 小时尿蛋白定量，未恢复至正常，至患儿第 6 次环磷酰胺冲击治疗后，尿蛋白

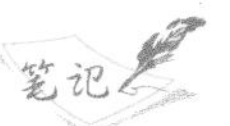

仍 + ~ ++，遂加用霉酚酸酯治疗，环磷酰胺 1 个月冲击 2 天，至 8 次结束疗程，环磷酰胺累积量达到 145mg/kg，服用霉酚酸酯 2 个月后，复查尿系列：红细胞数 0 ~ 4/HP。24 小时尿蛋白定量：0.098g/24h。嘱患儿继续口服霉酚酸酯、强的松、童康片、维生素 D、福辛普利及碳酸钙 D3 治疗，定期复查尿系列、尿微量蛋白、24 小时尿蛋白定量，及时调整治疗方案及剂量，在此过程中，强的松逐渐减量［按照 1.5mg/(kg·d) 给予口服治疗，1 月减量 1 次，每次减量 5mg，剂量分别为 45mg，40mg，35mg，30mg，15mg，10mg，每日顿服；最后维持量为 7.5mg，每日顿服］。

病例分析

紫癜性肾炎（HSPN）是过敏性紫癜的常见并发症，也是儿科最常见的继发性肾小球疾病，主要发患者群是以 3 ~ 12 岁的儿童为主，本例发病年龄 7 岁，符合此病多发的年龄，由于诊断标准不统一，观察随访时间有差异，因而过敏性紫癜患者中发生肾损伤的报告率差异较大，文献报道为 10% ~ 100%。HSPN 多发生于皮疹后的 2 个月之内，本例是发生皮疹后的 1 个月出现尿异常，与文献报告相符。近期文献报告 HSPN 的临床分型如下：1. 孤立性血尿型；2. 孤立性蛋白尿型；3. 血尿和蛋白尿型；4. 急性肾炎型；5. 肾病综合征型；6. 急进型肾炎型；7. 慢性肾炎型。肾活检病理检查是判断肾脏损伤程度的金标准。肾小球病理分级为：Ⅰ级：肾小球轻微损伤；Ⅱ级：单纯系膜增生，分为：a. 局灶节段；b. 弥漫性；Ⅲ级：系膜增生，伴 50% 肾小球新月体形成和（或）节段性改变（硬化、黏连、血栓、坏死），其系膜增生可为：a. 局灶节段；b. 弥漫性；Ⅳ级：病变同Ⅲ级，50% ~ 75% 的肾小球伴有上述病

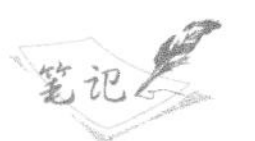

变，分为：a. 局灶节段；b. 弥漫性；Ⅴ级：病变同Ⅲ级，>75%的肾小球伴有上述病变，分为：a. 局灶节段；b. 弥漫性；Ⅵ级：膜增生性肾小球肾炎。

该病例最终诊断为：紫癜性肾炎（血尿和蛋白尿型，病理诊断：紫癜性肾炎 IIIb 型）。根据指南，该患儿病理损伤较重，给予患儿糖皮质激素联合环磷酰胺冲击治疗，甲强龙按照 580mg/d，相当于 17.5mg/(kg·d) 给予静脉滴注，每天冲击 1 次，3 天为一疗程，同时应用环磷酰胺，按 0.3g/次，相当于 9mg/(kg·d) 给予静脉滴注，连续用 2 天，前 6 次间隔 2 周，后 2 次间隔 1 个月，共 8 个疗程，环磷酰胺累积量 <150mg/kg，同时口服福辛普利降低蛋白尿，延缓肾脏纤维化的进展。甲强龙冲击治疗 1 个疗程后改为口服强的松续贯治疗，续贯治疗的好处是可减少环磷酰胺的不良反应，减轻肾脏损伤，按照 1.5mg/(kg·d)，日 3 次口服，4 周后渐减量。该患儿治疗过程中，激素每 4 周减量 1 次，均为每日顿服。但是治疗 15 周后环磷酰胺使用近 4 个月，患儿连续 3 天尿蛋白 +++，排除了感染、过劳、过敏等因素，考虑患儿紫癜性肾炎复发，现有治疗方案尚无法控制其病情，遂加用免疫抑制剂（骁悉），20mg/(kg·d)，分 3 次口服。治疗 2 周后复查尿蛋白转阴，后来按此方案维持治疗共 9 个月，复查尿系列，尿蛋白阴性，未见复发。

结合文献及该病例，在紫癜性肾炎诊治过程中应注意以下几点：1. 该患儿治疗 5 个月后尿蛋白转阴，后来维持治疗共 9 个月，过程中定期复查尿系列，尿蛋白阴性，未见复发。2. 肾活检病理检查是判断肾脏损伤程度的金标准。对于无禁忌征的患儿，尤其是以蛋白尿为首发或主要表现的患儿，应尽可能早期行肾活检，根据病理分级选择治疗方案。3. 对于临床症状及病理损伤均较重的患儿，

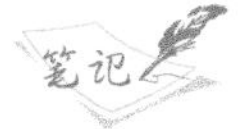

目前多倾向于采用激素联合免疫抑制剂治疗，其中糖皮质激素联合环磷酰胺的疗效最为肯定，若临床症状较重，病理呈弥漫性病变或伴有新月体形成者，可选用甲泼尼龙冲击治疗。此方法适用于本例患者。4. 环磷酰胺属于细胞毒性药物，在治疗儿童重症肾病综合征的传统一线药物中环磷酰胺占有重要位置。新型免疫抑制剂霉酚酸酯为新型免疫抑制剂，治疗自身免疫性疾病，如红斑狼疮肾炎、血管炎、坏死性肾小球肾炎、皮质激素抗肾小球肾炎、IgA 肾病等疾病中取得了较好的效果。5. MMF 通过抑制免疫反应及其介导的炎症反应，减轻肾间质纤维化的发生，在紫癜性肾炎治疗中发挥重要作用，紫癜性肾炎患儿一般可获得缓解，可考虑在病情缓解后给予减量。6. ACEI 和 ARB 类药物可以减少尿蛋白，起到保护肾脏的作用，其作用机制为阻断血管紧张素Ⅱ（ATⅡ）的作用。对于有蛋白尿的患儿，无论是否合并高血压，都建议可以使用。7. 紫癜性肾炎虽有一定的自限性，但仍有部分患儿病程迁延，甚至进展为慢性肾功能不全。不同随访中心数据不一致，有随访研究显示，在肾病水平性蛋白尿的 HSN 患儿中，约 20% 最终发展为慢性肾功能不全，因此现认为对于紫癜性肾炎患儿应延长随访时间，尤其是对于起病年龄晚、临床表现为肾病水平蛋白尿或肾组织病理损伤严重的患儿应随访至成年期。8. 一些患儿在治疗后，仍会出现肾功能不全导致肾衰竭的情况，因此需要给予足够的重视。

病例点评

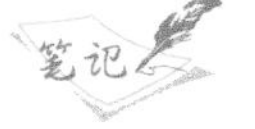

过敏性紫癜是儿科临床的常见病，其肾损伤是影响预后的重要

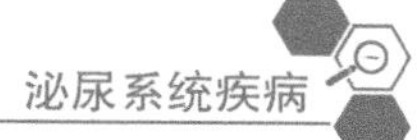

因素，故对于过敏性紫癜患儿，尤其是尿蛋白较多者，应尽早行肾脏病理检查，根据临床病理改变制订更为合理的个体化治疗方案，以期达到理想的治疗效果。在糖皮质激素及免疫抑制剂治疗过程中，要严格掌握剂量及方法，鉴别有无不良反应；同时兼顾综合治疗及过敏源的回避，应定期复查及随访，及时发现影响预后的危险因素，采取适当的干预措施，避免或延缓肾功能不全的发生和发展，提高患儿的生存质量。

（姜　红　刘　唱）

参考文献

1. 中华医学会儿科学分会肾脏病学组．儿童常见肾脏疾病诊治循证指南（2016）：紫癜性肾炎的诊治循证指南．中华儿科杂志，2017，55（9）：647－651.

2. Szemenyei C，Hahn D. Prevention of nephritis in Henoch－Schönlein purpura. J paediatr Child Health，2015，51（2）：236－239.

3. Davin J C，Coppo R. Henoch－Schönlein purpura nephritis in children. Nat Rev Nephrol，2014，10（10）563－573.

4. Ye Q，Shao W X，Xu X J，Yang Y Z. The clinical application value of cytokines in treating infectious diseases. PloS one. 2014；9（6）：e98745.

5. Ye Q，Shao W X，Shang S Q，et al. Epidemiological characteristics and immune status of children with Respiratory Syncytial Virus. Journal of Medical Virology，2015，87（2）：323－329.

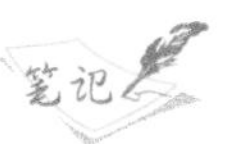

016 胡桃夹综合征一例

病例介绍

患儿，男，9岁。以“发现镜下血尿1年余”为主诉入院。患儿1年余前因发热就诊于当地医院，化验尿常规发现镜下血尿，怀疑与扁桃体肿大相关，未予治疗。为求进一步诊疗入院，患儿病来无水肿，血压正常，无尿频、尿急、尿痛，无恶心、呕吐，无腹痛、腹泻，精神状态可，饮食、睡眠可，尿色尿量正常，大便正常。既往否认肝炎、过敏性紫癜、肾脏疾病史，父母无血尿病史。

体格检查：体温：36.5℃，心率：86次/分，呼吸：21次/分，血压：115/75mmHg，一般状可，体型瘦高，全身未见皮疹及出血点，咽无充血，双侧扁桃体无肿大，未见脓点。心肺听诊正常。腹平软，全腹无压痛，肝脾肋下未触及，肾区无叩痛，四肢末梢温暖，双下肢无水肿。

辅助检查：血常规：WBC 7.91×10^9/L，NE 4.07×10^9/L，LY 3.04×10^9/L，RBC 4.26×10^{12}/L，Hb 122g/L，PLT 330×10^9/L。肝功：ALT 8U/L，AST 21U/L，GGT 9U/L，ALB 41.1g/L，TBIL 2.9μmol/L。肾功：Urea 5.90mmol/L，Cr 38μmol/L，Cys－C 0.79mg/L。血离子：K^+ 4.49mmol/L，Na^+ 139.8mmol/L，Cl^- 106.2mmol/L，Ca^{2+} 2.46mmol/L。血脂：TG 0.82mmol/L，TC 3.90mmol/L，LDL－C 2.10mmol/L，HDL－C 1.48mmol/L。凝血功能、风湿三项、补体、CTDII、ANCA、抗心磷脂抗体、铜蓝蛋白、乙肝指标及抗肾小球基

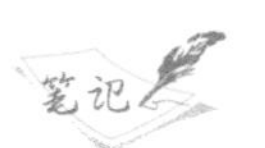

底膜抗体测定检查正常，尿系列示红细胞数 1/4/HP，正常形态红细胞 70%，蛋白阴性，尿中钙排泄量比（Ca/Cr < 0.20），双肾、输尿管、膀胱超声未见异常，胡桃夹超声描述腹主动脉左侧（a段）内径 0.57cm，腹主动脉与肠系膜上动脉夹角处（b段）内径 0.13cm，a/b≈4.3，提示符合“胡桃夹”样超声改变。

结合病史及辅助检查，该患儿诊断：胡桃夹综合征。考虑患儿仅表现镜下血尿，暂给予患儿保守治疗，长期随访，嘱患儿避免过度运动及劳累，预防感染。

病例分析

胡桃夹综合征（nutcracker syndrome，NCS），又称左肾静脉压迫综合征（left renal vein entrapment syndrome），是由于左肾静脉（left renal vein，LRV）穿行于腹主动脉（abdominal artery，AA）与肠系膜上动脉（superior mesenteric artery，SMA）之间或 AA 与脊柱之间受压导致回流受阻引起左肾及其相关静脉属支内压增高而产生血尿、直立性蛋白尿、腰肋腹部疼痛、生殖静脉曲张等一系列临床表现的综合征。如果仅发现左肾静脉受压迫，而无其他相关的临床症状，则称为胡桃夹现象（nutcracker phenomenon，NCP）。好发于儿童及青少年，体型瘦高者多见，以男性居多，其中男性还常表现为左精索静脉曲张，女性可表现为盆腔瘀血综合征。目前国际上尚无统一的诊断标准，临床上诊断胡桃夹综合征一般行排除性诊断，即根据临床症状及辅助检查证明有“胡桃夹”的存在，然后排除肿瘤、结石、泌尿系统感染和肾小球相关疾病等，目前较为公认的诊断标准为：（1）尿分析示非肾小球源性血尿；（2）膀胱镜检查为左侧输尿管喷血；（3）腹部 B 超、CT 和 MR 表现为左肾静脉受压、

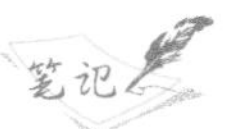

扩张；(4) 下腔静脉和左肾静脉测压证实左肾回流障碍，左肾静脉压与下腔静脉压力差 >4mmHg；(5) 尿中钙排泄量比值正常（Ca/Cr <0.20)；(6) 肾活检正常或轻微病变；(7) 排除其他可能引起血尿的病因，如肿瘤、结石结核、凝血功能异常、中毒和肾小球疾病等。其中 (1)(2)(3)(4) 为证实"胡桃夹"的存在，(5)(6)(7) 为排除其他引起血尿的疾病。

结合本病例，通过尿分析示非肾小球源性血尿，并且超声提示符合"胡桃夹"改变，也排除因凝血功能、高钙尿症、肾小球等相关疾病造成的血尿，故诊断为"胡桃夹综合征"。对证实"胡桃夹"的存在，血管造影为诊断 NCS 的金标准，但随着医疗技术的发展，越来越多的无创医学影像手段可作为替代，其中超声检查作为首选，尤其断层超声显像，不仅没有辐射，而且操作方便，无创、安全，价格低廉。本病例经超声提示该诊断。

一般情况下，胡桃夹综合征的病程以良性过程多见，因此仅表现为血尿、直立性蛋白尿而不伴贫血、腰肋腹痛等症状的胡桃夹综合征的患者，可先保守治疗，并严密随访。随着患者年龄的增长，侧支循环逐步的建立，AA 和 SMA 夹角处的结缔和脂肪组织逐渐增加可以使部分患者的左肾静脉压迫程度得到缓解，所以血尿、蛋白尿等症状也得到改善或者消失。但存在某些诱因，如剧烈运动、呼吸道感染等因素下可诱发或使血尿反复发作，因此应叮嘱患者避免过度疲劳及预防感染等。如果患儿出现严重的临床症状，可行手术治疗，包括介入手术治疗及传统手术治疗，胡桃夹综合征的手术适应证包括：(1) 经随访观察，时间超过 2 年或经内科对症治疗后，症状无缓解或加重；(2) 出现并发症，如腰背酸痛、头晕、乏力、贫血等，且并发症之间相互影响或恶化；(3) 出现肾功能损伤者。随着科技的发展，介入手术治疗将取代传统手术成为首选。本例患

笔记

儿目前除血尿外无其他伴随症状，未达到手术指证，暂给予患儿行保守治疗，院外嘱托患儿避免过度劳累及运动，预防感染，定期回院复查。

病例点评

①血尿是常见的泌尿系统症状，病因复杂，对非肾小球性血尿，在排除其他病因如肿瘤、炎症、结石、高尿钙和肾实质损伤外，应考虑到胡桃夹综合征的可能性。该患者经超声检查提示符合“胡桃夹”样超声改变，同时排除其他引起血尿的疾病，可诊断为“胡桃夹综合征”。②近年来临床观察表明：NCS 患儿血尿可表现为非肾小球性血尿，但也有相当一部分表现为肾小球血尿，因此肾小球性血尿不能除外 NCS。至于产生肾小球性血尿的机制尚不完全清楚，是否合并肾损伤有待于其他检查，过去住院患儿有一部分做了肾活检病理检查。③也有些血尿患者既有肾脏原发疾患，同时又有胡桃夹现象，因此对血尿患者应进行常规的左肾静脉检查，并注意有无隐匿性肾炎、泌尿系统结石、感染、肿瘤等肾脏疾患。④对于诊断，肾血管造影或磁共振血管成像可较明确显示肾静脉受压，但前者为有创性检查，后者费用昂贵，而超声则以其简便快捷、无创、准确率高，已成为临床首选的检查方法。⑤本症预后好，一般无须特殊治疗，只需随诊观察，反复、严重、持续性血尿，或引起贫血、肾功能损伤、静脉血栓形成、输尿管内凝血的患者，应予手术治疗。

（安　东）

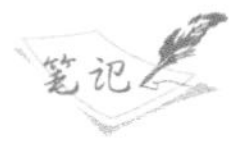

参考文献

1. Venkatachalam S, Bumpus K, Kapadia S R, et al. The Nutcracker Syndrome. Annals of Vascular Surgery, 2011, 25 (8): 1154 – 1164.

2. 刘庆华，彭晓卫，李先文，等. 彩色多普勒超声对儿童胡桃夹综合征的诊断价值. 实用临床医学，2014，15（10）：89 – 91.

3. 管娜. 胡桃夹综合征诊断治疗进展—基于英国胡桃夹综合征指南. 中华实用儿科临床杂志，2017，32（23）：1773 – 1776.

017 显微镜下多血管炎一例

病例介绍

患儿女，14 岁。因“贫血 6 个月，咯血 1 周”为主诉入院。患儿平素健康，无明显偏食，来月经 2 年，血量不多。6 个月前无诱因出现头晕无力，面色逐渐苍白，于当地市级医院就诊，经多方面检查（包括骨髓象分析），除外了溶血性贫血和系统性红斑狼疮（SLE），诊断为缺铁性贫血，给予铁剂及维生素 C 治疗 6 个月。贫血时轻时重，其间曾去天津血研所，仍诊为缺铁性贫血。近 1 周感冒后出现咳嗽，咳痰带少量血，头晕、疲乏无力，面色苍白加重，当地医院按肺炎治疗不见好转且出现肉眼血尿、蛋白尿而来我院。病后食欲下降，无发热、皮疹、水肿及关节肿痛，尿量不少，每日 1500 ~ 2000ml，大便正常。

体格检查： T 36.5℃、P 108 次/分、R 22 次/分、BP 115/75mmHg。体重 42kg，身高 152cm，重度贫血貌，巩膜黄染（ – ），周身无明

显水肿、皮疹及出血点。心肺未闻及异常。腹平软，肝脾肋下未触及。神经系统检查未发现异常。

辅助检查：血常规：WBC 5.49 × 10^9/L，RBC 1.83 × 10^{12}/L，Hb 48g/L，PLT 433 × 10^9/L，RC6.14 × 10^{12}/L。血清铁 3.1μmol/L（6.6 ~ 26.0μmol/L），血清铁蛋白 252.6ng/ml（13 ~ 150ng/ml），叶酸、维生素 B_{12} 正常。尿常规：RBC1/4/HP，畸形 65%，尿蛋白 +++，尿蛋白定量 3.528g/24h。便隐血（ – ）。血沉 90mm/h，血清白蛋白 27.6mmol/L，血胆固醇 4.29mmol/L，血尿素 9.92mmol/L，血肌酐 106μmol/L，心肌酶、血离子正常，凝血三项正常，FDP、D – D 正常。病毒抗体系列及 MP – Ab（ – ），乙肝病毒标识物及丙肝抗体均（ – ）。抗核抗体（ANA）(+)，抗双链 DNA 抗体（dsDNA）(–)，补体 C_3、C_4，免疫球蛋白 IgG、IgM、IgA，C – 反应蛋白（CRP）均正常，类风湿因子（RF）(–)。抗心磷脂抗体（ACL）(–)，抗肾小球基底膜抗体（AGBM）(–)，抗中性粒细胞胞浆抗体（ANCA）：抗核周型（pANCA）(+)、胞浆型（cANCA）(–)。促红细胞生成素（EPO）64.00miu/ml（3.70 ~ 29.50miu/ml）。骨髓象：提示增生性贫血（缺铁性贫血可能性大）(图 22)。肺 CT：双侧肺野透过度减低，可见散在模糊斑片影，各级支气管通畅，诊断：肺内炎症可能性大（图 23）。肝、胆、脾、胰、双肾彩超未见异常。听力及眼科检查未见异常。肾活检：光镜检查：16 个肾小球中有 9 个肾小球见纤维素性大新月体形成（新月体形成 > 50），肾小球毛细血管襻坏死。系膜细胞及系膜基质轻 ~ 中度增生，肾小管上皮细胞颗粒、空泡变性。肾小管片状萎缩，管腔狭窄、扩张。肾小管管腔内可见蛋白、颗粒管型。肾间质水肿，多灶性中度纤维化，散在炎性细胞浸润（图 24）。免疫荧光检查示：IgA、IgG、IgM 及补体 C_3、C_4、Clq 均阴性（为寡免疫复合物新月体肾炎），Fib

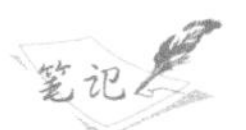

（++）。电镜检查：肾小球内未见电子致密物沉积。病理诊断为Ⅲ型新月体肾炎（图25）。

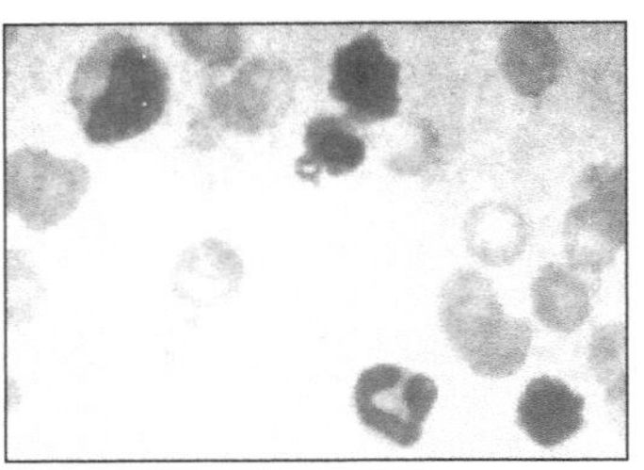
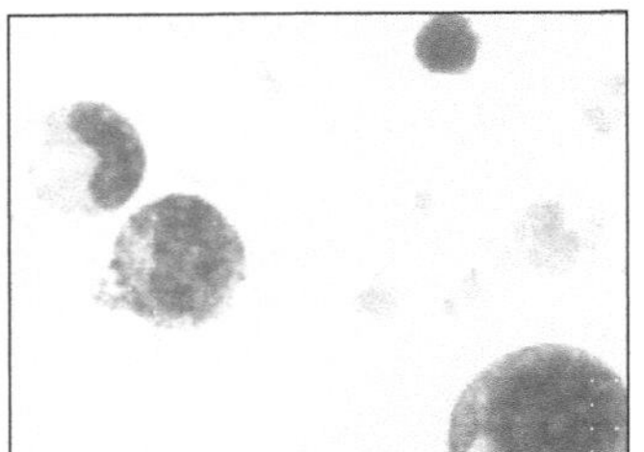

图22　骨髓象

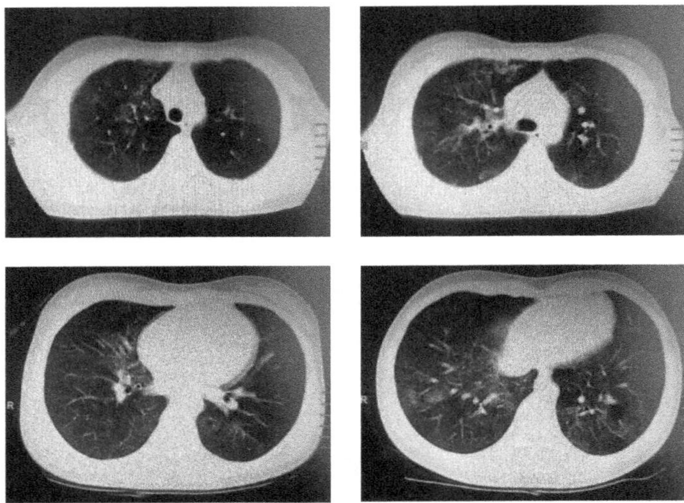

图23　肺 CT

诊治经过：患者入院后，根据其主要表现为贫血、咯血和肾损伤，首先考虑是否为肺出血－肾炎综合征（Goodpasture's syndrome，亦称抗基底膜性肾小球肾炎），放射线科会诊肺 CT，结论是肺泡内出血。遂完善 ACL、AGBM、ANCA 检测，结果 ACL 和 AGBM 均（－），pANCA（＋）、cANCA（－）。结合临床表现、实验室检查及肾活检结果（寡免疫复合物新月体肾炎），除外了 SLE、抗磷脂综合征和肺出血－肾炎综合征，考虑为 ANCA 相关性血管炎中的显

笔记

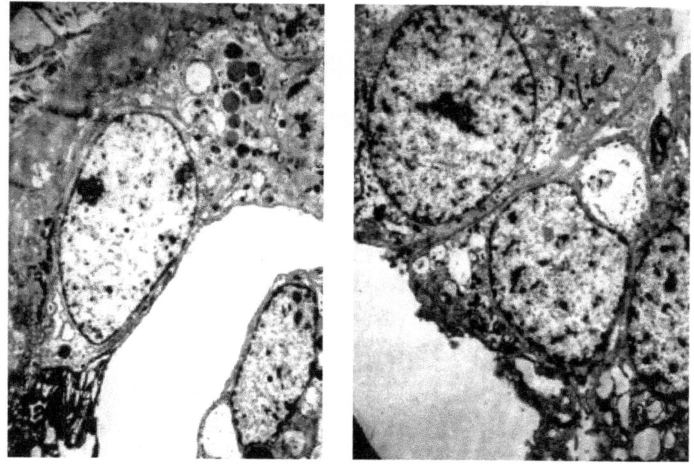

图 24　肾活检光镜

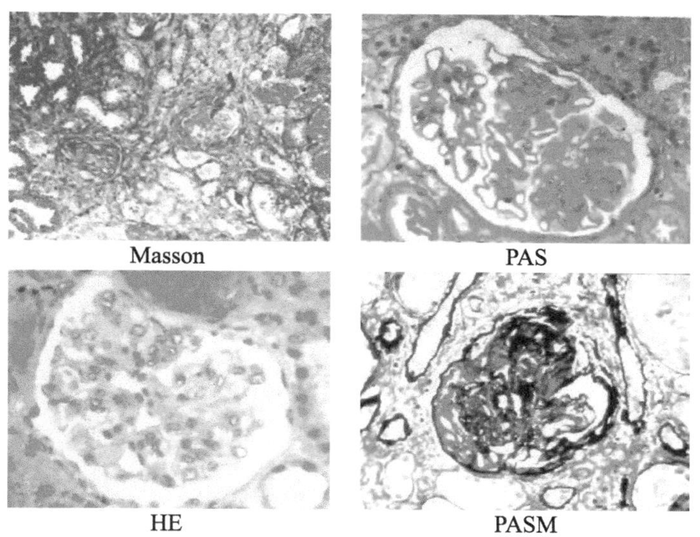

图 25　肾活检电镜

微镜下多血管炎（microscopic polyangiitis，MPA）。患者肺出血考虑为血管炎所致，加用甲泼尼龙 12mg 日 3 次口服，2 天后咯血停止，一周后复查肺 CT 正常。确诊 MPA 后加用环磷酰胺（CTX）冲击，400mg/d，连 2 天，同时给予甲泼尼龙冲击，580mg/d，连 3 天，冲击结束后血压、进食、尿量正常，血肌酐变化不大，血尿素由

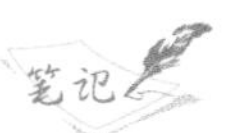

9.92mmol/L 升至 20.69mmol/L，4 天后复查降至 16.11mmol/L。继续口服甲泼尼龙、钙剂、爱西特、潘生丁、福辛普利、铁剂及维生素 C。间歇 14 天后，再次予环磷酰胺、甲泼尼龙冲击各 1 疗程，间歇期给予甲泼尼龙每日 36mg 顿服。20 天后肉眼血尿消失，24h 尿蛋白量降至 1.09g，血红蛋白量上升至 102g/L，血沉 23mm/h，尿素 12.9mmol/L，肌酐 97μmol/L。2 个月后甲泼尼龙改为隔日 20mg 顿服，此后予甲泼尼龙小剂量维持，病情稳定。

病例分析

显微镜下多血管炎（microscopic polyangiitis，MPA）是一种系统性、坏死性血管炎，属自身免疫性疾病，主要累及微动脉、微静脉和毛细血管等，但也可累及小和/或中型动脉。常引起重症肾炎（肾小球纤维素样坏死和新月体形成）及肺部损伤（肺毛细血管炎），另外还可累及皮肤、骨骼、肌肉、神经、消化道等系统，可侵犯全身多个器官使临床表现复杂多样，因此临床上极易被漏诊或误诊，肾、肺活检有助于诊断。MPA 属于 ANCA 相关性系统性血管炎（ANCA associated systemic vasculitis，AASV），在临床上以坏死性肾小球肾炎为突出表现，因此 MPA 亦称 ANCA 相关性肾炎。MPA 临床上多在中老年起病。自 1988 年 Waiters 等首次报道了 3 例儿童期 AASV 以来，国内学者逐渐重视到该类疾病在青少年中的表现。目前人们对儿童血管炎如过敏性紫癜、川崎氏病等的认识和研究已较为广泛，但 MPA 在临床上并非罕见，只是对此类少见类型的血管炎的认识还比较有限，比起对成人型 AASV 的了解还远远不够，应引起重视。

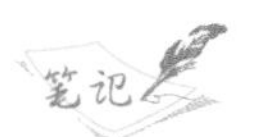

临床表现：本病临床表现多种多样，以肾脏受累最常见，几乎

全有血尿，肉眼血尿或镜下血尿及不同程度的蛋白尿，高血压不多见或较轻。肾功能迅速恶化，多数表现为急进性肾炎，少数表现为慢性进行性肾脏损伤，个别患者肾功能不受影响。本病的肾外表现较多，如进行性贫血，但贫血程度和出血量不相称；肺脏为仅次于肾脏的最易受累器官，肺部病变表现为咳嗽、咯血、胸痛和呼吸困难，少数可发生致命性大咯血，易误诊为肺炎、肺结核；神经系统症状可表现为局部感觉或运动障碍、神经痛、抽搐发作，易误诊为神经炎、中枢性血管炎、缺血性脑病、癫痫等；消化系统表现为腹痛、腹泻、恶心、呕吐、消化道出血，易误诊为慢性胃炎、胃溃疡等；尚可有不规则发热、关节痛、肌肉痛、皮疹，易误诊为风湿、类风湿及各种皮炎等。

诊断要点：本病少见，临床表现多样，极易误诊、漏诊。目前尚无统一诊断标准，但以下情况有助于 MPA 的诊断：①虽然临床表现多样，但以肾脏损伤为主，几乎全有血尿，肉眼血尿者约占30%，伴有不同程度的蛋白尿，进行性肾功能不全；②常出现肺部或肺肾综合征表现，咯血是肺脏受累时最为突出的首发症状；③伴有关节、眼、耳、心脏、胃肠等全身多个器官受累表现；④ANCA是本病诊断、监测病情活动和预测复发的重要血清学指标，而pANCA 阳性是本病的重要指标；⑤肾活检表现为寡免疫性、局灶节段性坏死性肾小球肾炎，常伴新月体而形成新月体肾炎。

本例临床特点及诊断依据：本例以贫血为首发症状，当地医院除外溶血性贫血、失血性贫血、系统性红斑狼疮、铁幼粒细胞性贫血、骨髓生血不良等，诊断为缺铁性贫血。给予铁剂治疗 6 个月，曾有好转，但很快加重，由中度贫血发展到重度贫血，并出现咯血、血尿、蛋白尿而来我院。复习患者既往的诊疗资料发现，病初尿常规中蛋白（－），RBC 25～30/HP，肾功正常，尿色正常，尿

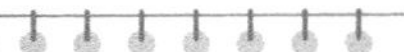

量不少，无水肿，未在意血尿的存在。在治疗贫血的6个月中未再进行尿及肾脏病方面的检查。入院后检查pANCA（+），cANCA（-），ACL（-）、AGBM（-），DsDNA（-），补体C_3、C_4正常，肾活检示寡免疫球蛋白沉积、坏死性新月体肾炎，除外了韦格纳肉芽肿病、抗磷脂综合征、肺出血-肾炎综合征及SLE，符合MPA诊断。

治疗和预后：由于MPA在儿科较少见，迄今治疗依然参考成人方案，包括诱导期、维持缓解期和复发治疗三个阶段。诱导期和维持缓解期的治疗：糖皮质激素泼尼松1mg/(kg·d)，晨顿服或分次服用，一般服用4~8周后减量，建议成人少量泼尼松10~20mg/d，维持2年，或更长。对于重症患者和肾功能进行性恶化者采用甲泼尼龙冲击治疗，1周后视病情需要可重复。同时加用环磷酰胺冲击，2~4周1次，连用6次，以后每3个月1次，至病情稳定1~2年（或更长时间）可停药观察。由于环磷酰胺长期应用不良反应多，诱导治疗达到缓解期，可改用霉酚酸酯、甲氨碟呤。对于合并感染、体弱、病重者可考虑丙种球蛋白冲击，特异性免疫吸附尚在探索中。复发的治疗：大多数患者在停用免疫抑制剂后可能复发。如果患者在初次治疗期间出现较温和的复发，可暂时增加泼尼松剂量控制病情，如果治疗无效则可进行血浆置换。预后与患者年龄、就诊时的肌酐水平和有无肺出血密切相关。由于肾炎急剧进展，及早诊断和积极治疗至关重要。本例来诊后及时做了肾活检及ANCA检查，明确诊断，曾采取甲泼尼龙和环磷酰胺双冲击，后来改用泼尼龙等维持治疗，临床表现和肾功能明显改善。故对MPA必须提高认识，尽早争取肾活检，给予及时有效免疫抑制剂治疗，对缓解病情、改善预后是极为重要的。

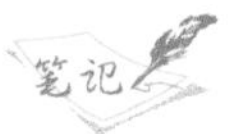

病例点评

本例“显微镜下血管炎”（亦称 ANCA 相关性血管炎）在儿科临床上相当少见甚至罕见。由于多系统受累，所以临床表现多种多样，相当复杂。大多数儿科医生对本病缺乏深入认识，常常发生延迟诊断，抑或误诊。因此，应加强对少见病、罕见病的学习，进一步提高诊治能力。本例在院外长期被诊断为“缺铁性贫血”，但于入院后通过风湿免疫相关指标检测，以及肾活检病理检查，较快地明确了诊断，为下一步治疗指明了用药方向。这是一例很典型的病例，应该认真总结诊治经验。

（张　菁）

参考文献

1. 中华医学会风湿病学分会．显微镜下多血管炎诊断及治疗指南．中华风湿病学杂志，2011，4（15）：259－261.
2. 陈凌舟，许敏敏，彭卫华．ANCA 相关性血管炎的诊治和疗效评估指标研究近况．中国中西医结合肾病杂志，2017，2（18）：173－176.
3. 崔晓萌，姜林娣．ANCA 相关性血管炎研究进展．复旦学报（医学版），2018，45（3）：423－427.
4. 高琦，杨林．41 例抗中性粒细胞胞浆抗体相关性血管炎临床分析．临床肾脏病杂志，2018，18（6）：348－352.
5. Daigo Nakazawa，Sakiko Masuda，Utano Tomaru and Akihiro Ishizu. Pathogenesis and therapeutic interventions for ANCA – associated vasculitis. Nature Reviews (2018).

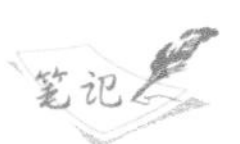

造血系统疾病

018 周期性中心粒细胞减少症一例

病例介绍

患儿男，11 岁。以“反复发热伴口腔溃疡 5 年”为主诉再次入院。患儿近 5 年来每隔 20 天左右无明显诱因可出现发热，体温最高达 40.2℃，发热同时伴有口腔多发溃疡，经对症及抗感染治疗持续 4 ~ 5 天后可痊愈，间隔 20 余天可再次发作。父母非近亲结婚，父母无类似反复发热及口腔溃疡病史。

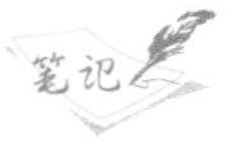

患儿于 2 周前曾来我院就诊，当时无发热及周身皮肤黏膜溃疡

的情况，已前往眼科就诊证实眼部无病变。完善感染及风湿免疫相关指标均大致正常，针刺反应为阴性，结合患儿长期反复发热及口腔溃疡病史考虑“白塞病不除外”，建议暂观察病情变化。患儿近1周再次出现发热，口腔溃疡，故第二次住院治疗。

体格检查： T：39.5℃，急性热病容，舌缘有1处米粒大小破溃，齿龈充血肿胀，颈部可触及数个黄豆大小肿大淋巴结，心肺听诊无异常，腹平软，肝脾肋下未触及，活动自如，神经系统查体未见异常。

辅助检查： 血常规：白细胞计数 $4.67\times10^9/L$，中性粒细胞计数 $0.06\times10^9/L$，单核细胞计数 $2.81\times10^9/L$，血红蛋白浓度及血小板计数正常；C－反应蛋白79mg/L（0～8mg/L）；降钙素原0.05ng/ml（0～0.05ng/mL）。免疫球蛋白及T细胞亚群大致正常，肺炎支原体抗体、真菌抗原、军团菌抗体、EB病毒抗体及DNA测定，单纯疱疹病毒、风疹病毒、腺病毒、柯萨奇病毒抗体，补体及风湿抗体系列检验均未见异常。胸片、肝胆脾胰双肾超声、颅脑MRI检测未见异常。

诊治经过： 入院时的初步诊断考虑为：1. 细菌感染；2. 口腔黏膜溃疡；3. 齿龈炎。予以抗感染及对症治疗，并复查血常规：白细胞计数 $5.84\times10^9/L$，中性粒细胞计数 $0.31\times10^9/L$，单核细胞计数 $2.76\times10^9/L$，血红蛋白浓度及血小板计数正常，凝血功能未见异常。完善骨穿检查，骨髓象回报：（1）骨髓增生重度减低，无核细胞：有核细胞＝1000：5，粒：红＝1.22：1。（2）粒系增生减低，可见中毒颗粒。中性分叶核粒细胞及杆状核粒细胞比值明显减少。（3）红系增生活跃，以中晚幼红细胞增多为主，成熟红细胞形态大致正常。（4）淋巴系形态及比值大致正常。（5）全片见到巨核细胞27个，血小板成堆易见。意见：粒细胞缺乏。

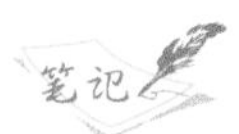

经过再次详细询问病史，患儿每次发热时化验血常规均提示粒细胞较低，但当时并未重视，均按感染治疗，应用抗生素治疗 3 ~ 5 天后症状即好转。结合患儿感染及血常规粒细胞呈周期性变化的病史及实验室检查结果，基本排除药物、感染、血液系统疾病及自身免疫等因素导致的中性粒细胞减少，我们考虑周期性中性粒细胞减少症（cyclic neutropenia，CN）可能性大。进一步完善了 ELANE 基因测序。检测到致病性基因突变（图 26） c. 597 + 5G > A。该突变是 *ELANE* 基因的第 5 个内含子的第 5 位点的碱基突变，为已报道过的一个致病突变，可造成外显子转录时异常。患儿父母未同意做此基因突变的检查，因此不能确认此突变来源。确定诊断为：周期性中性粒细胞减少症。

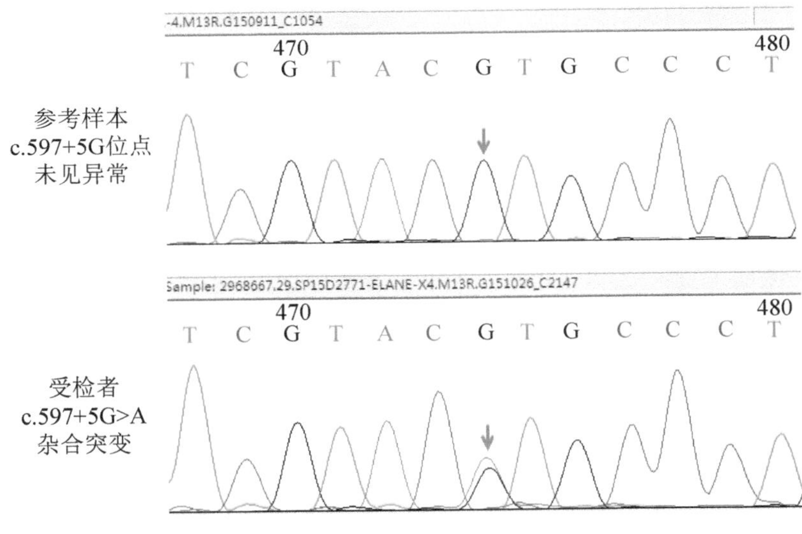

图 26　*ELANE* 基因测序结果：患者标本的 *ELANE* 基因的第 5 个内含子的第 5 位点的 G 突变为 A

患儿经 5 天抗感染治疗后体温好转，口腔溃疡愈合，出院并嘱家长定期复查血常规，于中性粒细胞减少期可应用粒细胞集落刺激因子（特尔津）治疗，出院后定期电话询问家长患儿感染及血常规监测结果，家长诉患儿中性粒细胞数值在减少期基本可维持在 1.0×10^9/L 以上，感染次数也有所减少。

病例分析

CN 是一种罕见的血液系统疾病，于 1910 年由 Leale 等人首次报道，是以周期发作性的中性粒细胞减少伴反复感染为特征的遗传病，可散发或家族性发病，与基因突变有关，1999 年，Horwitz 等人研究表明导致本病的基因为位于第 19 号染色体上的 *ELANE* 基因/*ELA2* 基因，该基因突变可加速中性粒细胞前体细胞凋亡，导致中性粒细胞减少。2013 年德国曾为近 500 名中性粒细胞减少的患者完善了 *ELANE* 基因检测，共发现了 100 余例 *ELANE* 基因突变患者。杂合突变的患者有 50% 的概率将致病基因突变传递给子代，而携带了突变基因的个体几乎全部会发病，但起病情况存在个体差异。

CN 的诊断是基于反复发热和口腔溃疡的病史，以及呈现规律性波动的血细胞计数，需要 4 ~6 周的每日或每周至少 3 次绝对性中性粒细胞计数的连续测量来确诊。CN 未经治疗的患儿一般表现为周期性出现的口腔溃疡，咽炎和发热，以 3 周的间隔规律重复出现，也有重度牙周炎，鼻窦、上下呼吸道和皮肤（包括肛门周围区域）的感染，蜂窝织炎在中性粒细胞减少时期也很常见，但菌血症和严重败血症是罕见的，CN 患者发热可伴有脉搏温度逆差，即相对的心动过缓，中性粒细胞计数有规律的波动，病情最严重的患儿的中性粒细胞计数可低于 0.2×10^9/L。粒细胞下降一般约 3 周的时间间隔，后持续 3 ~5 天可诊断 CN。

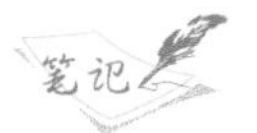

小儿中性粒细胞减少症可分为原发性和继发性两大类。原发性

中性粒细胞减少的病因不明，可能与遗传和免疫有关。儿童病例多属继发性，引起中性粒细胞减少常见的原因有：①感染所致的粒细胞减少症，病毒感染，支原体、衣原体感染均可致病。②药物性粒细胞减少，已知有100种以上的药物可导致中性粒细胞减少，常见有抗癌药、抗生素、解热镇痛药、抗癫痫药等。③免疫因素和脾功能亢进。④骨髓造血功能不良。⑤假性粒细胞减少症。

CN的鉴别诊断主要有：1. 先天性中性粒细胞减少症（severe congenital neutropenia，SCN），其发病机制也是由于*ELANE/ELA2*基因突变，因此SCN和CN也被称为*ELANE*相关中性粒细胞减少症，SCN患儿易反复出现脐炎、肺炎、皮肤脓肿、败血症等细菌感染，长期中性粒细胞缺乏患者容易发生侵袭性真菌感染。其与CN的区别是绝对中性粒细胞计数持续性减少，部分患者可转变为骨髓增生异常综合征/急性髓系白血病。2. 白塞病：尽管两者病理生理学是不同的，但这两种疾病临床症状是十分相似的。复发口腔溃疡如果伴有反复发作的生殖器溃疡，眼部病变，皮肤病变，和针刺试验反应阳性中的任何两个症状可以诊断白塞病。3. 其他血液系统疾病：骨髓检查对确认CN的诊断和排除其他病症如骨髓增生异常或白血病常常是有帮助的。CN发病时骨髓没有特异性改变，可表现为中性粒细胞增生减低、成熟障碍，通常显示为“成熟停滞”在早幼粒细胞和中性粒细胞形成的幼粒细胞阶段。

分析本例患者，有非常典型的反复发热及口腔溃疡的病史，并且每次均伴有中性粒细胞的明显降低，经过抗感染及对症治疗，病情经3～5天可自行好转，中性粒细胞可自行升至正常水平，但间隔20余天上述改变可重复出现，病情呈反复波动的特点。辅助检查可以排除相关的血液系统疾病及风湿免疫系统的疾病，骨穿提示骨髓有粒系增生减低，存在一定成熟障碍的特征。

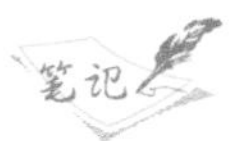

结合了基因检测的结果明确诊断为CN。从鉴别诊断来说，如果患儿不处于中性粒细胞减少期，可能仅有发热及/或口腔溃疡的情况，此时和不典型的“白塞病”很难进行鉴别，需要进行仔细的查体，观察患儿除了口腔溃疡，是否还合并有其他部位黏膜的反复难治性溃疡，眼部病变，皮肤病变，并进行针刺试验的检查。本例患儿第一次住院诊断“白塞病不除外”，其就诊过程即体现了CN的诊断具有一定的难度，需进行仔细的鉴别。第一次入院由于病史提供不清楚，又处于感染及中性粒细胞波动的间歇期，曾被考虑为“白塞病”，但通过一段时间的病情观察，详细的问诊及查体，总结出中性粒细胞减少和口腔溃疡及其他感染的周期变化特点，就提示我们CN的诊断。

传统的管理包括对症治疗，发热和感染时用抗生素治疗。近几年的研究发现粒细胞集落刺激因子（granulocyte colony - stimulating factor，G - CSF）治疗改善了几乎所有患儿的症状和感染的问题，G - CSF可缩短中性粒细胞减少的周期。有报道治疗至少在早期6个月至1年内是有效的，随访到18岁发现对生长，发育或妊娠无不良影响。有症状的CN通常对低剂量的G - CSF治疗就有效，但不会使周期性波动消失。CN的治疗要每日或隔日注射G - CSF，通常的剂量为2～3μg/(kg · d)，不确定疗效的其他疗法包括糖皮质激素、雄性激素、免疫球蛋白和血浆置换，以及造血干细胞移植，基因药物如氨基硼二肽的应用等亦有报道。本例患儿诊断明确后，嘱咐患儿家长了解发病的周期规律后，于中性粒细胞减少期的前1～2天开始注射粒细胞集落刺激因子直至中性粒细胞减少期结束，经随访这种治疗方法可以将中性粒细胞维持在1.0×10^9/L以上，感染的程度也有明显的减轻，治疗有效。

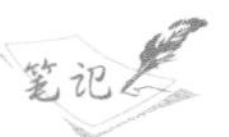

病例点评

CN 因发病率较低，在国内罕有报道。从前对本病的诊断及治疗缺乏经验。临床上如遇到反复出现的发热和口腔溃疡以及中性粒细胞计数有规律的波动，要警惕是否为 CN。骨髓检查对确认 SCN 和 CN 的诊断和排除其他病症如骨髓增生异常或白血病常常是有帮助的。*ELANE* 基因检测可以作为诊断 CN 的一项重要诊断指标。

遗传学研究的发展为明确 CN 的致病基因提供了可能，但需注意的是，虽然中性粒细胞计数通常是低于 $0.2 \times 10^9/L$，但在某些患儿中，中性粒细胞计数振荡幅度低，震荡周期可能比 3 周更长或更短。所以临床上若感染患者有粒细胞减少的病史，应详细追问是否有呈周期性变化的特点，仔细阅读既往化验单，若感染患者有周期性粒细胞减少的病史，应及时完善血常规、风湿抗体系列、骨髓穿刺等检查，并完善基因检测，明确诊断，指导进一步治疗及评估预后。

（周洁清）

参考文献

1. Nayak RC, Trump L R, Aronow B J, et al. Pathogenesis of ELANE – mutant severe neutropenia revealed by induced pluripotent stem cells. J Clin Invest, 2015, 125 (8): 3103 – 3116.

2. Germeshausen M, Deerberg S, Peter Y, et al. The spectrum of ELANE mutations and their implications in severe congenital and cyclic neutropenia. Hum Mutat, 2013, 34 (6): 905 – 914.

3. Dale D C, Bolyard A, Marrero T, et al. Long – Term Effects of G – CSF Therapy in Cyclic Neutropenia. N Engl J Med, 2017, 377 (23): 2290 – 2292.

笔记

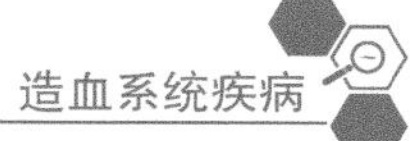

019 巨幼红细胞性贫血一例

病例介绍

患儿，女，13 岁 4 个月。以“发热、呕吐 3 天，发现血常规异常 1 天”为主诉入院。患儿 3 天前出现发热，最高至 39℃，口服退热药可稍退，不能退至正常。无抽搐，无皮疹，伴呕吐，多于进食后，为胃内容物，非喷射状，每日约呕吐 3 次，无腹痛、腹泻。就诊于当地医院，血常规检查提示：重度贫血，血小板减少。为系统诊治收入我科。患儿病来无咳嗽，无鼻衄及齿龈出血，二便正常。既往体健，长期素食。

体格检查： T 37. 3℃，R 24 次/分，P 96 次/分，BP 115/56mmHg。神志清楚，呼吸平稳，面色苍白，未见皮疹及出血点。周身皮肤轻度黄染，巩膜轻度黄染。浅表淋巴结不大。咽部无充血，扁桃体不大。双肺呼吸音清，未闻及干、湿啰音。心音有力，律齐，心尖部可闻及Ⅱ级收缩期杂音。腹平软，全腹无压痛，肝脾肋下未触及。四肢末梢温暖，神经系统查体无异常。

辅助检查： 入院当天外院血常规：白细胞 4. 47 $\times 10^9$/L，中性粒细胞分数 48. 6%，血红蛋白 56g/L，血小板 87 $\times 10^9$/L；外院肝功能总胆红素 69. 4μmol/L，直接胆红素 28. 2μmol/L。入院后查血常规：白细胞 2. 84 $\times 10^9$/L，中性粒细胞分数 43. 2%，红细胞 1. 18 $\times 10^{12}$/L，血红蛋白 45g/L，MCV 115. 3fl，MCH 38. 1pg，MCHC 331g/L，

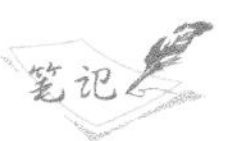

血小板：87 × 10^9/L，网织红细胞 1.48%；生化检查：总胆红素 48.5 μmol/L，直接胆红素 11.1μmol/L；乳酸脱氢酶 2613U/L；血清碳酸氢盐测定 15.5mmol/L；C－反应蛋白（CRP）正常，降钙素原（PCT）0.5ng/ml；贫血系列：血清铁和铁蛋白略升高；维生素 B_{12} <22.14pmol/L（正常值 145 ~ 637pmol/L），叶酸正常；风湿抗体系列均阴性。^{13}C 呼气试验正常。骨髓结果回报：骨髓增生明显活跃，粒细胞分叶过多，晚幼粒细胞以下阶段易见巨大变态，红系增生活跃，幼红可见巨大变态，符合巨幼红细胞性贫血（图 27）。溶血项检查（Coomb's 实验、红细胞脆性试验、热溶血试验、血清酸化溶血试验、蔗糖试验、Ham's 实验）均阴性。

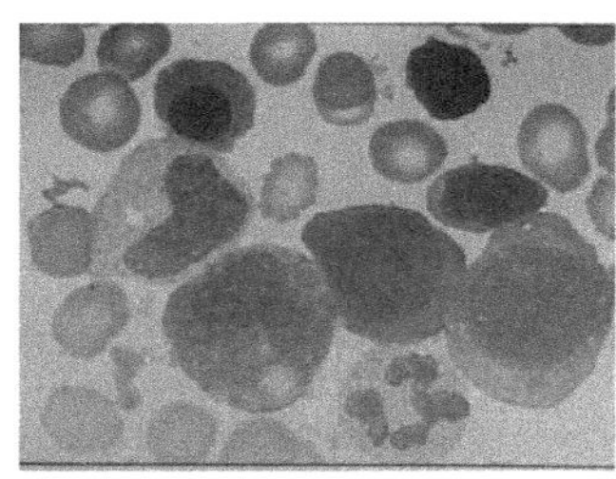
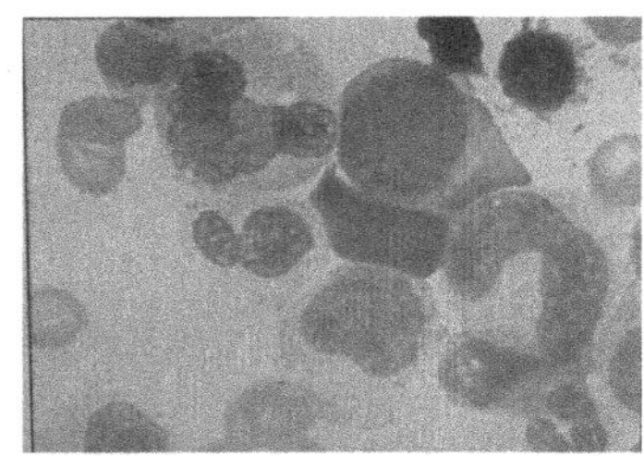

图 27　骨髓图片

确定诊断： 1. 巨幼红细胞性贫血（重度）；2. 急性胃炎。

治疗： 1. 给予维生素 B_{12} 0.5mg 肌注，每周 1 次直至血红蛋白恢复正常。2. 5 ~7 天门诊复查血常规、网织红细胞。3. 均衡饮食，多食肉类等富含维生素 B_{12} 的动物性食物。

病例分析

巨幼红细胞性贫血是由于叶酸或维生素 B_{12} 缺乏导致骨髓中幼稚红细胞 DNA 合成障碍引发的贫血。多发生于 6 个月至 2 岁的婴幼儿。本例患儿为年长儿，长期素食导致维生素 B_{12} 摄入不足，加

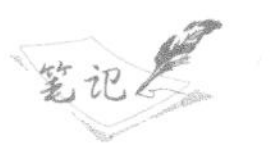

之近期有感染又处于青春期，对维生素 B_{12} 的需要量明显增加，原本就摄入不足的维生素 B_{12} 此时更是供不应求。上述多种因素共同导致巨幼红细胞性贫血的发生。成人也不乏巨幼红细胞性贫血的病例。

本病例特点之一是贫血伴黄疸及总胆红素升高且间接胆红素升高为主等溶血的表现，通过血常规、贫血系列、溶血项、骨髓检查确诊为巨幼红细胞性贫血。临床上要和能引起溶血性贫血的疾病相鉴别。巨幼红细胞性贫血的发病机制为：体内叶酸、维生素 B_{12} 缺乏时，由于血细胞 DNA 合成障碍，出现幼核老浆现象，导致细胞发生巨幼变。这类形态异常的细胞可塑性低，在骨髓中即遭破坏，形成骨髓原位溶血或无效性造血。同时末梢循环中的巨幼红细胞寿命缩短，造成髓外溶血。Ventura 等的实验研究表明，因为缺乏维生素 B_{12} 及叶酸使同型半胱氨酸生成增加，而同型半胱氨酸累积可能通过脂类过氧化反应和干扰细胞膜或细胞骨架蛋白引起红细胞破坏及溶血发生。因此，巨幼贫患者可出现黄疸、网织红细胞升高及间接胆红素升高。另外，红细胞的 LDH 活性明显高于血清，所以巨幼红细胞性贫血患者出现的 LDH 升高与巨幼变的红细胞破坏增加及骨髓原位性溶血有关，而非由肝胆及心肌病变所致。

本病例特点之二是血常规中红系、粒系、巨核系统三系同时减少，但网织红细胞正常。有报道认为巨幼红细胞性贫血是全血细胞减少的主要病因，其比例甚至超过了再生障碍性贫血及急性白血病。临床上要注意和再生障碍性贫血、骨髓异常增生综合征、阵发性睡眠性血红蛋白尿、脾功能亢进及低增生性白血病相鉴别。巨幼红细胞性贫血除血红蛋白降低外，还可伴有白细胞及血小板减少，其原因是造血过程中合成 DNA 需要四氢叶酸的参与，而后者是由维生素 B_{12} 及叶酸共同作用生成的。造血原料缺乏时，DNA 合成减

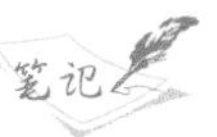

少，三系均受影响，因此巨幼红细胞性贫血可出现三系减少。

总之，本病例的特点是：发病年龄大，伴有溶血表现，并有不同程度的白细胞及血小板减少。临床工作中，遇见贫血伴黄疸的年长儿，应详细追问膳食习惯，完善必要的检查，考虑到此病，避免误诊、漏诊。

病例点评

本例患者是以发热、呕吐 3 天，发现血常规异常 1 天为主诉入院的。入院后查体发现贫血貌，周身皮肤轻度黄染，巩膜轻度黄染，肝脾肋下未触及。血常规提示患儿存在重度贫血，总胆红素升高，以间胆为主，考虑存在溶血。但患儿 MCV 偏高，虽年龄偏大，但长期素食，结合溶血象、骨髓结果、贫血系列等检查最终确诊维生素 B_{12} 缺乏引起的巨幼红细胞性贫血。在临床上，对表现贫血伴黄疸者易被误诊为溶血性贫血，需进行溶血象检查以鉴别诊断。巨幼红细胞性贫血可出现三系减少，需要骨髓检查以助于鉴别诊断。对于贫血黄疸基础上出现 LDH 明显增高主要为骨髓原位溶血，红细胞破坏增加所致，而非肝胆及心肌病变，需临床医师注意，以免造成诊断治疗上的混乱。

（何　莉）

参考文献

1. 梁影．巨幼细胞性贫血 76 例临床分析．陕西医学杂志，2016，45（8）：1058－1060.

2. 胡亚美，江载芳，诸福棠．实用儿科学．第 7 版．北京：人民卫生出版社，2005：1720－1725.

笔记

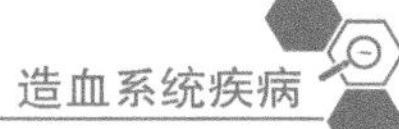

3. 石磊，骆志成，王慧，等．血细胞多参数联合分析在大细胞性贫血疾病中的诊断价值．标记免疫分析与临床，2017，24（11）：1221－1224.

020 EB 病毒相关性噬血细胞综合征一例

病例介绍

患儿男，2 岁，以“发热 1 周，双下肢水肿 3 天，全血细胞减少 2 天”为主诉入院。患儿于 1 周前出现发热，体温 40.3℃，发热时不伴抽搐、皮疹，曾就诊于外院静点头孢类抗生素 4 天，发热间隔较前延长，热峰下降。3 天前患儿出现双下肢水肿，近 2 天尿少，复查血常规发现全血细胞减少，为求进一步诊治入我科。患儿病来无咳嗽及流涕，无呼吸困难，无鼻衄及齿龈出血，无恶心、呕吐，无腹痛，睡眠、饮食较差，尿量偏少，尿色深，大便正常。既往健康，生长发育正常，按时接种疫苗，否认药物过敏史。

体格检查： T 37.5℃，P 136 次/分，R 20/分，血压 99/61mmHg。神志清楚，呼吸平稳，周身未见皮疹及出血点，面色略苍白，浅表淋巴结未触及，双瞳孔等大正圆，光反应灵敏。鼻扇（－），口唇无发绀，咽充血，双侧扁桃体Ⅱ°大，未见脓点。无颈强，三凹征（－）。听诊双肺呼吸音粗，未闻及干、湿啰音。心音有力，律齐，各瓣膜听诊区未闻及杂音。腹平软，全腹无压痛，肝肋下 6cm，脾肋下 4cm，质Ⅱ°硬，无触痛。四肢末梢温暖，毛细血管再充盈时间 <3 秒。脊柱四肢无畸形，活动自如，双下肢及足背部水肿。四

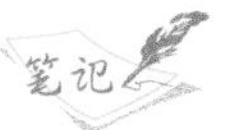

肢肌力、肌张力正常。双膝腱反射正常，双巴氏征阴性。

辅助检查：肝胆脾超声：肝体积稍大，胆囊胆汁淤积，双侧胸腔积液。血细胞分析：白细胞 1.95 $\times 10^9$/L，粒细胞 0.34 $\times 10^9$/L，红细胞 3.38 $\times 10^{12}$/L，血红蛋白浓度 84g/L，血小板 28 $\times 10^9$/L，异型淋巴细胞 2%。肝功 ALT 95U/L，血清白蛋白 24.5g/L，AST 108U/L。CRP 90.70mg/L。网织细胞计数 RET# 3.300 $\times 10^9$/L，RET% 0.10%，凝血 3 项：APTT 51.5s，Fg 1.92g/L。心肌酶谱：LDH 2150U/L，AST 114U/L，CK 29U/L。Na^+ 131.2mmol/L，Ca^{2+} 1.98mmol/L。

入院后继续完善相关检查：CRP 59.10mg/L，降钙素原（PCT）1.97ng/ml，肝功：ALT 70U/L，ALB 23.0g/L，GGT 45U/L，AST 62U/L。铁蛋白测定（Fer）>2000.00μg/L。免疫球蛋白 IgA 0.47g/L。血清甘油三酯（TG）4.44mmol/L，血清高密度脂蛋白胆固醇（HDL－C）0.18mmol/L。EB 病毒 IgM 抗体（＋），EB 病毒 DNA 7.04E^3copies/ml，NK 细胞百分率 9%。MP－Ab、病毒抗体系列、细菌抗体、风湿抗体系列、补体 C_3、C_4 未见异常。骨穿提示：粒系、红系及巨核系增生减低，未找到噬血细胞。

结合患儿病史、查体及实验室检查结果考虑诊断为：1. 噬血细胞综合征；2. EB 病毒感染，依据 HLH－2004 治疗方案，予以丙球治疗，并加用环孢素口服、地塞米松、依托泊苷静点治疗，同时予更昔洛韦静点抗病毒治疗。考虑患儿发病年龄较小，完善相关基因检测以除外家族性噬血细胞综合征，并完善头 MR 及脑电图、脑脊液检查以评价神经系统有无受累。头 MR 及脑电图检查回报均未见异常，但患儿家属拒绝腰穿检查。

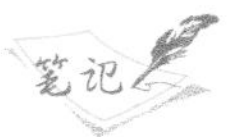

经治疗患儿体温下降，查体见肝脾明显回缩，住院期间监测血常规提示全血细胞呈上升趋势。截至入院第 17 天，患儿已平温 2

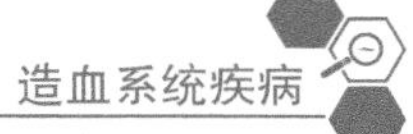

周，地塞米松减量过程中体温无反跳，精神状态明显好转，第 4 次依托泊苷结束，复查血常规：WBC 3.47 ×10^9/L，NE# 1.71 ×10^9/L，HGB 82g/L，PLT 213 × 10^9/L。LDH 及 Fer 降至正常，TG 1.79mmol/L。Fg 1.55g/L。环孢霉素 A 血药浓度 84.90ng/ml（用药 2 周），提示相关指标较前明显好转，病情允许出院。院外继续口服环孢霉素（40mg，日 2 次），地塞米松（1.5mg，日 2 次），伐昔洛韦（80mg，日 2 次，院内外疗程共 2 周），碳酸钙（600mg，日 1 次），骨化三醇（1 粒，日 1 次），并监测血常规，出院一周后回院行第 5 次依托泊苷治疗，注意复查 CsA 血药浓度。

患儿出院 3 天后，相关家族基因筛查（北京某检验所）回报：检测到的突变位点据目前数据库检索，有些被认为是 HLH 相关的单核苷酸多态性位点，无致病性；有些属于同义突变，不引起氨基酸的改变，无致病性。综上，目前检测到的突变位点均不属于目前已经鉴定出来的噬血细胞综合征的病理突变位点。结合基因筛查报告，修正诊断：EB 病毒相关性噬血细胞综合征，电话回访向患儿家属交代检验结果，嘱其定期回院治疗。

随访：患儿定期于我院按照化疗方案应用 VP－16（共用 19 次，疗程 24 周时停用），环孢霉素（疗程 24 周时停用），并口服地塞米松（疗程 27 周时停用）治疗，未再发热，监测血常规、血脂分析及凝血功能均正常。

最终诊断：EB 病毒相关性噬血细胞综合征。

病例分析

该患儿来我院就诊时发热病程已 1 周，院外抗感染治疗 4 天，但体温并未得到控制，呼吸道及消化道症状均不明显，入院前化验

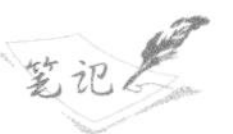

血常规显示全血细胞减少，入院后查体发现患儿肝脾均大，化验检查提示高甘油三酯血症及凝血功能异常，对于存在发热、脾大、全血细胞减少、高甘油三酯血症的患儿，临床上诊断应想到噬血细胞综合征。

噬血细胞综合征（hemophagocytic syndromes，HPS），又称噬血细胞性淋巴组织细胞增多症（hemophagocytic lymphohistocytosis，HLH），是一种可危及生命的临床综合征：由于细胞毒T细胞和NK细胞功能缺陷不能有效地清除病原体，引起单核巨噬细胞和（或）淋巴细胞过度活化增殖，继而出现细胞因子风暴，主要临床表现为发热、肝脾大、全血细胞减少，伴有高甘油三酯血症、高血清铁蛋白血症、低纤维蛋白原血症，并可在骨髓、脾脏或淋巴结活检中发现噬血现象。

根据病因HLH主要分为原发性HLH和继发性HLH，其中原发性HLH主要包括家族性HLH和具有HLH相关基因缺陷的免疫缺陷综合征；继发性HLH可由多种病因导致，如风湿免疫性疾病，包括系统性红斑狼疮、幼年特发性关节炎、川崎病等均可合并HLH，发生巨噬细胞活化综合征（MAS）；也可继发于各种感染，如病毒、细菌、真菌等，其中病毒感染又以EB病毒感染最为常见；另外，也可以继发于各种血液病，如恶性淋巴瘤、白血病等。

目前的HLH的诊断仍然以HLH－2004的诊断标准为主：①发热：持续>7d，体温≥38.5℃；②脾大；③血细胞减少（累及外周血两系或三系）：血红蛋白<90g/L，血小板<100×10^9/L，中性粒细胞<1.0×10^9/L，且非骨髓造血功能减低所致；④高甘油三酯血症和（或）低纤维蛋白原血症：TG>3mmol/L或高于同年龄的3个标准差，纤维蛋白原<1.5g/L或低于同年龄的3个标准差；⑤在骨髓、肝、脾或淋巴结中发现噬血现象；⑥NK细胞活性降低或缺

笔记

如；⑦ 铁蛋白≥500μg/L；⑧可溶性白介素 -2 受体（sCD25）升高，符合以上 8 条指标中 5 条即可诊断为 HLH。

在此诊断标准中骨髓涂片找到噬血细胞并非诊断的必要条件，骨髓细胞学检查结果阴性也不能排除 HLH 的诊断，不能过分依赖骨髓检查结果，以免造成误诊、漏诊而延误治疗，但找到噬血细胞有助于诊断。同时骨穿检查也有益于鉴别诊断。

本例患儿符合 HLH 诊断标准：发热病程已足一周，查体示脾大，外周血示粒细胞计数 $0.34 \times 10^9/L$，血红蛋白浓度 HGB 84g/L，血小板计数 $28 \times 10^9/L$，血清甘油三酯 4.44mmol/L，铁蛋白（Fer）> 2000.00μg/L，骨髓检查排除再生障碍性贫血及白血病等其他血液系统疾病。另外 HLH 相关家族基因筛查未见确切已知的致病基因，可排除原发性 HLH，为继发性 HLH。而相关风湿病抗体及病原学检查提示患儿存在明确 EB 病毒感染，且可排除其他病原体感染、SLE、川崎病等风湿免疫性疾病等继发因素，因此最终确定诊断 EB 病毒相关性噬血细胞综合征。

目前对于 HLH 的治疗仍以 HLH -2004 方案为主，尤其是原发性 HLH，一旦确诊应尽快按照方案进行治疗，主要包括糖皮质激素、环孢素 A 及依托泊苷，若有条件可行造血干细胞移植；而继发性 HLH 的治疗更应侧重于积极控制原发病，而不必完全按照 HLH -2004 方案进行。本病例患儿为 EB 病毒感染继发的 HLH，积极给予了抗病毒治疗，而也有临床资料表明，EBV 相关 HLH 早期应用 VP -16 效果更好。在本病例中，明确诊断 HLH 后即开始按照 HLH -2004 方案进行治疗，并同时给予更昔洛韦抗病毒治疗。值得注意的是，在本例患儿得到确诊之前，应用丙种球蛋白治疗后病情也得到了明显缓解，表现为患儿精神状态转好，热峰下降，血小板计数上升，提示无论是对于病毒感染抑或血小板减少，丙种球蛋白

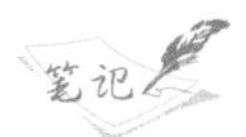

均有很好的疗效，为挽救患儿生命赢得了宝贵的时间，提高了治愈率。综上所述，对于 HLH 的治疗，应注重个体化，具体用药及顺序可依据病情进行适当调整。

病例点评

本例患儿临床特征较典型，包括发热、脾大、全血细胞减少、高甘油三酯血症，以及凝血功能异常，诊断上比较容易想到 HLH，但同时也应该注意鉴别可以引起类似症状的其他疾病。如患儿院外已发热 1 周且抗感染治疗效果不佳，应注意考虑川崎病的可能；患儿入院时水肿症状明显，尿量减少且血清白蛋白水平明显降低，应注意排除儿童常见的肾病综合征等。另外，能够引起全血细胞减少的疾病较多，如再生障碍性贫血、白血病等，需要结合病史、查体及辅助检查来仔细鉴别，骨髓穿刺就显得尤为重要。

鉴于当时条件所限，未能完善分子生物学相关检测，如可溶性 CD25 等有关项目的检测。随着诊断技术手段的提高，目前已开展，若临床工作中再遇到相关病例，可积极完善相关检查以进一步明确诊断，提高诊治水平。

HLH 虽然临床上相对少见，但其病情发展迅速，如得不到及时的诊断治疗，死亡率较高，所以需要临床医生提高对本病的认识，尽早诊断及治疗，以免错过治疗及改善预后的最佳时机。

（孙　钰）

参考文献

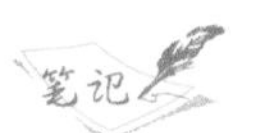

1. 高丽丽，周剑峰．非肿瘤相关性噬血细胞综合征诊治进展．临床血液学杂志，

2016，03：354－356＋362.

2. 中华医学会儿科学分会血液学组．噬血细胞性淋巴组织细胞增生症诊疗建议．中华儿科杂志，2012，（11）：821－825.

3. Janka G E. Familial and acquired hemophagoeytic lymphohistiocytosis. Annu Rev Med，2012，63：233－246.

4. Weitzman S. Approach to hemophagocytic syndromes. Hematology Am Soc Hematol Educ Program，2011，2011：178－183.

5. Jordan M B，Allen C E，Weitzman S，et al. How I treat hemophagocytic lymphohistiocytosis. Blood，2011，118（15）：4041－4052.

021 化疗后产气荚膜梭菌血流感染伴致死性溶血一例

病例介绍

患儿男，13.5 岁。2012 年 10 月 30 日以“诊断急性淋巴细胞白血病两年半，右髋关节疼痛 1 周”为主诉入院。两年半前患儿因多个关节疼痛于外院就诊，经骨穿确诊为急性淋巴细胞白血病（B 细胞型，中危组），在该院化疗 3 次获得缓解，但因大剂量甲氨蝶呤治疗不耐受而停止化疗，之后自行服用中药约 2 年，家长自觉病情平稳，2 年中曾多次在外院查过血常规提示成熟淋巴细胞明显增高，未见幼稚细胞。此次住院前 7 天患儿出现右髋关节周围痛，伴发热体温 38℃以上，复查血常规出现幼稚细胞而来我院就诊。患儿近 7 天精神状态欠佳，无咳嗽，无鼻衄及齿龈出血，进食、睡眠稍

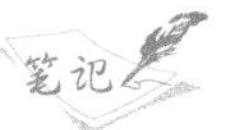

差，二便正常，近期无明显体重下降。否认肝炎、结核病史及接触史。

体格检查： T 37.1℃，P 112 次/分，R 24 次/分，血压 114/69mmHg。神志清楚，呼吸平稳，跛行步态，未见皮疹及出血点，浅表淋巴结无肿大。咽无充血，双侧扁桃体 I°大，未见分泌物。听诊双肺未闻及干、湿啰音，心音有力律齐。腹部平坦，肝脾肋下未触及。右髋活动受限，右髋局部无肿胀，腹股沟区未触及包块。双下肢无水肿。四肢肌力、肌张力正常。双膝腱反射正常，双巴氏征阴性。胸骨无压痛。

辅助检查： 血常规：WBC $6.08 \times 10^9/L$，L $4.4 \times 10^9/L$（60%），S $0.46 \times 10^9/L$（16%），幼稚细胞 24%；Hb 117g/L，PLT $141 \times 10^9/L$，CRP 73.50mg/L，骨髓象：原始 + 幼稚淋巴细胞占 89.7%，免疫分型为恶性 B 系表达，提示：急性淋巴细胞白血病复发（高危）。

入院当日起静点头孢呋辛抗感染治疗，第 3 天体温恢复正常，住院第 4 天 CRP 降至 11.7mg/L，开始行 VDLP 方案化疗：强的松口服 1～7 天 90mg/d，第 8 天起 60mg/d；长春新碱 2mg，iv，每周 1 次；去甲氧柔红霉素 10mg，iv drip，每日 1 次（用 3 天）；左旋门冬酰胺酶 10000 单位第 11 天起隔日静点。头孢呋辛静点 9 天停用，住院 2 周后髋部疼痛缓解，步态基本恢复正常。化疗第 18 天时（共应用长春新碱 3 次，去甲氧柔红霉素 3 次，左旋门冬酰胺酶 4 次，三联鞘注 3 次预防中枢神经系统白血病），外周血 WBC $1.94 \times 10^9/L$，NE $0.18 \times 10^9/L$，PLT $78 \times 10^9/L$，RBC $3.19 \times 10^{12}/L$，HGB 100g/L，暂停化疗，给予重组人粒细胞集落刺激因子皮下注射提升粒细胞，口服大扶康、复方新诺明预防机会感染，每日检测血常规；第 22 天时外周血白细胞计数 WBC $1.45 \times 10^9/L$，NE 0.07 ×

笔记

10^9/L，HGB 85g/L，PLT 17 × 10^9/L，心肌酶谱、肝功、肾功、血尿酸等无明显异常，给予输注血小板 10U，晚 6 时输注血小板结束，过程顺利。次日凌晨 6 点钟患儿去卫生间途中突然站立不稳，继之意识不清，双手搐搦，无口吐白沫和尿便失禁，持续十余秒钟自行缓解，苏醒后自述剑下及脐周痛，无恶心及呕吐，排少量稀便 2 次，无脓血，尿色正常。当时查体：体温 39.2℃，血压 110/55mmHg。神志清楚，呼吸平稳，精神不振，问话回答较迅速、正确。面色及口唇苍白，双瞳孔等大正圆，D = 3mm，双侧对光反射灵敏。双肺呼吸音清，未闻及干、湿啰音，心音有力，律齐，心率 120 次/分，未闻及杂音。腹平软，剑下压痛（+），无反跳痛及肌紧张，四肢末梢温暖。立即采血培养后给予美罗培南静点抗感染及输血浆补液补钙等治疗，同时急检血常规、肝功能、血离子和血糖。此后患儿面色及口唇苍白愈加明显，血压逐渐下降，精神萎靡至意识模糊。化验报告：血常规 RBC 0.49 × 10^{12}/L，HGB 24g/L，总胆红素 78.2μmol/L，直接胆红素 10.6μmol/L，送检肝功能的血标本提示严重溶血影响结果测定，且患儿送血交错的标本因红细胞破坏，无法配型，换用 3 天前预约血小板时保留的血样进行配型方得以输注洗涤红细胞。虽经上述治疗患儿病情仍进行性加重，当日下午 1 点钟（发生晕厥 7 小时后）呼吸心跳停止。血培养 24 小时厌氧瓶报警，最后报告：产气荚膜梭菌生长（2 个不同部位的标本瓶均阳性）。

死亡诊断：1. 急性淋巴细胞白血病（复发，高危）。2. 化疗后骨髓抑制。3. 产气荚膜梭菌血流感染。4. 急性溶血性贫血（极重度）。5. 多脏器功能衰竭。

病例分析

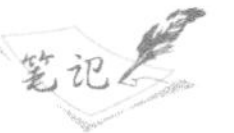

产气荚膜梭菌是一种革兰氏染色阳性厌氧芽孢杆菌，广泛分布

于土壤、污水、食品，以及健康人和动物的胃肠道中，是一种条件致病菌。当人体免疫功能低下，或者受到饮食、药物、环境因素等影响时，肠道会出现菌群失调，导致肠道功能紊乱，产气荚膜梭菌过度繁殖，使肠道正常菌群受到抑制。产气荚膜梭菌可以引起不同的感染，包括抗生素相关性腹泻、脓肿、气性坏疽及血流感染等。产气荚膜梭菌分为 A、B、C、D、E 5 个毒素型，各型均产生 α 毒素（C. perfringens alpha - toxin，CPA），它是产气荚膜梭菌最重要的致病毒素之一。α 毒素具有磷脂酶 C 和鞘磷脂酶 2 种酶活性，能同时水解磷脂酰胆碱和鞘磷脂。α 毒素依靠这两种酶活性，水解组成细胞膜的主要成分膜磷脂，破坏细胞膜结构的完整性，导致细胞裂解，从而具有细胞毒性、溶血活性、致死性和血小板聚集等特性，因而损伤多种细胞的细胞膜，引起组织坏死。损坏红细胞的细胞膜，首先出现球形红细胞，之后红细胞渗透性溶解，出现严重的血管内溶血等。

产气荚膜梭菌血流感染的患者通常伴有基础疾病。SIMON 等对 13 年的文献中产气荚膜梭菌血流感染的病例进行回顾分析，发现此类患者的基础疾病包括肿瘤手术或介入治疗、癌症化疗、非肿瘤性疾病的手术或干预、肝脓肿等胃肠道疾病及血糖控制不佳等。本例患儿为急性淋巴细胞白血病复发，化疗后骨髓抑制，粒细胞严重缺乏，机体免疫功能显著降低，具有产气荚膜梭菌感染的高危因素。引起产气荚膜梭菌血流感染的来源包括结肠、肝胆、肺、伤口和褥疮等，该患儿皮肤黏膜无创面，其血流感染的来源可能为肠道。有文献总结了产气荚膜梭菌引起的菌血症 63 例，结果存活 22 例（34.9%），死亡 41 例（65.1%）。在死亡病例中，从就诊到死亡，8h 以内的 19 例，8 ~ 16h 死亡的 9 例，在 41 例死亡病例中，有 31 例（75.6%）在死亡前未有明确诊断。

笔记

本例患儿于入院后第 4 天开始按 VDLP 方案进行化疗，先后给予强的松、去甲氧柔红霉素、长春新碱、左旋门冬酰胺酶。于入院后第 21 天（化疗第 17 天）患儿发生骨髓抑制，出现中性粒细胞缺乏及血小板减少。入院后第 26 天（出现骨髓抑制第 6 天）患儿突然发热达 39.2℃，去卫生间时站立不稳、意识不清、双手搐搦，持续 10 余秒钟平卧后自行缓解，急检血常规显示血红蛋白从前一日的 85g/L 迅速降至 37g/L，考虑患儿的意识丧失实为晕厥，可能与发热、重度贫血、体位变化等有关。1 小时后复查血常规血红蛋白进一步降至 24g/L，呈现极重度贫血状态，此间患儿并无显著出血、失血征象，结合送检的血液标本均呈溶血状态，肝功能化验显示胆红素增加且以间接胆红素为主，考虑已发生急性溶血性贫血。之后患儿病情继续迅速恶化，相继出现昏迷、血压下降、心率减慢、下颌式呼吸，最后死于多脏器功能衰竭，患儿从出现发热到死亡仅 7 个小时左右。患儿死后血培养回报为产气荚膜梭菌生长（二瓶均为阳性），表明患儿死亡前曾发生血流感染。

血流感染是指病原微生物（细菌或真菌等）及其毒素进入血循环引起的严重感染，通常它包括败血症和菌血症。败血症是指细菌或真菌在血液内生长、繁殖并产生毒素，进而出现一系列毒血症表现；而菌血症是指细菌或真菌一过性入血，存留短暂，很快地被免疫系统清除，并不产生毒血症表现。血流感染是一种严重的全身性感染，死亡率较高。产气荚膜梭菌感染在儿科临床上相对少见，可表现为胃肠道病变，或皮肤组织感染，也可发生血流感染。本例患儿化疗后发生骨髓抑制，粒细胞缺乏（最低 $0.01 \times 10^{12}/L$），免疫功能严重减低，为产气荚膜梭菌血流感染提供了有利条件。

发现本例患儿发热后，及时地应用了足量的美罗培南静脉滴注以控制血流感染，并立即采血送检血培养和药敏实验以便指导用

药，另外给予了丙种球蛋白静脉滴注以提高免疫功能协助抗感染，并输注洗涤红细胞悬液纠正严重贫血等。虽然经过上述处理，但由于产气荚膜梭菌血流感染引发的致命性急性溶血危象，病情进展迅速，在短时间内很难发挥治疗效应，最后患儿还是死于多脏器功能衰竭。

病例点评

本例患儿为急性淋巴细胞白血病复发病例，复发的主要原因是化疗中断。因此，经常提醒家长坚持规范化系统治疗也是临床医生的工作之一，避免家长随意改变治疗方案及疗程，以提高持续完全缓解率，降低复发概率。

该患儿此次入院后按 VDLP 方案化疗，考虑到是复发病例，为提高完全缓解率，用去甲氧柔红霉素替代柔红霉素以增强疗效，当然同时也增加了骨髓抑制的风险。出现骨髓抑制后，在中性粒细胞缺乏的情况下是否还需要继续化疗，多数专家意见是不要轻易中断化疗。但在实际工作中如何掌握这个度（继续或中断）有时较为困难。因中性粒细胞缺乏并发感染时常发生，如处理不当会导致严重后果，因此需保持高度警惕，密切观察病情变化，及时给予粒细胞集落刺激因子提升中性粒细胞水平，并给予丙种球蛋白调节免疫功能。本例患儿的处理在这一点上值得总结。每个医生的临床经验都是在医疗实践中不断累积而成的。

本例患儿的血培养结果提示有产气荚膜梭菌血流感染。患儿除发热外，血红蛋白从 85g/L 迅速降至 24g/L，已排除失血性贫血等因素，考虑为急性溶血性贫血。溶血的病因为产气荚膜梭菌产生的 α 毒素所致。患儿在仅仅 7 小时内病情迅速恶化，留给医生进行相

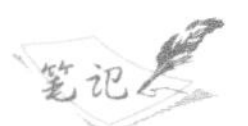

关检查和抢救的时间太短，最后死于多脏器功能衰竭。在本病例中，产气荚膜梭菌血流感染引发的急性溶血危象是导致患儿死亡的始动因素。产气荚膜梭菌血流感染引发致命性溶血在以前的文献中已有一些报道，临床医生应从本例中吸收经验教训，增强对产气荚膜梭菌血流感染的认识。

（胡宛如）

参考文献

1. 张艳平，唐成程，许崇波．产气荚膜梭菌 α 毒素分子生物学研究进展．生物技术通讯，2013（1）：113－117.
2. 姚立琼，张亚维．产气荚膜梭茵致肱骨骨折伤口感染 1 例．国际检验医学杂志，2015（17）：2616.
3. 徐春晖，宿扬，田志颖，等．恶性血液病患者合并产气荚膜梭菌血症 1 例病例报告并文献回顾．中国感染控制杂志，2018，17（3）.
4. Simon T G，Joanna B，Adisa J，et al. Massive intravascular hemolysis from Clostridium perfringens septicemia：a review. Journal of Intensive Care Medicine，2014，29（6）：327.
5. 黎斌斌，王春雷，刘颖梅，等．伴致死性溶血的产气荚膜梭菌血流感染二例并文献复习．中华内科杂志，2014，53（7）：565－567.
6. Atia A，Raiyani T，Patel P，et al. Clostridium perfringens bacteremia caused by choledocholithiasis in the absence of gallbladder stones. World Journal of Gastroenterology，2012，18（39）：5632－5634.

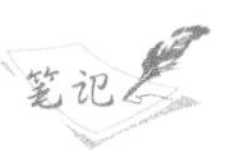

022 小儿低增生性白血病一例

病例介绍

患儿，女，4 岁。以“面色苍黄1 周，发热伴周身出血点3 天”为主诉入院。近1 周家长发现患儿出现面色苍黄，就诊于当地医院并诊断为“贫血”，给予硫酸亚铁口服治疗。3 天前患儿无诱因出现发热，最高体温 39℃，不伴寒战，同时周身出现出血点，以颜面、颈部及双下肢为著，1 天前患儿出现鼻衄，于当地医院行血常规检查，提示三系减少，为进一步诊治入我院。病来患儿无咳嗽，无吐泻，无关节肿痛，无皮疹，无头痛。饮食、睡眠尚可，二便正常。

既往史：健康。

体格检查：T 38.7℃，P 148 次/分，R 30 次/分，BP 90/52mmHg。神志清楚，呼吸平稳，面色苍黄。颜面、颈部及双下肢皮肤可见较密集出血点。咽部无充血，双扁桃体无肿大。颈部、腋窝、腹股沟未触及肿大淋巴结。胸骨无叩痛，双肺未闻及干、湿啰音。心率148 次/分，节律规整，心音有力，各瓣膜区未闻及杂音。腹部平软，无触痛，肝肋下 4cm，脾肋下未触及。四肢关节活动好，无肿胀，四肢肌力、肌张力正常。膝腱反射（++），跟腱反射（++），Kernig's（-），Brudzinskin's（-），Babinskin's（-）。

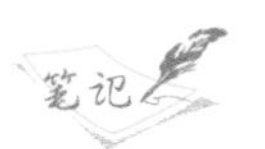

辅助检查：血常规：WBC $2.59 \times 10^9/L$，LY% 88%，NE%

8.1%，RBC 2.58 × 10^{12}/L，Hb 71g/L，PLT 67 × 10^9/L，RET% 0.68%，幼稚细胞 6%；血尿酸 522μmol/L；LDH 392U/L；外院肠管超声：肠系膜淋巴结显示。胸、腹部 DR：未见异常。

诊治经过：根据患儿面色苍黄，皮肤、黏膜出血倾向等表现及门诊检查结果，初步诊断：三系减少原因待查，急性白血病可能性大，中性粒细胞减少伴感染？肿瘤性发热不除外。入院后给予患儿积极抗感染及支持治疗，尽早进行骨髓穿刺检查明确诊断同时完善CRP、PCT、肝、肾功能、心肌酶谱、血尿酸、肺炎支原体和结核抗体、CMV 和 EBV 抗体、核酸检测等化验，ECG，肺部和全腹增强 CT，颅脑增强 MRI 等检查。结果：CRP 23mg/L，PCT 正常，肝、肾功能、心肌酶谱正常，血尿酸增高，肺炎支原体抗体 1：160（+），结核抗体（-），CMV 和 EBV 核酸检测（-），两者抗体均为 IgG 抗体（+）。ECG、全腹增强 CT、颅脑增强 MRI 均未见异常，肺部增强 CT：双肺可见少许斑片影，纵隔无增宽。患儿骨髓穿刺时骨髓抽取困难，标本量极少，仅能勉强涂片，未能进行免疫分型、融合基因、二代测序及染色体核型的检查。骨髓象检查结果：骨髓增生减低，无核：有核 = 1000： 20，粒：红 = 0.25：1，粒、红两系增生受抑，淋巴细胞比值明显增高，原始 + 幼稚淋巴细胞占 94.8%，巨核细胞 17 个，血小板散在分布。意见：急性淋巴细胞白血病（L_2 型）。

结合患儿病史、体征及相关检查结果，明确诊断如下：低增生性急性淋巴细胞白血病（L_2 型），急性支气管炎（肺炎支原体感染），CMV 既往感染，EBV 既往感染。依据：①患儿近 1 周出现面色苍黄，来诊前 3 天出现发热伴周身皮肤出血点及鼻衄。②查体：患儿面色苍黄，颜面、颈部及双下肢皮肤可见较密集出血点，颈部、颌下、腋窝、腹股沟等处未触及肿大浅表淋巴结，肝肋下

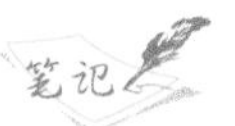

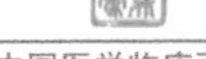

4cm，脾肋下未触及。胸骨无叩痛，四肢骨关节无肿胀。③外周血象提示三系减低，可见6%幼稚细胞，血尿酸、LDH增高，肺炎支原体抗体1:160（+），CMV和EBV核酸检测（-），两者抗体均为IgG抗体（+），肺CT见双肺少许斑片影，骨髓穿刺中骨髓液抽取困难，仅抽取极少骨髓涂片检查，检查结果骨髓增生减低，粒系、红系增生受抑，原始+幼稚淋巴细胞占94.8%>30%，巨核细胞17个，血小板散在分布。意见：急性淋巴细胞白血病（L_2型）。

治疗方面：入院后即给予患儿头孢曲松钠抗感染治疗，同时给予碱化、水化，口服别嘌醇片，在肺炎支原体抗体结果回报1:160（+），遂加用阿奇霉素静滴，抗感染治疗3天患儿体温降至正常，平温5天后复查CRP正常时开始诱导化疗，采用中华医学会儿科学分会血液学组制定的《2014儿童急性淋巴细胞白血病诊疗建议（第四次修订）》方案进行诱导化疗，于骨髓抑制期患儿再次出现发热并伴有腹痛及腹泻等消化系统症状，考虑为骨髓抑制期粒细胞缺乏伴感染、腹腔感染，暂停化疗，联合应用碳青霉烯类和氨基糖苷类抗生素抗感染治疗并加强支持治疗，待感染控制后继续化疗至疗程结束，化疗33天复查骨髓，提示病情完全缓解。患儿出院前补充诊断如下：低增生性急性淋巴细胞白血病（L_2型），急性支气管炎（肺炎支原体感染），CMV既往感染，EBV既往感染，骨髓抑制期粒细胞缺乏伴腹腔感染。目前该患儿病情处于持续完全缓解中，继续按诊疗计划序贯化疗。

病例分析

小儿白血病是儿童肿瘤性疾病中最多见的一种，是由造血干细胞增殖分化异常而引起的恶性增殖性疾病，是5岁以上小儿死亡的

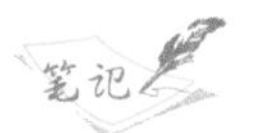

主要原因之一。国内外一些资料表明，小儿白血病的发生率有逐年增多的趋势并已成为威胁儿童健康的头号杀手，因此提高小儿白血病的诊治水平，加强对不典型病例的识别，争取早诊断、早治疗，对于提高缓解率，延长患儿无事件生存期是至关重要的。

白血病常见的表现为贫血、出血、感染等症状，白血病细胞在骨髓中增殖到一定程度后可有肝、脾、淋巴结肿大等脏器浸润的表现，外周血象中白细胞的改变是本病的特点，白细胞总数可高于 $100\times10^9/L$，约30%在 $5\times10^9/L$ 以下，多数能见到幼稚细胞，当患儿出现上述临床表现及血象改变时一般不难诊断，但有5%～10%的急性白血病，白细胞数可以很低，骨髓中有核细胞增生低下，而原始细胞数量增多，其临床表现、实验室检查与典型的急性白血病不同，称之为低增生性白血病（hypocellular acute leukemia，HAL），这是急性白血病的一种特殊类型，易与血三系低下的其他疾病相混淆，造成漏诊和误诊。目前FAB和WHO均没有对此类型进行明确分类。

HAL国内的诊断标准如下：①临床表现：肝、脾、淋巴结一般不增大。②实验室检查：外周血常规呈全血细胞减少，偶见原始细胞或幼稚细胞；2次以上不同部位骨髓检查均呈增生减低，有核细胞少，但原始细胞≥30%；骨髓活检组织学结果证实。

HAL临床相对较少见，多见于老年男性和髓系白血病患者，但小儿病例以低增生性急性淋巴细胞白血病（hypocellular acute lymphoblastic leukemia，HALL）居多，而小儿低增生性髓系白血病则极少见，急性淋巴细胞白血病（ALL）：急性非淋巴细胞白血病（ANLL）约为5：1。多数起病隐袭，少数可成急性起病，临床上极易与再生障碍性贫血相混淆，对于早期进行骨髓穿刺检查，未观察到原始细胞增多者，需要换部位进行第二次穿刺检查并详细计数

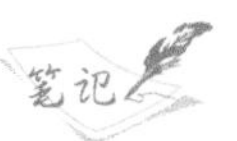

原始细胞，尤其是骨髓穿刺抽取困难的患儿，我们更要高度警惕为HAL，需仔细计数原始细胞，骨活检可提高此类患者的诊断准确率。

HAL预后相对差，有学者认为先给予支持治疗并密切观察，当疾病进展时可考虑化疗。早期进行强烈化疗，感染相关死亡率明显增加。

此例患儿发病时表现为感染、出血及贫血。查体：面色苍白，皮肤出血点，肝脏轻度增大，浅表淋巴结和脾脏均未触及。辅助检查：外周血三系减少，可见幼稚细胞，骨髓穿刺抽取骨髓困难，勉强涂片，检查结果提示骨髓有核细胞增生低下，粒系、红系和巨核系增生受抑制，幼稚细胞94.8%，依据国内诊疗标准，该患儿诊断为低增生性急性淋巴细胞白血病依据充分。患儿病初因面色苍黄在当地医院曾按“贫血”给予铁剂治疗无好转。血常规结果提示三系减少，又未见到幼稚细胞，此时极易误诊为再生障碍性贫血。患儿入院体检未发现浅表淋巴结和脾脏肿大，而肝脏增大，在鉴别诊断上需重点除外低增生性白血病和MDS。此后在骨髓穿刺过程中，抽取骨髓液困难，根据临床经验，一般再生障碍性贫血骨髓抽取比较容易，而小儿骨髓纤维化概率较少，这种“干抽”现象提示白血病可能性大。急性白血病患者骨髓“干抽”现象的机理可能与因骨髓组织中病理细胞极度增生且体积大，肿瘤细胞致密塞实或者白血病患者的骨髓基质所产生的各种细胞因子增强了白血病细胞之间的黏附性以至于极度增生的病理细胞间相互黏连有关。由此可见，临床表现为血三系减少，脏器浸润表现不明显，尤其是骨髓穿刺抽取困难甚至骨髓“干抽”的患儿，我们更要高度警惕为HAL。在一个部位发生“干抽”时可换部位进行穿刺并详细计数原始细胞，骨髓穿刺失败则需进行骨活检检查。

由于 HAL 患者骨髓增生程度差，化疗后易合并严重感染，在选择化疗方案、抗感染和支持治疗方面需要更加谨慎。该患儿在治疗方面采用的是2014 年中华医学会儿科学分会血液学组制订的新方案，首次诱导化疗中表现出较好的耐受性，我们的体会是新方案中蒽环类药物柔红霉素的应用更改为每周 1 次，共 4 次（d8，d15，d22，d29）较之前方案的连 3 天（d8，d9，d10）对低增生性白血病患儿来说能明显减少发生严重感染的风险，降低治疗相关死亡率。另外，该 HAL 患儿化疗后骨髓抑制期合并感染得到高度重视，及时停止化疗，积极抗感染和支持治疗最终使患儿达到完全缓解。

病例点评

①该患儿骨髓穿刺仅进行 1 次，对于骨髓标本抽取困难的患儿应进行换部位穿刺并进行骨活检能更好对骨髓增生程度进行充分判断，尤其是原始细胞计数不够诊断标准者，更应该进行此项检查。②诱导化疗过程中，需更加注意 HAL 患儿骨髓抑制期感染的相关并发症，抗生素的应用方面需更加积极。③定期进行 MRD 监测，早期预警白血病复发。

（胡潇滨）

参考文献

1. Dai Keino，Kensuke Kondoh，Ryo Ohyama，et al. Hypocellular acute myeloid leukemia treated with bone marrow transplantation. Pediatr Int，2017，59（4）：490 – 493.

2. 周格琛，贺望娇，梁委军，等．骨髓涂片联合骨髓活检诊断低增生性白血病．重庆医学，2010，39（5）：573 – 574.

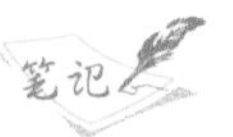

023 急性肿瘤溶解综合征一例

病例介绍

患儿女，10 岁。因“发热 8 天，发现外周血明显异常 4 天”入院。8 天前出现发热，热峰 40℃，无咳嗽。4 天前于当地医院化验血常规发现白细胞明显升高（具体数值不详），随后转至我院门诊，复查血常规：白细胞（WBC）214.5 × 10^9/L，血红蛋白（HGB）95g/L，血小板（PLT）70 × 10^9/L，考虑诊断“血液肿瘤性疾病”，建议住院治疗，家属拒绝。患儿回当地诊所静点头孢类抗生素（具体不详）2 天，发热无好转，遂再次来诊，门诊以“白血病可能性大”收入病房。患儿病来精神可，食欲欠佳，无鼻衄，呕吐 2 次，为非喷射性胃内容物，排黄色稀糊状便 1 次，排尿正常。

体格检查：神志清楚，呼吸平稳。皮肤未见出血点。双眼球稍突出。颈部可触及淋巴结。咽无充血。双肺未闻及干、湿啰音。心音有力、律齐，未闻及杂音。腹平软，全腹无压痛，肝肋下 3cm，剑突下 6cm，Ⅱ°硬，脾肋下未触及。四肢末梢温暖。

辅助检查：血常规：WBC 260.82 × 10^9/L，幼稚细胞（IM）77.0%，RBC 3.43 × 10^{12}/L，HGB 96g/L，PLT 73 × 10^9/L。血离子：K^+ 2.90mmol/L，Ca^{2+} 2.15mmol/L，Na^+ 140.6mmol/L，P 1.13mmol/L。肾功：血肌酐（Cr）60.0 μmol/L（正常值 48 ~ 81μmol/L），尿素氮（Urea）3.31mmol/L（正常值 2.85 ~ 7.14μmol/L），乳酸脱氢酶（LDH）> 5000U/L。

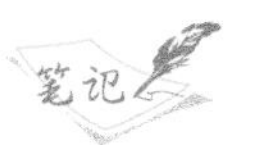

治疗经过： 入院第 1 天，结合患儿病史、查体及实验室检查，初步诊断：高白细胞性急性白血病可能性大。当日开始水化［2000ml/(m^2·d)］，口服别嘌呤醇 100mg（日三次），羟基脲（Hu）0.5g（日两次），同时查骨髓象：原始单核细胞占 74%，诊断急性单核细胞白血病 M5b 型（图 28、图 29）。住院次日化疗：静脉注射高三尖杉酯碱（HRT）2mg（日一次）和长春新碱（VCR）1.5mg 一次。每日 2 次检查血常规和血电解质。第 3 天，复查血常规 WBC 73.82×10^9/L，血钾正常，开始碱化［5% 碳酸氢钠 100ml/(m^2·d)］，维持尿 pH 6.5～7.5。第 4 天，患儿热退，但诉上腹痛及手脚麻木，伴有呕吐，排稀糊状便，呕吐物及大便均混有暗红色血凝块，无鼻衄。心电监护显示血压 90/50mmHg，床旁心电图未见异常。查体：眼睑周围散在瘀斑，下齿龈及下唇处可见小血疱。心肺听诊无异常。腹平软，全腹轻微压痛及肌紧张，无反跳痛，肠鸣音减弱。血常规 WBC 17.66×10^9/L，血浆凝血酶原时间（PT）34.1s，国际标准化比值（INR）3.50，血浆活化部分凝血活酶时间（APTT）66.5s，血离子：K^+ 5.94mmol/L，Ca^{2+} 1.45mmol/L，Na^+ 125mmol/L，P 3.02mmol/L。肾功：Urea 26.0mmol/L，Cr 241μmol/L。血尿酸（UA）：578μmol/L（正常值 155～357μmol/L）。考虑患儿出现肿瘤细胞溶解综合征，立即停止化疗，输液量增加至 3000ml/(m^2·d)，维持 24 小时尿量 2500～3500ml，静点呋塞米利尿及小剂量胰岛素降血钾，静点氯化钠、葡萄糖酸钙纠正低钠、低钙血症，输注血浆、血小板和静点酚磺乙胺改善凝血止血功能，静点罗氏芬抗感染等治疗，每隔 8 小时检测电解质。3 天后（住院第 7 天）患儿呕吐、腹痛明显缓解，未再呕血、便血。皮肤、黏膜无新出血点和瘀斑，肝脏回缩至肋下。血常规 WBC 1.98×10^9/L，NE 0.36×10^9/L，IM 7.7%，HGB 84g/L，PLT 80×10^9/L。血离子：

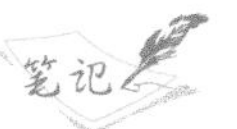

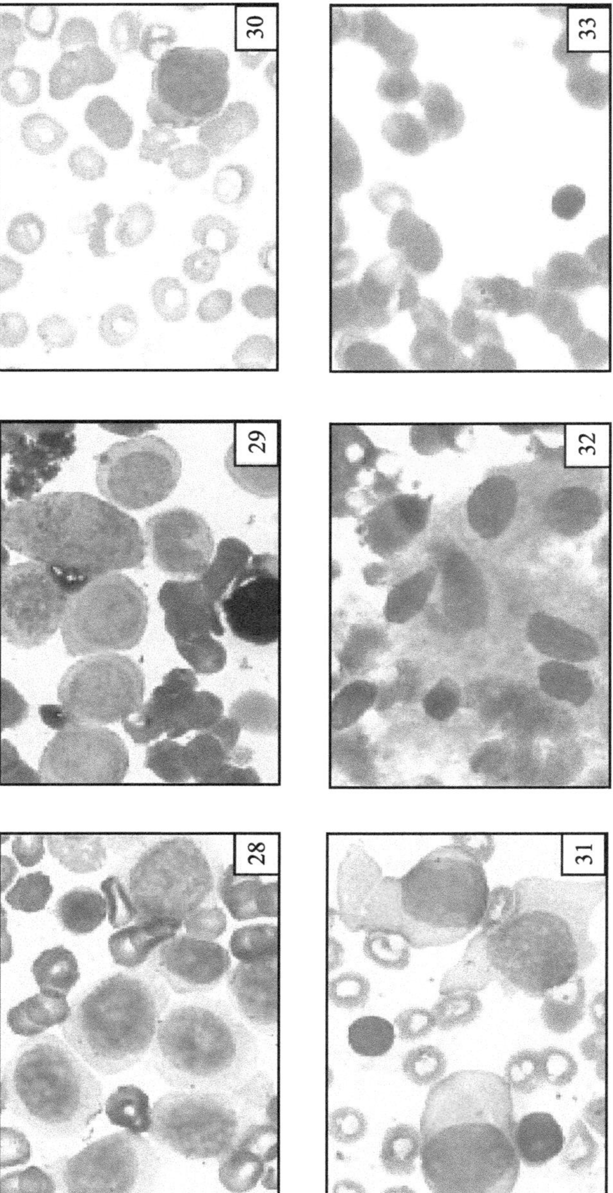

图 28 ~29 入院第 1 天骨髓象;图 30 ~31 入院第 12 天骨髓象;图 32 ~33 入院第 19 天骨髓象

笔记

Na^+141.0mmol/L，K^+3.50mmol/L，Ca^{2+}1.79mmol/L，P 2.13mmol/L。凝血功能：PT 14.6s，INR 1.16，APTT 34.8s，上述指标较前明显好转。但肾功：Cr 255μmol/L，Urea 26.40mmol/L，UA 704μmol/L，继续水化、补钙等治疗至肾功能完全恢复正常。

住院第 12 天复查骨髓象：原始、幼单核细胞占 20%（图 30、图 31），待患儿一般状态进一步好转后，于住院第 19 天按 DA 方案化疗（柔红霉素 2 次、阿糖胞苷 5 天 10 次），用药第 14 天，复查骨髓象：未看到原始、幼单核细胞，形态学完全缓解（图 32、图 33）。住院第 48 天，复查血常规 WBC 4.33 × 10^9/L，NE 1.55 × 10^9/L，HGB 110g/L，PLT 115 × 10^9/L，患儿病情好转，准予出院。出院诊断：①急性髓细胞性白血病 M_{5b}型（高危）；②高白细胞性急性白血病；③急性肿瘤溶解综合征；④高尿酸血症；⑤急性肾功能不全；⑥离子紊乱。

病例分析

急性白血病患者外周血 WBC ≥ 100 × 10^9/L 称为高白细胞性急性白血病（HAML），此类患者易因白细胞淤滞、肿瘤溶解而引起代谢紊乱及出凝血障碍等导致早期死亡，因此被普遍认为是预后不良的因素。急性肿瘤溶解综合征（ATLS）是由于肿瘤细胞短时间内的大量溶解破坏，细胞代谢产物快速释放，超过了肝脏代谢和肾脏排泄的能力，使代谢产物蓄积而引起高尿酸血症、高钾血症、高磷血症、低钙血症、代谢性酸中毒等一系列代谢紊乱，病情进展可发生急性肾功能衰竭、肺水肿和心律失常等严重并发症而危及生命。ATLS 通常发生在对治疗高度敏感的血液系统恶性肿瘤或实体瘤，应用抗肿瘤治疗后的 12 ~ 72h，包括使用细胞毒药物、生物制剂、皮质类固醇类激素及放疗等。偶尔，肿瘤细胞也可在开始治疗

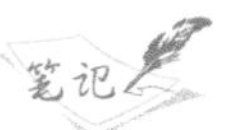

前出现自发溶解，尤其那些增殖迅速的肿瘤。引起 ATLS 的危险因素包括（1）生长旺盛的肿瘤：血液系统恶性肿瘤发生率高于实体瘤；（2）高肿瘤负荷：根据肿瘤的性质、白细胞计数、乳酸脱氢酶等；（3）肿瘤细胞对治疗的敏感性；（4）患者的基础状态：如原有肾功能不全等。

肿瘤细胞溶解释放的代谢产物富含钾离子、血磷及含嘌呤的核苷酸，后者在体内的最终代谢产物为尿酸。以上代谢产物因肿瘤细胞的快速溶解释放入血，超过机体的代谢能力，从而引起了以高尿酸血症及电解质紊乱为特征的临床表现。①高尿酸血症：嘌呤类核苷酸在黄嘌呤氧化酶作用下分解成为次黄嘌呤，然后转变为黄嘌呤，最终转变为尿酸排出体外。过多的尿酸超过肾脏的排泄能力，则以尿酸结晶的形式沉积在肾小管、肾盂、肾盏及输尿管，导致严重尿路机械性梗阻而致急性肾功能不全，表现为少尿、无尿及迅速发展为氮质血症。②高钾血症：细胞溶解导致大量钾离子释放。其临床表现为神经肌肉异常，如肌无力、疼痛性痉挛和感觉异常，心律失常包括室性心动过速、心脏骤停等。心电图的特征性表现为 QRS 波增宽和 T 波高耸。③高磷、低钙血症：细胞迅速溶解导致高磷血症，增高的磷酸根离子与血液中的游离钙结合，形成磷酸钙排出体外，引起继发性低血钙。临床表现为恶心、呕吐、嗜睡、手足抽搐或肌肉痉挛性疼痛，严重者可出现低血压及心律失常。Cairo 和 Howard 等提出了 ATLS 的实验室诊断标准：化疗开始 3 ~ 7 天内出现两项或两项以上的下列实验室检查指标异常：（1）血尿酸增高≥476mmol/L 或高于同龄儿正常上限；（2）血钾增高≥6.0mmol/L；（3）血磷增高≥1.5mmol/L；（4）血钙下降≤1.75mmol/L。

本例患儿诊断急性单核细胞白血病（M5b），来诊时血常规 WBC 260.82 × 10^9/L，符合高白细胞性急性白血病，且 77.0% 为幼

笔记

稚细胞，LDH > 5000U/L，肿瘤负荷大，具有 ATLS 的高危因素。在应用长春新碱、高三尖杉酯碱和羟基脲化疗的第 3 天（用 VCR 1 次，Hu 7 次，HRT 2 次），外周血白细胞迅速下降至 $17.66 \times 10^9/L$，说明肿瘤细胞大量破坏，同时患儿出现腹痛、手脚麻木和出血症状，化验检查显示肾功能异常，血尿酸明显增高，离子紊乱的低钙血症、高磷血症达到上述诊断标准，并且血钾也明显升高（K^+ 5.94mmol/L），血钠明显降低（Na^+ 125mmol/L），与急性肿瘤溶解综合征的临床表现相符。

ATLS 进展为急性肾功能衰竭是肿瘤患者化疗早期死亡的风险之一，因此预防和及时识别 ATLS，并积极治疗尤为重要。为预防 ATLS，在化疗前及化疗同时给予：（1）水化：恰当的静脉补液可增加肾血流量及肾小球滤过率，防止尿酸等结晶的沉积，利于排除高钾、高磷。（2）碱化：当尿 pH > 7 时，尿酸可转变为可溶性的尿酸盐排出；但碱性尿液对次黄嘌呤及黄嘌呤的溶解度则帮助不大，使用别嘌呤醇时增加次黄嘌呤及黄嘌呤，从而增加黄嘌呤性尿路结石；此外碱性尿液可以增加磷酸盐与钙离子结合，尿液 pH > 7.5 时增加钙离子与磷酸盐结合，故目前不推荐使用碱化尿液的方法预防 ATLS。（3）口服别嘌呤醇：别嘌呤醇是次黄嘌呤的类似物，竞争性抑制黄嘌呤氧化酶，后者催化核酸嘌呤降解物次黄嘌呤和黄嘌呤形成尿酸，通过减少尿酸的产生来减轻肾脏尿酸负荷，但不能减少已经产生的尿酸。而拉布立酶能促进尿酸分解为尿囊素，后者在尿中的溶解度更高，具有起效快，作用明显，更具安全性的特点。（4）纠正离子紊乱。（5）经积极的水化和药物治疗仍不能控制高磷血症、高钾血症、高尿酸血症、低钙血症、高容量负荷、高血压、严重的酸中毒和（或）伴中枢神经系统症状的尿毒症，具有以上一项或多项可行透析治疗。

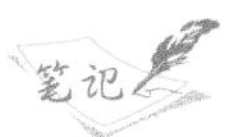

本例患儿住院当天即开始水化并口服别嘌呤醇以预防 ATLS，化疗时每日早晚 2 次监测血常规和血离子，化疗第 3 天及时发现有急性肿瘤溶解综合征的临床表现和实验室依据，经积极处理后电解质紊乱、肾功能不全很快得到纠正。随后在患儿身体条件允许的情况下给予 DA 方案诱导化疗，在较短时间内获得了形态学完全缓解，为巩固治疗打下基础，也为后续的造血干细胞移植以获得长期生存赢得了机会。

病例点评

①患儿就诊时外周血 WBC 260.82 × 10^9/L，IM 77.0%，属高白细胞白血病（WBC ≥ 100 × × 10^9/L），同时肝脏增大，LDH > 5000U/L，均提示肿瘤负荷大，具有急性肿瘤溶解的高危因素；②因高白细胞未能进行急性髓系白血病经典的诱导方案化疗，为减轻白血病细胞负荷应用了长春新碱、高三尖杉酯碱和羟基脲，然而许多抗肿瘤药物均可在不同敏感类型肿瘤中诱导细胞凋亡，因此该患儿同时应用三个药物降低白细胞数量与之后出现了 ATLS 是否有关联值得深思，警示我们对肿瘤负荷大的患者不能操之过急；③该患儿预防及治疗 ATLS 的水化充分，维持了足够的尿量，避免了肾小管堵塞，也避免了肾功能更大的损伤；④住院之初曾给予患儿碱化尿液以促进尿酸排泄，目前此方法不被推荐，该患儿也在出现 ATLS 后调整了碱化方案，今后应根据病情慎重使用碱性药；⑤患儿发生 ATLS 时病情进展很快，但临床上若及时发现及时处理，治疗积极，疗效多理想。

（胡宛如）

参考文献

1. 中华医学会儿科学分会血液学组．儿童急性髓细胞白血病诊疗建议．中华儿科杂志，2006，44：877－878.

2. 汤静燕，李志光．儿童肿瘤诊断治疗学．北京：人民军医出版社，2011：197.

3. Will A，Tholouli E. The clinical management of tumour lysis syndrome in haematological malignancies. British Journal of Haematology，2011，154（1）：3－13.

4. Jones G L，Will A，Jackson G H，et al. Guidelines for the management of tumour lysis syndrome in adults and children with haematological malignancies on behalf of the British Committee for Standards in Haematology. British Journal of Haematology，2015，169（5）：661－671.

5. Howard S C，Jones D P，Pui C H. Tumor lysis syndrome. N Engl J Med，2011，364：1844－1854.

6. 叶启翔，王嘉怡．肿瘤溶解综合征在儿童恶性肿瘤的诊治进展．中国小儿血液与肿瘤杂志，2017，22：277－280.

024 白血病患儿、留置经外周静脉穿刺中心静脉导管（PICC）后静脉血栓形成一例

病例介绍

患儿，男，2 岁 11 个月。以“确诊急性淋巴细胞白血病 L_2 型 9 个月余，发热 1 天”为主诉入院。1 天前患儿无明显诱因出现发

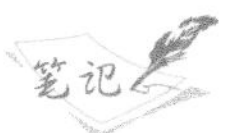

热，体温最高38.5℃，无寒战，未咳嗽，无恶心、呕吐，无腹痛、腹泻。半年前曾留置经外周静脉穿刺中心静脉导管一枚。

体格检查： 体温37.5℃，脉搏110次/分，呼吸30次/分，血压90/50mmHg。意识清楚，呼吸平稳，未见皮疹及出血点。双肺未闻及干、湿啰音，心音有力，律齐，各瓣膜听诊区未闻及杂音。腹平软，全腹无压痛，肝脾肋下未触及。左上肢PICC置管处皮肤稍肿胀，左侧上臂臂围17cm，右侧上臂臂围15cm，皮温不高，无发红及破溃。

辅助检查： 血常规WBC 4.10×10^9/L；NE 64.7%；ST 8.0%；CRP 6.3mg/L；PCT <0.02ng/L；血培养未见细菌生长；左上肢深静脉彩色多普勒超声显示左侧上肢插管静脉内血栓形成可能性大，左侧上肢深静脉未见异常。

诊疗经过： 本例诊断为左上肢静脉血栓形成。确诊后立即给予患侧肢体制动，由于患儿年龄偏小，不能配合治疗，由骨科医生对患儿左上肢进行石膏固定，协助患儿制动。患肢抬高，高出心脏水平20~30cm；给予依诺肝素钠注射液1mg/kg，日2次皮下注射，连用15天，暂时保留PICC导管，每日监测凝血功能。入院第9天，患者左上臂肿胀较前减轻，左侧上臂臂围16cm，右侧上臂臂围15cm，再次行左上肢深静脉彩色多普勒超声检查，结果回报左侧上肢插管静脉内血栓形成，周围侧支循环建立，左侧头静脉走形变异不除外。继续抗凝治疗。入院第15天患者左上臂肿胀消失，左侧上臂臂围15cm，右侧上臂臂围15cm，复查左上肢深静脉彩色多普勒超声检查，结果回报与上次结果无变化，停止应用抗凝药物，继续保留PICC导管。

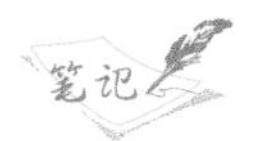

病例分析

经外周静脉穿刺中心静脉导管（peripherally inserted central catheter，PICC）有效地减少了化疗药物及高渗营养液对静脉的损伤和刺激，降低化疗药物外渗发生，保证治疗过程顺利进行，为患儿提供了一条安全有效的静脉通道。同时，PICC 也存在着许多并发症，如导管血流相关性感染、导管堵塞、静脉血栓形成等，其中深静脉血栓为最严重并发症，一旦血栓脱落可能导致肺栓塞，病情危重者甚至造成非预期死亡。血栓形成的原因与血管内的血流速度，患儿血液凝集状态及血管壁的损伤有关。患儿在选择血管时，为防止血栓发生，降低血栓发生率，应当尽量选择血流速度较快、静脉瓣较少、路径最短的位置置管。右臂肌肉由于经常活动负重较左侧的肌肉群发达，对静脉的挤压使静脉血液回流较快，静脉管径更为粗大，故右侧贵要静脉是最理想的置管位置。恶性肿瘤患者发生静脉血栓危险性比普通人群高 7 倍，肿瘤细胞可直接活化凝血系统，促进血栓形成，或通过与机体细胞相互作用而产生或表达促凝血因子；肿瘤细胞也可直接侵犯血管或通过分泌血管穿透性因子而损伤内皮细胞，血液肿瘤的患者长期应用糖皮质激素可导致高凝、易栓，同时激素对内皮细胞也有损伤。选择合适的导管型号可以减少患儿血栓形成的风险，儿童使用 PICC 导管型号最小为 3Fr，有研究显示导管型号越大，血栓发生率越高。型号大的导管占据血管腔的位置多，留置过程中影响血管内血液的流速，同时在输液过程中可引发药物在局部的刺激。在操作过程中若出现送管困难，容易造成血管损伤，更易引发血栓形成。预防血栓发生的护理措施：置管时尽量选择血流速度较快、静脉瓣较少、路径最短的置管位置，减

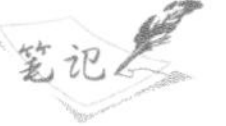

少穿刺次数，减少血管机械性损伤，必要时给予口服抗凝药物；选择适合患儿的导管型号，要求导管直径要小于血管直径的1/2。

留置PICC期间护理：每班观察置管侧肢体有无肿胀、疼痛、皮温增高及皮肤颜色变化，询问患儿自觉症状，测量患儿穿刺侧肢体及对侧肢体臂围，测量部位应做好记录或标记，根据患儿年龄，肘窝上5～10cm为宜，环绕测量一周，两侧肢体进行对比，两侧同水平肢体臂围大于1cm有临床意义，如出现置管侧肢体、腋窝、肩臂部酸胀疼痛时，两侧同水平臂围大于1cm，需进行上肢深静脉彩色多普勒超声检查，必要时请血管科会诊，及早诊断及早处理。置管期间，每天督促患儿做PICC手臂健康操。PICC手臂健康操包括四个部分，分别是手指伸曲运动、旋腕活动、屈肘运动和上臂旋腕运动。这四个部分的运动不但可以促进静脉和淋巴的循环，也可以减轻肿胀，还可以减轻其他一些症状的发生，如血栓性静脉炎症等并发症。从手部到肩部的一个循序渐进的上肢运动，促进上肢肌肉活动，在加速上肢静脉血液循环的同时，促进全身的血液循环，改善血液瘀滞状态，减少血栓的发生。

血栓形成的护理措施，一旦确认血栓形成，根据病情选择应用抗凝药物，抬高患侧肢体至高于心脏水平20～30cm，禁止按摩患肢，禁止冷、热敷肢体，以免造成栓子脱落。嘱患儿作握拳动作，以促进静脉血流回流，减轻肢体肿胀。每日测量患肢、健肢同一水平臂围，观察对比患肢消肿情况，并观察患肢皮肤颜色、温度、感觉及桡动脉搏动，做好记录，准确判断效果，还要注意监测患儿血常规、血小板、出凝血时间、凝血酶原时间。血栓形成急性期，暂不能拔除导管，立即拔管易导致血栓脱落，随血流进入肺小动脉易造成肺动脉栓塞，抗凝2周左右待血栓机化后拔管较安全。抗凝期间观察患儿有无牙龈出血表现等。当抗凝药物应用2周后，复查深

笔记

静脉彩色多普勒超声，若血栓机化后，发现血管部分通畅，根据病情及临床需求可考虑保留导管或拔除。

分析并总结此病例，规范 PICC 留置期间及出现静脉血栓并发症时的护理措施。

①护士对留置 PICC 的患儿做好床头交接班，交接班过程中要认真交接 PICC 穿刺处情况，有无红、肿、热、痛的表现，PICC 导管留置长度及导管末端外露长度，PICC 导管更换日期，敷料是否完整、有无渗出。

②护士应做好患儿及家长 PICC 相关的健康教育，指导患儿及家长学会观察穿刺侧肢体情况，并告知患儿及家长休疗期间也应每天对留置 PICC 侧肢体进行评估，出现问题，立即就诊。

③如休疗期间，患儿及家长怀疑穿刺侧肢体出现静脉血栓时，要先将肢体制动，避免冷热敷及按摩肢体，第一时间就诊，以免延误病情。

④入院后需检查相关感染指标，排除因感染引起的肢体肿胀。

⑤确诊静脉血栓形成后，不能立即拔除导管，防止栓子脱落造成肺栓塞，按医嘱行抗凝治疗 2 周后，复查深静脉彩色多普勒超声，再考虑是否拔管或继续保留导管，临床存在争议。对于年龄偏小的患者，不能配合肢体制动时，需请骨科协助石膏固定肢体。

病例点评

急性白血病是儿科临床常见的恶性血液肿瘤性疾病，药物化疗仍是目前治疗急性白血病的主要方法。近年来，随着化疗方案的不断改进，急性白血病的预后得到明显改善。化疗的疗程较长，PICC 的开展为患儿进行化疗提供了一个很好地静脉给药途径，也减少了

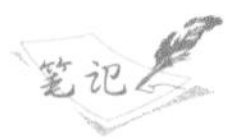

因反复静脉穿刺给患儿造成的痛苦。

本例患儿经骨穿确诊为急性淋巴细胞白血病（L_2 型），在化疗过程中，实施了经 PICC 给药。在护理观察中发现患儿置管侧上肢肿胀并有发热，患侧静脉血管超声证实有静脉血栓形成。这是 PICC 常见的并发症之一，后通过患肢制动、予抗凝药物等处理，病情逐渐恢复，保存了 PICC。本例由于护理工作精细，对并发的静脉血栓形成征象发现较早，且处理及时、准确。本文提出的关于静脉血栓形成的防治经验或体会，可作为今后处理类似病例的借鉴。

（朱妍妍）

参考文献

1. 姚兰，潘国标．预防 PICC 相关性血栓的护理进展．解放军护理志，2014，31（4）：37－39.
2. 王红莲，程远．不同置管位置对 PICC 血栓形成的影响．护理研究，2016，30（3）：1104－1105.

笔记

内分泌系统

025 甲状旁腺功能减退症一例

病例介绍

患儿男，14 岁。以“反复抽搐 1 年，加重 2 天”为主诉入院。患儿 1 年前无明显诱因出现手足搐搦，表现为意识清楚，面色发白，手足强直痉挛，手腕屈曲，手指伸直，拇指内收掌心，踝关节伸直，足趾向下弯曲，无尿便失禁，无四肢强直抖动，持续数分钟后自行缓解，抽搐缓解后，活动如常。1 年来抽搐反复发作多次，于当地诊所就诊，均未明确诊断，未给予治疗。入院前 2 天患儿再

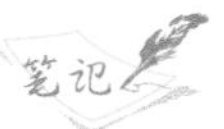

次出现抽搐，表现为意识清楚，手足强直痉挛，手腕屈曲，手指伸直，拇指内收掌心，踝关节伸直，足趾向下弯曲，无尿便失禁。入院前1天就诊于当地某医院，于检查过程中再次抽搐发作，表现同前。行颅脑CT发现颅内钙化灶，血钙降低，血磷升高，未明确诊断，未予治疗，转来我院。患儿近来无发热，无头痛，无咳嗽，无吐泻，进食睡眠可。既往史：否认颅脑外伤史。无服用毒物史。未曾做过甲状腺或甲状旁腺手术及放射治疗。否认患地中海贫血及肝豆状核变性史。个人史：足月顺产，生后无窒息，智力及生长发育同正常同龄儿。家族史：否认家族中有类似疾病患者。

体格检查：T 37.0℃，P 74次/分，R 18次/分，BP 109/72mmHg。神志清楚，问话可正确回答，呼吸平稳。头面部无畸形，周身无皮疹，双瞳孔等大正圆，光反应灵敏，颈软。双肺呼吸音清，未闻及干、湿啰音，心音有力，律齐，心率74次/分，各瓣膜听诊区未闻及杂音。腹平软，无压痛，肝脾肋下未触及。四肢末梢温暖，脊柱、四肢无畸形，四肢肌力、肌张力正常，布氏征、双克氏征、双巴氏征均阴性，面神经征（-），陶瑟征（-）腓反射（-）。

辅助检查：血常规、肝肾功、碱性磷酸酶、血糖、心肌酶谱及尿便常规均正常。钙测定1.23mmol/L（2.17～2.57mmol/L），无机磷测定3.21mmol/L（0.81～1.52mmol/L），其余血离子均正常。血清甲状旁腺素测定11.56pg/ml（15.00～65.00pg/ml）。25-羟基维生素 D_3 15.41ng/ml（11.10～42.90ng/ml）。血清降钙素10.75pmol/L（0～5.22pmol/L）。甲功、铜蓝蛋白正常。尿钙0.08mmol/L。颅脑CT平扫：双侧额叶皮髓质交界处及基底节区可见点片状高密度钙化影，边界欠清。双侧苍白球可见钙化（图34）。小脑、脑干未见异常密度改变。脑室大小、脑沟、脑裂、脑池宽度未见明显扩大和缩小。中线结构居中。脑电图：节律尚规整，调幅不明显。慢波：

笔记

两侧导联混有少数的 10～30μv、5～7c/s 的 θ 波。快波：两侧导联混有 5～20μv、18～24c/s 的 β 波。心电图、胸片及心脏超声未见异常。于眼科就诊，未见眼部病变。

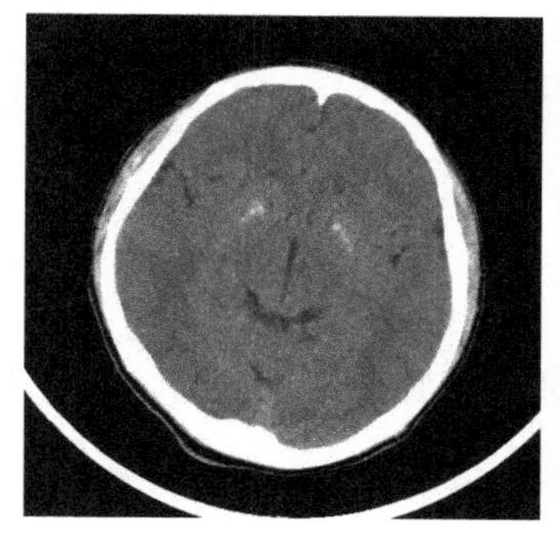
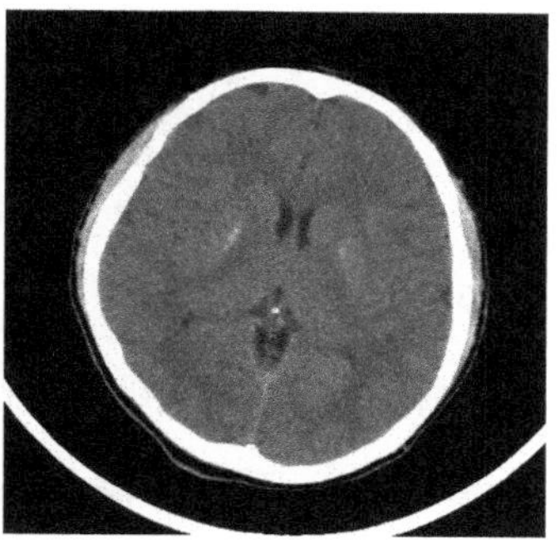

图 34　脑 CT，双侧苍白球可见钙化

诊断：特发性甲状旁腺功能减退症，给予高钙、低磷饮食，静脉葡萄糖酸钙缓解抽搐症状，之后给予钙尔奇 D 及罗盖全口服治疗，未再发生抽搐。复查血钙较入院时升高为 1.70mmol/L（2.17～2.57mmol/L），血磷 2.6mmol/L（0.81～1.52mmol/L）下降，病情好转出院。

病例分析

本病例患儿反复手足抽搐发作，无发热、咳嗽、腹泻等感染表现，无头痛及呕吐等高颅压表现，否认颅脑外伤史及服用毒物史。查体：血压正常，神经系统查体均未见异常。实验室检测提示，血糖正常；血钙 1.23mmol/L 明显降低；血磷 3.21mmol/L 明显升高；血清甲状旁腺素测定 11.56pg/ml 明显降低；颅脑 CT 可见双侧额叶皮髓质交界处及基底节区可见点片状高密度钙化影，双侧苍白球可见钙化；心电图未见异常；脑电图可见少许慢波，未见棘慢波。依

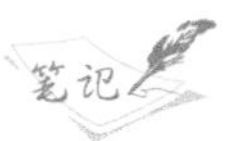

据患儿病史、体格检查及实验室检查结果，患儿抽搐的原因目前可除外热性惊厥、高血压、低血糖、心律失常、颅内感染、颅内出血、颅内肿瘤、中毒及癫痫。该患儿存在低钙血症、高磷血症、血清甲状旁腺素明显降低、颅内多发钙化灶，符合甲状旁腺功能减退症的诊断标准。患儿1，25－$(OH)_2D_3$低于20ng/ml，但肾功正常，无营养不良及肝脏疾病，不考虑营养性维生素D缺乏，而认为是由于甲状旁腺功能减退症所致。

甲状旁腺是多位于人体颈前部甲状腺侧叶后方的内分泌腺体，分泌的激素主要为甲状旁腺素（parathyroid hormone，PTH），在维持人体钙磷代谢平衡中起到十分重要的作用。PTH与降钙素（CT）、维生素D一起构成了对血液中钙离子瞬间和慢性调节系统，并借助骨骼、肾脏和肠道实现这种调节，使血中的钙浓度维持在一个非常狭窄的范围内，保证了机体内环境的稳定。甲状旁腺功能减退症（Hypoparathyroidism，简称甲旁减）是由各种原因引起的甲状旁腺激素分泌减少或结构异常或靶器官对其不反应等所致的以低钙血症为主要表现的一组内分泌疾病，是临床上引起低钙血症的主要原因之一，其特征是手足搐搦、癫痫样发作、低钙血症和高磷血症，长期口服钙剂和维生素D制剂可使病情得到控制。

根据病因，可将甲旁减分类如下：1. 新生儿期甲旁减：正常新生儿脐血PTH较低，出生后第6天升高标准可达正常婴儿和儿童水平。早产儿常在出生后2～72小时内出现低钙血症，此类早产儿多见于出生窒息和糖尿病母亲婴儿，可能与甲状旁腺发育尚不成熟有关。孕母患有甲状旁腺功能亢进时，胎儿暴露于高血钙的环境，抑制胎儿甲状旁腺的功能，新生儿可发生暂时性低钙血症。2. 家族性先天性甲旁减：可表现为多种遗传方式。①常染色体显性遗传，为PTH基因的单一碱基的置换由精氨酸替代半胱氨酸。②常染色体隐

笔记

性遗传，为 PTH mRNA 突变，发生于第二外显子和第二内含子的异常断裂，该部位编码 PTH 的起始和信号肽，因此产生 PTH 缺乏。③X 连锁隐性遗传，位于 Xp^{26-27} 的基因缺失或突变使甲状旁腺缺如。3. 甲状旁腺功能减退伴畸形综合征：为一些甲旁减伴有先天畸形的综合征，其中甲状旁腺不发育常可伴有 DiGeroge 综合征，为甲状旁腺和胸腺不发育，还有心血管异常及头面部的畸形及免疫功能异常。4. 自身免疫性甲旁减：由于血中存在 PTH 抗体，甲状旁腺可单独发生自身免疫性甲状旁腺炎，引起甲旁减。5. 特发性甲旁减：病因不明的甲旁减，称为特发性甲旁减。6. 后天的甲状旁腺切除，放射治疗及甲状旁腺浸润性疾病如铁沉积（地中海贫血治疗）或铜沉积（肝豆状核变性）等。

本例患儿为 14 岁男孩，未曾行甲状腺或甲状旁腺手术及行放射治疗。否认患地中海贫血及肝豆状核变性病史，且家族中无类似疾病，目前未找到确切的病因，因此考虑本例患儿诊断为特发性甲旁减。

甲旁减病因多样，目前认为超过 75% 的甲旁减为颈部手术所致，其次为自身免疫性甲旁减，少数为基因突变所致。目前已经明确有十余种基因突变可能与甲旁减的发病相关，包括 *GATA3*、*GCMB*、*TBCE*、*PTH*、*CASR*、*CLDN16*、*TRPM6*、*AIRE*、*GNA11*、*FAM111A*、*TBX1*、*AP2S1* 等，但大规模病因学研究极为有限。有学者采用二代测序技术在 20 例儿童起病甲旁减患者中发现 7 例存在基因突变，突变率为 35%。另有学者采用全外显子测序方法对 23 例甲旁减患者进行病因筛查，发现 2 个甲旁减家系存在 *CASR* 和 *GCMB* 基因突变。因此，建议有条件时进行相关基因筛查。

甲旁减的临床表现多样，个体差异大，可无临床症状仅实验室检查发现低血钙；可有肌肉疼痛、挛缩，进展为麻木、强直、手足

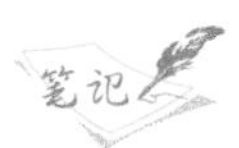

搐搦、佛氏征和陶氏征阳性；严重时可有惊厥及意识丧失，特别是小婴儿发生惊厥易被误诊为癫痫。低钙血症还可引起自主神经兴奋，平滑肌产生收缩导致喉痉挛和支气管痉挛，进而引发呼吸困难，肠痉挛引起腹痛。另有部分患儿可出现牙齿萌出延迟，牙釉质形成不良。PTH 缺乏可间接引起一些临床表现如黏膜念珠菌病，白内障。当伴有其他自身免疫性疾病时可有眼结膜炎、角膜炎、虹膜炎、视神经萎缩、视网膜色素沉着等。实验室检查可发现：1. 血清钙减低 1.25 ~ 1.75mmol/L（5 ~ 7mg/dl）。2. 血清磷增高 2.26 ~ 3.88mmol/L（7 ~ 12mg/dl），但血磷受年龄、饮食，以及一些激素影响。3. 碱性磷酸酶正常或降低。4. 1，25 –（OH）$_2$D 降低。5. 血清 PTH 降低。6. 血镁正常。7. 颅脑 CT：脑内可见多发性、对称性钙化，以基底节钙化最常见。8. 脑电图：低钙惊厥时脑电图可异常，血钙恢复正常数周后脑电图应恢复正常，否则应注意是否为不可逆的脑损伤或甲旁减伴有癫痫。甲旁减患儿行脑电图检查可见棘波或棘慢波，可被误认为癫痫发作，临床上需对脑电图进行动态观察，癫痫患儿脑电图以癫痫波为主，而背景正常；甲旁减则以背景慢化为主，即使合并癫痫波也在异常背景中出现，且血钙纠正后，脑电图可恢复正常。9. X 线手骨片常可见掌骨骨密度增加。10. 伴多发畸形者，应 X 线查胸腺、免疫功能及心肾等全面检查。当临床出现惊厥或手足搐搦，尤其生化检查提示低钙血症及高磷血症时，应注意考虑甲旁减的诊断，并应进一步详细询问病史，进行全面体格检查，完善 X 线骨片、颅脑 CT、血 PTH 测定以明确诊断。并与其他原因引起的低钙血症、癫痫，以及低镁血症相区别。本例患儿反复惊厥发作，有既往长期手足搐搦病史，化验检查显示低血钙、高血磷、血清甲状旁腺素明显降低、颅内多发钙化灶，首先考虑甲状旁腺功能减退症的诊断。

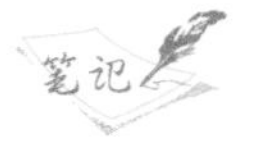

甲旁减可发生于任何年龄，儿童及青少年起病者并不少见，因此早期诊治可避免儿童由于低钙所致的反复手足搐搦，癫痫发作及其他精神神经严重并发症。1. 低血钙急性抽搐时应将10%葡萄糖酸钙5～10ml，加入适量的5%～10%葡萄糖溶液，以每分钟0.5～1ml的速度缓慢滴入。根据血钙水平每日可输注1～3次，以缓解抽搐症状。2. 骨化三醇每日0.25μg口服，以后0.01～0.10μg/(kg・d)维持，最大量1～2μg/d。3. 保证每日饮食中钙的摄入，减少高磷饮食，定期监测血钙。4. 甲状旁腺激素替代治疗：理论上应为甲旁减最理想的治疗，已有重组人甲状旁腺激素制剂上市，但因其价格太高，且长期应用的安全性证据仍不充分，FDA目前尚未批准PTH用于儿童和24岁以下的成人。5. 甲状旁腺移植：目前还存在供体来源、排斥反应等问题，尚未应用于临床治疗。

对于特发性甲旁减，钙剂和维生素D的联合应用完全可以控制病情，因此决定预后的关键是能否得到早期正确的诊断和合理的治疗。这不仅意味着消除低血钙相关的手足搐搦和神经系统症状，而且可以预防和防止低钙性白内障和基底节钙化的发生和进展。继发性甲旁减的预后与原发病有很大关系。关于预防：1. 控制好母亲的血钙水平，可减少新生儿甲旁减。2. 高水平的颈部外科手术是减少颈部手术继发甲旁减的重要因素。

病例点评

本病例为反复抽搐患儿，详细询问病史及查体后，及时完善相关检查，发现血钙明显降低，血磷明显升高，血清甲状旁腺素明显降低，颅脑CT见多发钙化灶，明确诊断为甲状旁腺功能减退症。给予高钙、低磷饮食，静脉葡萄糖酸钙、口服钙尔奇D及罗盖全治

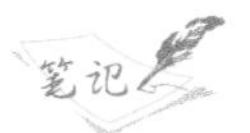

疗，临床症状缓解。复查血钙较入院时升高，血磷下降。本病例诊断明确，治疗及时、有效。儿童甲状旁腺功能减退症是一种儿科少见的内分泌疾病，临床特征个体差异较大，部分医生对疾病本身认识不足，本病常被漏诊，或被误诊为癫痫、脑炎、脑病、低钙抽搐等。临床反复顽固性抽搐，抗癫痫治疗无效者应考虑本病，甲旁减患儿行脑电图检查时可见棘波或棘慢波，易被误认为是癫痫发作，临床上需对脑电图进行动态观察，癫痫患儿脑电图以癫痫波为主，而背景正常；甲旁减患儿脑电图则以背景慢化为主，即使合并癫痫波也在异常背景中出现，且血钙纠正后，脑电图可恢复正常。检测血钙、血磷、颅脑 CT 检查等有助于临床诊断。对于抽搐的患儿，建议常规检查血钙、血磷、PTH 以便早期明确甲旁减的诊断，减少误诊、漏诊。另外，钙剂、维生素 D 及其衍生物治疗较易出现尿钙增加或泌尿系结石，治疗过程中需密切监测血钙、血磷、24 小时尿钙、泌尿系超声，规律随访。

（范　妍）

参考文献

1. 胡亚美．诸福棠实用儿科学（第 7 版）．北京：人民卫生出版社，2013：2014 – 2016.
2. 李悦芃，全婷婷，王鸥，等．128 例儿童/青少年起病的甲状旁腺功能减退症临床分析．中华内科杂志，2016，55（10）：769 – 773.
3. Mitsui T，Narumi S，Inokuchi M，et al. Comprehensive next generation sequencing analyses of hypoparathyroidism：identification of novel GCM2 mutations. J Clin Endocrinol Metab，2014，99（11）：E2421 – 2428.
4. Park S Y，Eom Y S，Choi B，et al. Genetic and clinical characteristics of korean patients with isolated hypoparathyroidism：from the Korean hypopara registry study. J

笔记

Korean Med Sci, 2013, 28 (10): 1489 - 1495.

5. Bilezikian J P, Khan A, Potts J T, et al. Hypoparathyroidism in the adult: epidemiology, diagnosis, pathophysiology, target - organ involvement, treatment, and challenges for future research. J Bone Miner Res, 2011, 26 (10): 2317 - 2337.

026 糖尿病酮症酸中毒一例

病例介绍

患儿，男，13 岁 7 个月。以“确诊糖尿病 5 个月，呕吐伴腹痛 1 天”为主诉入院。患儿 5 个月前已明确诊断为糖尿病，合并糖尿病酮症酸中毒，给予补液、纠酸及胰岛素等治疗后，好转出院，院外一直规律应用胰岛素治疗（三餐前诺和锐，分别 8iu、6iu、8iu 及睡前来得时 30iu），并监测末梢血糖。近 10 天血糖控制不佳，餐后 2 小时血糖最高 20mmo/L，空腹末梢血糖最高 10mmo/L 左右。昨日食用玉米后出现腹痛伴呕吐，当地医院给予抗炎、保护胃黏膜等治疗，患儿逐渐出现精神萎靡及烦躁。发热 1 次，体温 37.5℃。病来无咳嗽，尿量减少，大便正常，无暴饮暴食及受到剧烈精神刺激。既往无高血压病史。

体格检查： T 36.5℃，P 126 次/分，R 35 次/分，血压 125/101mmHg，精神萎靡，呼吸深大，呼气凉。皮肤弹性差，眼窝略凹陷，周身未见皮疹及出血点，无花纹。面色潮红，双瞳孔等大正圆，光反应灵敏，口唇干裂，无樱红。咽充血，未见脓点。听诊双肺呼吸音清，心音有力，律齐，未闻及杂音。腹平软，全腹无压痛，肝脾肋下未

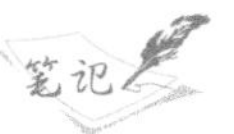

触及。毛细血管再充盈时间5秒，四肢末梢凉。双下肢无水肿。神经系统检查未见异常，脑膜刺激征阴性，巴氏征未引出。身高153cm，体重59kg，BMI 25.20，腰围85cm。

辅助检查：血气分析：pH 6.93，PCO_2 10mmHg，PO_2 95mmHg，HCO_3^-小于3.0mmol/L，BE -27mmol/L。血常规：WBC 12.32×10^9/L，中性粒细胞比例：74.9%，RBC 4.84×10^{12}/L，红细胞压积0.428L/L。血离子：K^+ 6.55mmol/L，Na^+ 123.8mmol/L，Cl^- 87.4mmol/L，HCO_3^-测不出，钙、磷、镁正常。GLU 36.11mmol/L。尿常规：尿糖4+，酮体4+。肾功、脂肪酶、淀粉酶、肝功及心肌酶未见明显异常。血脂异常：血清甘油三酯（TG）2.63mmol/L（0.00~1.70mmol/L）、血清低密度脂蛋白（LDL-C）、胆固醇（TC）高，血清高密度脂蛋白胆固醇（HLD-C）低，CRP 14.30mg/L；PCT 0.52ng/ml。血浆糖化血红蛋白（HbA_1C）11.90%。血清抗谷氨酸脱羧酶抗体正常。

诊疗经过：结合病史、查体及辅助检查，诊断为：1. 糖尿病酮症酸中毒（重度）；2. 1型糖尿病。入院后立即予心电监护、血氧监测、扩容（生理盐水10ml/kg，30分钟内快速输入），改善有效组织灌注，降糖和消除酮体。动脉血气回报pH 6.93，给予碱性液。降糖予小剂量胰岛素0.1u/(kg·h）和糖盐水静点，血糖维持在8~12mmol/L，当血pH降至7.25，酮症酸中毒状态纠正结束，过渡到皮下胰岛素注射，酮症酸中毒患儿抢救结束。治疗中每小时评估末梢血糖、生命体征、出入量，每2个小时评估动脉血气、血电解质。血常规、炎症指标提示有感染，给予特治星（4.5g，q12）静点。后期调整皮下胰岛素量为诺和锐6iu、6iu、8iu，诺和平28u，血糖控制稳定后出院。

笔记

病例分析

该患儿有明确的糖尿病史、糖尿病典型“三多一少”临床表现，现因血糖控制不佳，引起酮症酸中毒并发症，出现恶心、呕吐、腹痛等胃肠道症状，精神萎靡及烦躁等神志改变，尿量减少，皮肤弹性差，眼窝略凹陷等脱水症状，以及深大呼吸，结合生化指标，明确诊断相对简单。鉴别诊断应除外急性胰腺炎、急腹症等。糖尿病需要与急性胰腺炎相鉴别，注意糖尿病是否合并急性胰腺炎。

糖尿病合并酮症酸中毒临床表现。糖尿病酮症酸中毒（DKA）是以高血糖、高血酮、酮尿、脱水、电解质紊乱、代谢性酸中毒为特征的一组症候群，是儿童糖尿病患者死亡的首要原因。主要临床表现有：（1）糖尿病症状加重：多饮多尿、体力及体重下降的症状加重；（2）胃肠道症状：包括食欲下降、恶心、呕吐。有的患者因腹痛症状，被误诊为急腹症；（3）呼吸改变：呼吸深快，可有类似烂苹果气味的酮臭味。（4）脱水与休克症状：中、重度酮症酸中毒患者常有脱水症状，如尿量减少、皮肤干燥、眼球下陷等，重者可有循环衰竭，包括心率加快、脉搏细弱、血压及体温下降等，严重者可危及生命；（5）神志改变：个体差异较大，早期有头痛、头晕、萎靡继而烦躁、嗜睡、昏迷。伴严重感染时可表现为感染性休克，应予以注意，以免与酮症酸中毒互相掩盖贻误病情。

糖尿病酮症酸中毒的治疗。补液开始前应迅速采血送检血糖、血清电解质、血气分析、血酮体，胰岛素自身抗体、c 肽及糖化血红蛋白。在补液治疗中，估计脱水程度，计算补液量，总量包括累积丢失量和维持量，累加丢失量(ml) = 估计脱水百分数(%) × 体重(kg) × 1000(ml)，维持量的计算：（1）体重法：维持量(ml) =

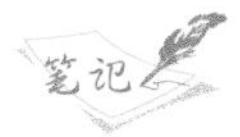

体重×每 kg 体重 ml 数(<10kg,80ml/kg;10~20kg，70ml/kg；20~30kg，60ml/kg；30~50kg，50ml/kg；>50kg，35ml/kg)。（2）体表面积法：维持量每日 1200~1500ml/m^2，年龄越小，每平方米体表面积液体量越多。补液疗法有两种，第一种补液疗法是快速补液(对于中、重度脱水的患儿，尤其休克者，最先给予生理盐水 10~20ml/kg，30~60min 以内快速输注扩容，一般不超过 30ml/kg)。结合序贯补液，每日液体总量一般不超过每日维持量的 2 倍。不需要额外考虑继续丢失，液体复苏所入的液体量无须从总量中扣除。总液体张力约 1/2 张。第二种补液疗法是按照先快后慢，先浓后淡，见尿补钾的原则进行。累积丢失量的 1/2 于前 8~10h 输入，余量在后 16h 内补足，补液张力为 1/2 张~等张。维持液以 1/3 张含钾盐水 24h 均匀输入。继续丢失液体的补充按照丢失多少补多少的原则进行，一般给予含钾 1/2~1/3 张盐水输入。补液应先于胰岛素，一般补液开始 1h 后，若患儿有休克，只有当休克恢复、含钾盐水补液开始后，应用胰岛素，小剂量胰岛素最初为 0.1u/(kg·h)，血糖下降速度为每小时 2~5mmol/L，胰岛素输注速度不低于 0.05u/(kg·h)。小剂量胰岛素静脉输注应持续至酮症酸中毒纠正(连续 2 次尿酮体阴性，血 PH>7.3，血糖下降至 12mmol/L 以下)，必要时可输入含糖的 1/3~1/2 张晶体液，下降速度不可过快，一般为每小时 2~5mmol/L，以维持血糖水平为 8~12mmol/L。只有当临床状况稳定后，口服液体可耐受时才逐渐减少静脉输液，最后过渡到皮下胰岛素注射的常规治疗。在停止滴注胰岛素前半小时应皮下注射常规胰岛素 0.25u/(kg·次)，也可适当延长静脉小剂量胰岛素治疗，直至进餐时停用静脉胰岛素，改为常规皮下注射。皮下注射胰岛素的剂量和剂型根据当时情况而定，防止高血糖反跳。

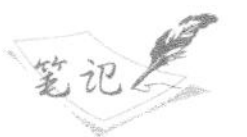

纠酸过程中，多次评估生命体征、意识状态、出入量、尿和血

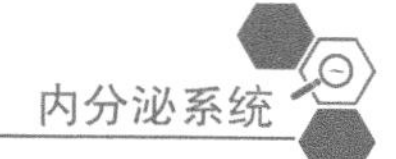

糖及酮体浓度。慎用碱性液体，只有当动脉血气 PH <6.9，休克持续不好转，心脏收缩力下降时可以考虑使用。通常用5% $NaHCO_3$ 1～2ml/kg 稀释后在 1h 以上缓慢输入，必要时可以重复。DKA 伴脑水肿虽然少见，但常为 DKA 致命并发症，应引起足够的重视。临床治疗中，酸中毒严重、持续低血钠、高 BUN 及不适量应用碳酸氢盐都可能加剧脑水肿发生可能，DKA 并发脑水肿患儿的认知功能较差，脑水肿的临床表现均为非特异性，与其他原因的神经系统症状和体征无法区分。诊断指标：（1）对痛觉刺激无反应（运动或语言反应）；（2）去皮层或去大脑僵直；（3）颅神经麻痹（特别是颅神经Ⅲ、Ⅳ和Ⅵ）；（4）中枢性呼吸异常，如呻吟、叹气样呼吸、气促和陈施呼吸。主要指标：（1）意识状态有改变或意识状态不稳定；（2）与血容量或睡眠状态不相称的持续的心率下降（下降20 次/min）；（3）大小便失禁。次要指标：（1）呕吐；（2）头痛；（3）嗜睡不易唤醒；（4）舒张压 >90mmHg；（5）年龄 <5 岁。符合 1 项诊断指标，2 项主要指标或者 1 项主要加 2 项次要指标，则诊断脑水肿的敏感性达 92%，假阳性只占 4%。一旦考虑脑水肿则应限制液量，予甘露醇 0.25～1.0g/kg，20min 输入，如治疗无反应可于 30min 到 2h 后重复，甘露醇无效且血钠低者可予 3% NaCl5～10ml/kg，30min 输入，同时液体输入速度降低 1/3，抬离床头，必要时呼吸支持等。颅脑影像学检查有助于脑栓塞和脑出血的诊断，如果确实存在，则给予相应治疗。

应用不同剂量胰岛素治疗小儿糖尿病酮症酸中毒（DKA），参照组应用大剂量胰岛素治疗，治疗组应用小剂量胰岛素治疗。比较两组患儿的血糖指标、血糖降低速度、尿酮体转阴时间及临床基本情况。结果治疗组患儿血糖降低速度及 24h 胰岛素平均剂量低，患儿配胰岛素维持液次数及低血糖出现次数少，住院时间短，能够实

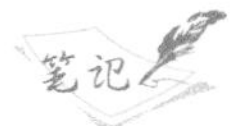

现对患儿血糖的有效控制，改善其临床症状，有利于患儿的早日康复。大量临床实验证明，持续小剂量静滴胰岛素 0.1u/(kg·h) 有抵制脂肪分解和酮生成的最大效应和相当强的降血糖效应，而促钾离子运转作用较弱，避免以往大剂量应用易致：1. 晚期低血糖；2. 低血钾诱发心律失常；3. 脑水肿；4. 低磷血症；5. 低镁、高乳酸血症。

糖尿病患儿的日常管理非常重要，很多是由于胰岛素应用、饮食控制等管理问题，引起酮症酸中毒的发生，需要定期门诊复诊，规范治疗。DKA 的高危因素包括：（1）糖尿病控制不佳或以前反复出现 DKA 者；（2）围青春期女孩；（3）精神异常或患有进食紊乱症；（4）问题家庭的患儿；（5）遗漏胰岛素注射；（6）无钱就医者；（7）胰岛素泵使用不当者。对于所有 1 型糖尿病儿童出院后均应定期于门诊继续接受治疗指导。开始每 2～4 周一次，病情平稳后每 2～3 个月一次。携带家庭记录（包括每天的饮食、胰岛素注射的次数和剂量、家中测血糖或尿糖检查的记录，以及病情发生的问题等）。就诊前或当天查餐后 2 小时的血糖和糖化血红蛋白。医生需对身高、体重、血压、眼底、青春期发育、注射部位进行评估，发现问题和患者共同分析原因和探讨解决的办法。提高儿童糖尿病的治疗效果通常与家属及患儿的自我管理能力有着密切的关系。在日常生活中，控制不良会造成血糖波动产生低血糖、感染、酮症酸中毒等致使患儿反复住院，给患儿的身心健康和生存质量造成严重不利影响。

病例点评

笔记

对于以不明原因呕吐、全腹疼痛等消化道症状起病，定位体征

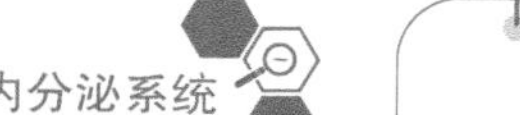

少的患儿，需完善血离子、动脉血气等基础检查，第一时间识别潜在危重症，避免误诊、漏诊及采取不当治疗措施而加重病情。临床中有些儿童糖尿病患者发生 DKA 时，血糖可能并未明显升高，偶尔可见血糖位于正常范围或仅轻度升高但仍然发生酮症酸中毒者，即血糖正常性 DKA，因而更强调对患儿各项实验室指标及临床表现的综合分析。临床估计脱水程度常是主观和不精确的，过度补液是脑水肿的高危因素，推荐 48h 补液法。治疗过程中应及时评估且调整治疗，特别强调对血浆渗透压及血钠的监测，血钠下降作为与脑水肿倾向相关的为数不多的实验室指标之一。临床上应重视对于电解质、尿素氮等监测，规范补液、以防止因治疗不当造成脑水肿。

（姜红堃）

参考文献

1. 王程毅，郑启安，宋朝敏，等．儿童糖尿病酮症酸中毒 15 例临床分析．中国小儿急救医学，2012，19（6）：619－622.

2. 李杰玉，林玉玲，金文，等．儿童糖尿病酮症酸中毒伴脑水肿临床特征和危险因素分析．中国糖尿病杂志，2016，24（5）.

3. 马春兰．糖尿病酮症酸中毒并发脑水肿患儿对认知功能的影响及危险因素分析．中国糖尿病杂志，2018，06.

4. 杨洋．小儿糖尿病酮症酸中毒采用不同剂量胰岛素治疗的效果．临床医学研究与实践，2018，24.

5. Jin C H, Wu Y F, Zhu Z H. Small class type to strengthen the education to the patients with type 2 diabetes self－management ability. Nei Mongol Journal of Traditional Chinese Medicine，2014.

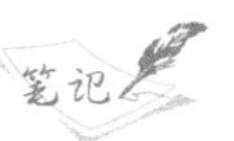

027 低促性性发育不良一例

病例介绍

患儿男性，13 岁 1 个月。因“阴茎短小 6 年”入院。患儿 6 年前行右侧腹股沟疝手术后，家长发现患儿阴茎较同龄儿短，近 6 年阴茎未发育。现患儿阴茎不能勃起，无遗精，为求诊治入院。家族史：父母性发育正常。入院查体：神智清楚，身材匀称，未见特殊面容，颈部皮肤可见黑棘皮，心肺听诊未闻及异常。特征查体：身高 161cm，体重 73kg，BMI 28，智力正常，嗅觉正常。未见喉结，无胡须，无腋毛及阴毛。阴茎细短，非勃起状态下长 2cm，阴囊无着色，阴囊内睾丸触不清，无球状物感觉。Tanner 分期为 G1 期、PH1 期。阴囊超声检查：阴囊内未见睾丸回声，双腹股沟可见低回声，考虑异位睾丸。性激素检测结果：促黄体生成素（LH）<0. 12 IU/L，卵泡刺激素（FSH）1. 73 IU/L，睾酮（T）<0. 69 n mol/L。生长激素（GH）、胰岛素样生长因子 – 1（IGF – 1）、催乳素（PRL）、促肾上腺皮质激素（ACTH）、皮质醇（8：00）、游离 T4、促甲状腺激素（TSH）均为正常。鞍区增强 MR：垂体略小，垂体柄居中。染色体核型分析：46XY（图 35、图 36）。

戈那瑞林兴奋试验：LH 峰值 0. 14LH/L，FSH 峰值 0. 27IU/L。提示低促性腺激素性性发育不良。绒促性素兴奋实验：皮下注射绒促性素（HCG）2000IU/d，连续注射 4 天后，血清 T 2. 25nmol/L（75ng/dl），为部分反应，继续进行 HCG 延长实验，隔日皮下注射

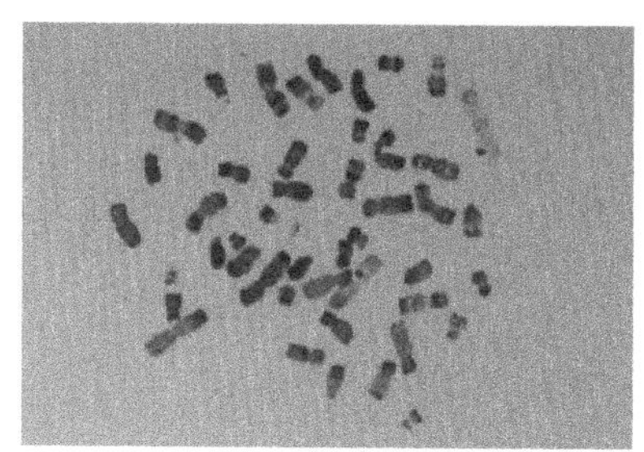

图 35　染色体核型分析

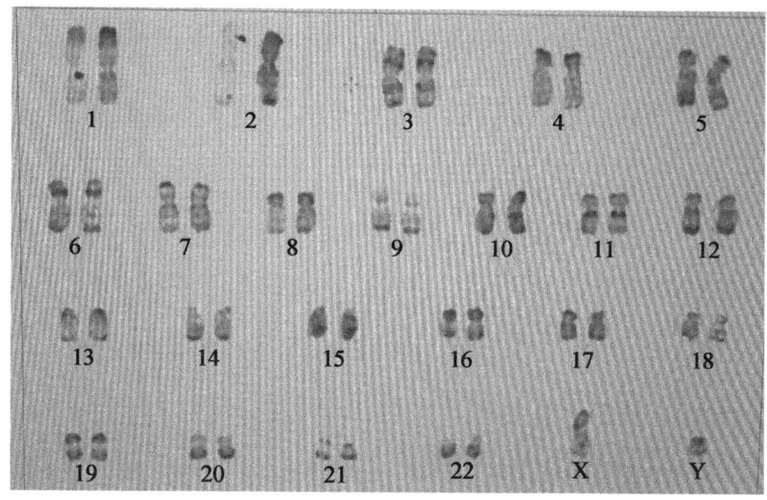

图 36　染色体核型分析

绒促性素 2000IU/d，共 10 次，20 天后血清 T 1.35nmol/L（38ng/dl），仍为部分反应。此时双侧阴囊内均能触及睾丸，容积约 1ml，但实体感不强。临床诊断：1. 特发性低促性腺激素性性腺功能减退症；2. 双侧隐睾；3. 中心性肥胖。给予 HCG 和尿促性素（HMG）联合治疗；3 个月后患儿于门诊复查，自述在应用 HCG 及 HMG 治疗 1 个月后出现夜间阴茎勃起，无遗精。现身高 163.5cm，体重 75kg，阴茎长 4cm，阴囊稍见着色，皱褶。双侧阴囊内均可触及睾丸。阴囊超声：阴囊内右左睾丸容积分别 2.08ml、1.33ml，双侧均见副睾头。性激素检测结果：LH 2.75IU/L，FSH 5.25 IU/L，T 62.79ng/dL。建

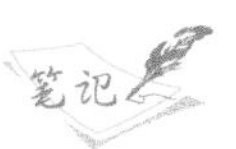

议继续应用 HCG 和 HMG 联合治疗 3 个月后再次复查。

病例分析

小儿性发育不良指小儿生殖系统先天性或后天性发育缺陷，导致生殖腺（卵巢或睾丸）功能减退的一类疾病，临床上主要表现为小阴茎、小睾丸。按发病机制可以分为：体质性青春发育延迟（CDP）、功能性青春发育延迟、低促性腺激素性性腺功能减退症（HH）、高促性腺激素性性腺功能减退症、联合性性腺功能减退症。低促性腺激素性性腺功能减退症是由于下丘脑或垂体功能障碍，导致垂体分泌促性腺激素不足，进而出现睾丸功能减退，其特征是低促性腺激素和低性激素分泌，睾丸本身的储备功能正常。

该患儿 13 岁，临床上表现小阴茎，无第二性征发育，隐睾，性激素基础检测结果均低于正常值，提示患儿为性发育不良。

对于病因的诊断流程可按图 37 进行：

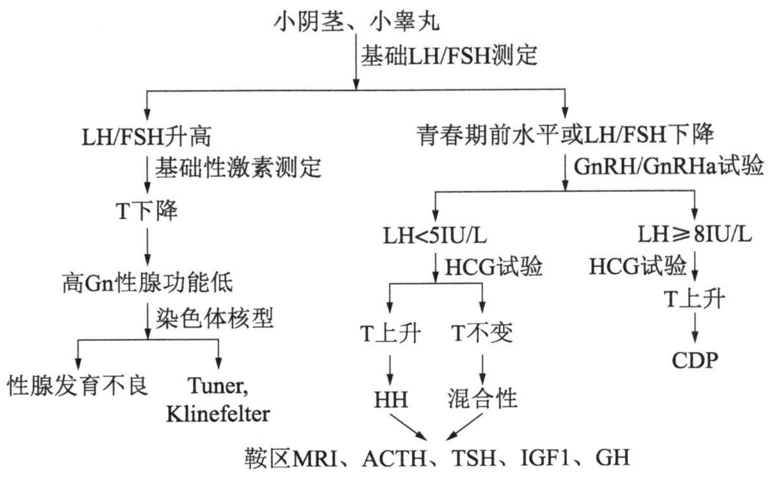

图 37　病因的诊断流程

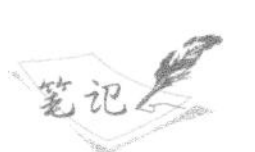

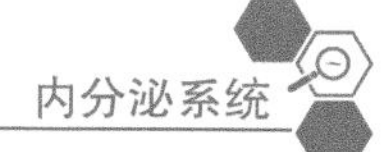

戈那瑞林兴奋试验目的是评估垂体促性腺激素的分泌功能，实验方法：空腹状态于8am进行，戈那瑞林2.5～3.0μg/kg（最大量100μg），皮下或静脉注射，在0、30、60、90、120测定血浆FSH和LH水平。结果：LH峰值≥8IU/L，提示垂体功能正常；无LH峰值出现者或峰值升高为基础值3～5倍，但LH峰值<5IU/L，考虑青春期前或垂体功能异常。戈那瑞林兴奋试验有助于对CDP和HH的鉴别诊断，有人提出血清LH峰值≥8IU/L，并且LH增加值≥5IU/L，多提示CDP；下丘脑病变引起的促性腺激素释放激素（GnRH）长期分泌不足引起的HH亦可出现LH峰值升高为基础值3～5倍，但LH峰值<5IU/L，如特发性低促性腺激素性性腺功能减退症（IHH），需重复GnRH刺激的垂体预充后试验。

HCG刺激试验目的是检测龄睾丸间质细胞功能，试验方法：HCG每日或隔日肌肉注射（剂量：<1岁，500IU，1～10岁1500IU，>10岁2000IU），共3次，第三次后次日晨检查T及双氢睾酮（DHT）。正常反应：血睾酮激发峰值较基础增加数倍（婴儿期2～10倍，儿童期5～10倍，青春期2～3倍），证明睾丸功能正常，可见于CDP或HH，但需要注意的是如果患者本身分泌的T基础值较低，则会出现假阳性的判定，因此激发值应以T≥100ng/dl（3.5nmol/L）表示睾丸睾酮生成正常；完全无反应者，即血清T与基础值比无明显变化，考虑无睾症、原发性睾丸功能发育不全及睾丸合成酶缺陷；部分程度反应：HCG注射后血T较基础值升高，但T<100ng/dl，应继续行HCG延长试验，在注射最后一次HCG 24小时之后，再次测定T水平，若T明显升高，可排除睾丸本身的功能不全。

本例患儿戈那瑞林兴奋试验结果：LH峰值小于5IU/L，提示垂体功能发育不良，引起促性腺激素（包括LH及FSH）分泌不

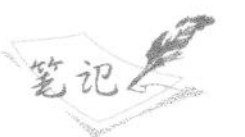

足；HCG 刺激试验及延长试验结果 T 较基础值均升高 10 倍以上，提示睾丸的储备功能正常，T 值没有大于 100ng/dl，考虑由于长期促性腺激素分泌不足导致睾丸分泌功能未达到青春期水平引起。患儿 GH、IGF－1、PRL、ACTH、皮质醇(8:00)、游离 T4、TSH 均为正常，鞍区 MRI 可除外各种垂体和下丘脑病变。染色体核型分析:46XY。因此,考虑诊断为特发性低促性腺激素性性腺功能减退症。

诊断后给予患儿 HCG 和 HMG 联合治疗，用药后患儿睾丸下降入阴囊，阴茎及睾丸容积均明显提高，并且出现第二性征发育，性激素检测结果提示睾酮明显提示，LH 及 FSH 均处于青春期水平，治疗效果明显。

病例点评

①对于患儿 IHH 的诊断，临床医生应完成基础性腺激素的测定，并对患儿进行 GnRH 兴奋试验和 HCG 兴奋实验，结合两个实验的结果，在除外继发性因素后方可诊断为：特发性低促性腺激素性性腺功能减退症，本患儿诊断依据充分，但缺乏基因方面的检测。目前已明确 20 余种基因突变可导致 IHH，如 *KALl*、*FGFRl*、*FGF8*、*GnRH*、*GNRHR*、*PROK2*、*PROKR2*、*TAC3*、*TACR3*、*DAXl*、*NELF*、*CHD7*、*SEMA3A*、*SOX2*、*FEZFI* 等。若对患者进行以上基因筛查，约 1/3 患者可找到突变基因。②HMG 含有 FSH 和 LH 成分可促进睾丸产生精子，该患儿存在隐睾，在睾丸落入阴囊前，由于睾丸在体内温度过高即使给予 HMG 也不能保证精子的成活，建议应先给予 HCG 促进隐睾下降至阴囊。③对 IHH 的治疗，目前治疗方案主要有 3 种，包括睾酮替代、促性腺激素生精治疗和脉冲式 GnRH 生精治疗。雄激素替代治疗可促进男性化，使患者能够完成

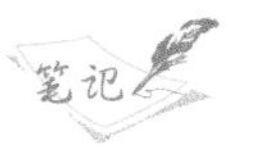

正常性生活和射精，但不能产生精子；促性腺激素治疗可促进自身睾丸产生睾酮和精子；脉冲式 GnRH 治疗通过促进垂体分泌促性腺激素而促进睾丸发育。对于有生育要求的患者后两者治疗方案更佳，但儿童生性好动，自制力较差，佩戴 GnRH 泵，会给患者生活带来诸多不便。该患儿年龄 13 岁，治疗方案选择 HCG/HMG 联合治疗方案最为合适。④HCG/HMG 联合治疗方案，建议按性发育规律（男孩 14 岁，女孩 13 岁）开始治疗。先肌内注射 HCG 2000 ~ 3000IU，每周 2 次，共 3 个月，其间调整 HCG 剂量，尽量使血睾酮维持在 10. 41 ~ 17. 35nmol/L（300 ~ 500ng/dl）；然后添加肌内注射 HMG 75 ~ 150IU，每周 2 ~ 3 次，进行生精治疗。该患儿从开始治疗就同时注射两种激素，但这种方法是否可以促进精子更早的产生，缩短治疗时间，尚不明确。

（黄耀国）

参考文献

1. 中华医学会内分泌学分会性腺学组．特发性低促性腺激素性性腺功能减退症诊治专家共识．中华内科杂志，2015，54（8）：739 – 744.
2. 刘儒雅，李小英．特发性低促性腺激素性性腺功能减退症的遗传学研究进展．中华内分泌代谢杂志，2012，28（3）：244 – 248.
3. Bonomi M，Libri D V，Guizzardi F，et al. New understandings of the genetic basis of isolated idiopathic central hypogonadism. Asian J Androl，2012，14（1）：49 – 56.
4. Kotan L D，Hutchins B I，Ozkan Y，et al. Mutations in FEZFl cause Kallmann syndrome. Am J Hum Genet，2014，95（3）：326 – 331.
5. 伍学焱，聂敏，卢双玉，等．曲普瑞林兴奋试验在评价男性下丘脑—垂体 – 性腺轴功能中的价值．中华医学杂志，2011，91（10）：679 – 682.
6. 赵芳雅，陈海冰．男性低促性腺激素性性腺功能减退症的诊治．中华内分泌代谢杂志，2013，29（11）：998 – 1001.

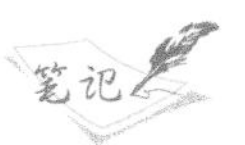

028 肾上腺嗜铬细胞瘤一例

病例介绍

患儿，男，12 岁 8 个月，以“间断头痛 3 年，视力下降 1 周，头痛加重 1 天”为主诉入院。患儿于 3 年前开始无明显诱因出现双颞侧及枕部搏动性疼痛，可忍受，无头晕、恶心及呕吐。发作间隔为 30 分钟左右，持续 2 天，曾就诊于当地医院，行颅脑 MRI 检查显示“颅内囊肿”。后又去北京市某医院诊治，考虑颅内囊肿为先天性，无须特殊治疗。1 周前无明显诱因突然出现右眼视力模糊，先后就诊于多家医院，未能明确诊断，眼科按“视神经炎”给予眼内注射药物治疗（具体不详）及三磷酸腺苷二钠氯化镁静点和强的松口服，观察治疗 3 天，未见好转。1 天前无明显诱因头痛加重，表现同前，为求进一步诊治入院，患儿病后无发热、咳嗽，无头晕、呕吐，未抽搐及昏迷，不觉胸闷、心悸，进食、饮水正常，睡眠可，二便正常。

体格检查：T 36℃，P 90次/分，血压 209/146mmHg。神志清楚，呼吸平稳。双瞳孔等大正圆，D = 3mm，光反应灵敏。口唇无发绀。双肺呼吸音清。心音有力，律齐，各瓣膜听诊未闻及杂音。腹部未闻及血管杂音，肝脾肋下未触及。四肢肌力、肌张力正常。双膝腱反射正常，双巴氏征阴性。既往史：既往体健，否认肝炎、结核病等接触史。个人史：第 1 胎，足月正常产，出生无窒息，生后母乳喂养，按时接种疫苗，生长发育同正常同龄儿。家族史：父母体健，否认高血压病史。

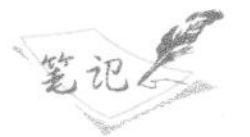

辅助检查：白细胞 12.13 × 10^9/L，粒细胞 89.4%，血红蛋白 144g/L，血小板 411 × 10^9/L。CRP 10.3mg/L。肾上腺功能（08：00）：皮质醇 458nmol/L（64 ~ 327nmol/L），ACTH 2.95pg/ml（7.20 ~ 63.3pg/ml），（15：00）皮质醇 292nmol/L（171 ~ 536nmol/L），ACTH 1.0pg/ml，（24：00）皮质醇 46.53nmol/L，ACTH 1.95pg/ml。肾上腺髓质：去甲肾上腺素 1.0nmol/L（ < 10nmol/L），肾上腺素 0.6nmol/L（ < 3nmol/L），肾素 - 血管紧张素 - 醛固酮系统（卧位）：血管紧张素Ⅰ测定 6.20ng/mL（0.50 ~ 0.79ng/mL），血管紧张素Ⅱ测定 88.00ng/mL（28.20 ~ 52.30ng/mL），醛固酮测定 0.17ng/mL（0.06 ~ 0.17ng/mL），肝肾功、心肌酶谱、血离子、甲功甲炎、胰岛功能、补体均正常。肾脏、肾上腺超声：右肾上腺区可见一个实质性回声，范围：4.5cm × 4.2cm，其内可见血流（图 38）。肾上腺 3D - CT：右侧肾上腺占位性病变，腺瘤？颅脑 CT：右侧颞极蛛网膜囊肿。双侧小脑及左侧岛叶低密度影，脑室系统略增宽。胸片及心脏超声未见异常。

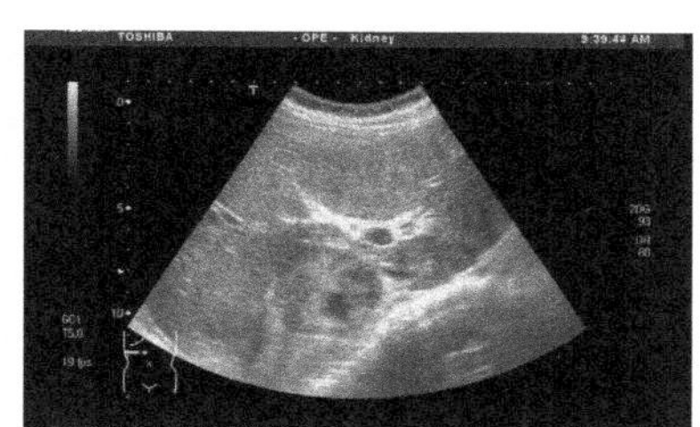

图 38　右肾上腺超声所见

临床诊断：嗜铬细胞瘤，高血压。

治疗：入院后立即给予硝普钠、硝苯地平及美托洛尔联合降压，予甘露醇降颅压，随着患儿血压下降，视力渐恢复。后转入泌尿外科行右肾上腺及肿瘤切除术，术后病理：（右肾上腺）嗜铬细胞瘤，患儿恢复良好，血压降至 122/79mmHg，于术后第 8 天出院。

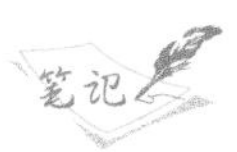

病例分析

儿童嗜铬细胞瘤（pheochromocytoma，PHEO）发病率约为百万分之二，PHEO 的临床症状和体征通常与儿茶酚胺分泌过量有关，呈所谓的“6H 表现”：Hypertension（高血压）、Headache（头痛）、Hyperhidrosis（多汗）、Heart conscious（心悸）、Hypermetabolism（高代谢状态）和 Hyperglycemia（高血糖）。其中高血压最常见，尤其是持续性高血压伴阵发性加剧，严重的高血压可致眼底病变，患儿可出现视物模糊、视力减退等。头痛、多汗和心悸是 PHEO 经典的“三联征”。除此之外，还有恶心、呕吐、焦虑、惊恐、发热等其他非特异症状，恶心症状一般具有活动诱发的特点，常见于儿童患者。实验室检查提示患儿 24h 尿儿茶酚胺增高，血浆去甲肾上腺素、肾上腺素或多巴胺增高。肾上腺 B 超、肾上腺 CT、肾上腺 MRI 及 ^{131}I－间碘苄胺（MIBG）闪烁扫描和 PET 显像等影像学检查对于肿瘤的定性、定位都是不可或缺的。术前常规使用 α 及 β 受体阻滞剂可使血压、脉搏趋于正常，使心脏得到恢复，减少由心力衰竭而引起的手术死亡。一般先使用 α 受体阻滞剂酚苄明，最开始用 0.2mg/(kg · d)，逐渐增量至 1mg/(kg · d) 或直至血压降至正常。亦可在应用酚苄明的基础上加用控释、缓释或长效钙通道阻滞剂，如硝苯地平。出现心动过速可在术前 3 天加用心得安。若患儿出现高血压危象，应立即给予硝普钠降压。由于患儿体内儿茶酚胺类物质增多，使全身血管床处于收缩状态，有效循环血量减少可达 40%，故在术前 3 天开始扩充患者血容量，补充适量晶体和胶体溶液，可增加术中及术后的安全性。药物治疗只是防止出现高血压急症及控制高血压为手术做准备，手术切除肿瘤是治愈本病的唯一有

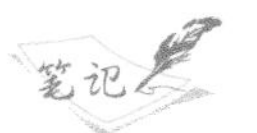

效方法。

本例患儿是以头痛、视力下降为主诉入院，无心悸、多汗等其他典型表现，查体仅提示血压升高，实验室检查提示肾素血管紧张素升高，但肾上腺素及去甲肾上腺素均正常，未行24h尿儿茶酚胺检查。影像学检查提示右肾上腺占位性病变，除外肾实质病、肾动脉疾病和先天性主动脉缩窄引起的继发性高血压，因此临床诊断嗜铬细胞瘤。经手术治疗后患儿血压平稳已出院。术后病理也证实是嗜铬细胞瘤。

病例点评

该例患儿头痛病史已3年，曾去多家医院就诊，但由于缺乏全面、系统查体，一直未发现高血压，延误了诊断。本例提示临床医生对有头痛患儿应常规检测血压。PHEO在儿童发病率不高，完善相关实验室及影像学检查是早期诊断的重要手段，特别是肾上腺超声及CT的检查可提供诊断线索。在儿童高血压中，80%为继发性高血压，继发于肾脏疾病的高血压最多见，其次内分泌疾病引发的高血压在病因筛查中也应考虑到，嗜铬细胞瘤就是其中病因之一。由于儿童陈述发病过程不清，血压波动不易被发现，往往产生剧烈头痛、视力障碍时才来就诊，常常延误诊断。因此，当接诊以高血压为主要表现的患儿，尤其是高血压呈阵发性加剧并合并心悸、心动过速、多汗等交感神经兴奋症状时，应首先考虑嗜铬细胞瘤，积极完善相关检查。治疗上内科及时控制高血压，防止出现高血压并发症，而手术治疗是根本手段。

（罗　钢）

笔记

参考文献

1. 蒋小云，容丽萍．儿童高血压的诊断与治疗研究进展．中华实用儿科临床杂志，2013，28（13）：1037－1040.

2. 周勇，易军，刘大林，等．儿童嗜铬细胞瘤5例临床诊断与治疗体会．实用临床医药杂志，2012，7（16）：115－116.

3. 中华医学会内分泌学分会肾上腺学组．嗜铬细胞瘤和副神经节瘤诊断治疗的专家共识．中华内分泌代谢杂志，2016，3（32）：181－187.

029 甲状腺异位致先天性甲状腺功能减退症一例

病例介绍

患儿，女，9岁4个月。以“发现颏下包块2个月”为主诉入院。2个月前发现颏下包块，大小约2cm×2cm，表面光滑，质硬，无触痛，不能推动，包块随吞咽动作而上下移动，无声音嘶哑，无呼吸及吞咽困难，无刺激性咳嗽。1个月前于外院查甲状腺功能示T4降低，TSH升高，建议患者高碘饮食。病来精神状态可，无汗少。饮食、睡眠可，二便正常。平素身材矮小，无智力发育落后，学习成绩可。

体格检查：T 36.9℃，P 80次/分，R 20次/分，血压87/52mmHg。身高120.5cm。神志清楚，呼吸平稳。周身未见皮疹及出血点。颈软，颏下包块大小约2cm×2cm，表面光滑，质硬，无触痛，不能推移，包块随吞咽而上下移动。双肺呼吸音清，未闻及干、湿啰

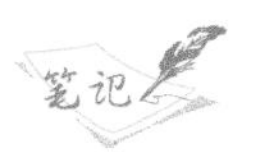

音。心音有力，律齐，各瓣膜听诊区未闻及杂音。腹平软，全腹无压痛及肌紧张，肝脾肋下未触及。四肢末梢温暖，活动自如，双下肢无水肿，四肢肌力、肌张力正常。

辅助检查： FT_3 3.9800pmol/L，FT_4 7.9600pmol/L，TSH > 100.0000mIU/L，TPOAb 0.0100IU/mL，TGAb 1.3400IU/mL。生长激素激发试验峰值 9.57μg/L，胰岛素样生长因子（IGF-1）192ng/ml。染色体核型分析：46，XX。浅表肿物彩超：颈前区肌组织层内实性结节，血流信号丰富，颈前区气管周围目前未能见确切甲状腺腺体回声，注意异位甲状腺可能。甲状腺静态 ECT 显像：舌根部见结节状显像剂分布增浓影，考虑为摄取功能增强的异位甲状腺组织（图 39）。

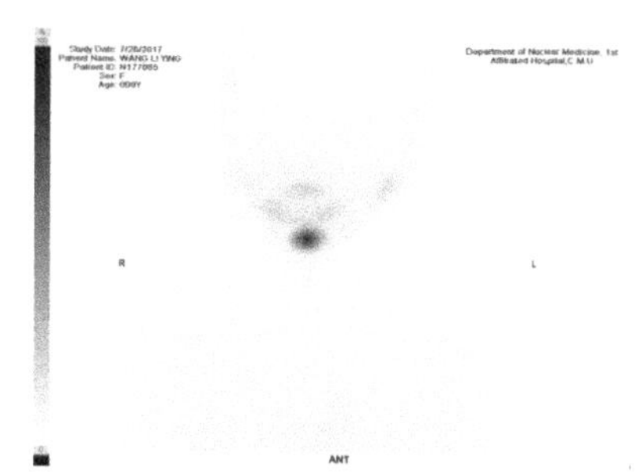

图 39　甲状腺静态 ECT 显像

垂体 MRI（图 40）： 鞍区骨质形态正常，垂体形态略饱满，垂体中央可见结节样突起，垂体后叶高信号存在，增强后垂体信号尚均匀，垂体柄基本居中。视交叉、颈内动脉海绵窦段清晰。诊断意见：垂体改变，垂体增生？

确定诊断： 1. 先天性甲状腺功能减退症；2. 甲状腺异位。

治疗： 左甲状腺素钠片 12.5μg 早 1 次空腹口服。2～3 周后门诊复查甲功，酌情调整左甲状腺素钠片用量。

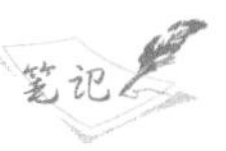

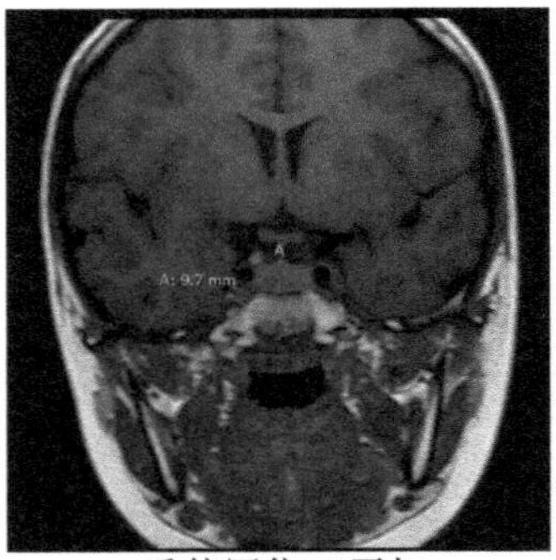

垂体冠位T1平扫 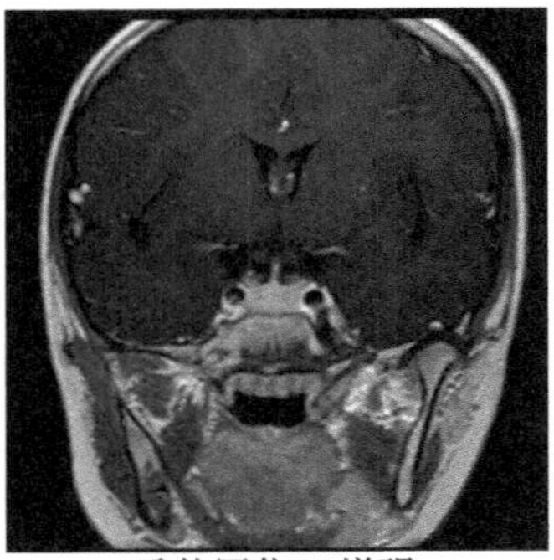　　垂体冠位T1增强

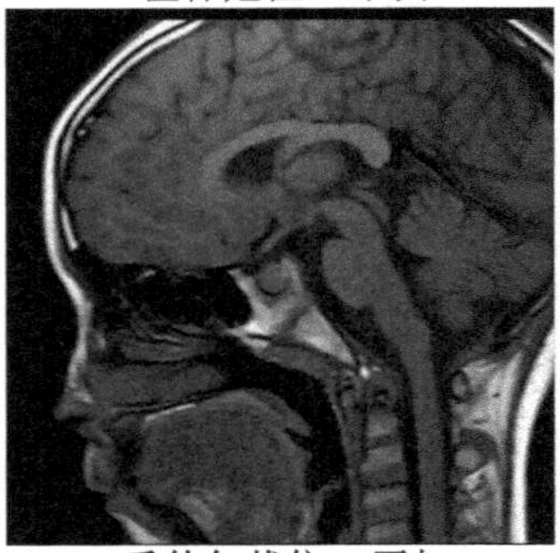

垂体矢状位T1平扫 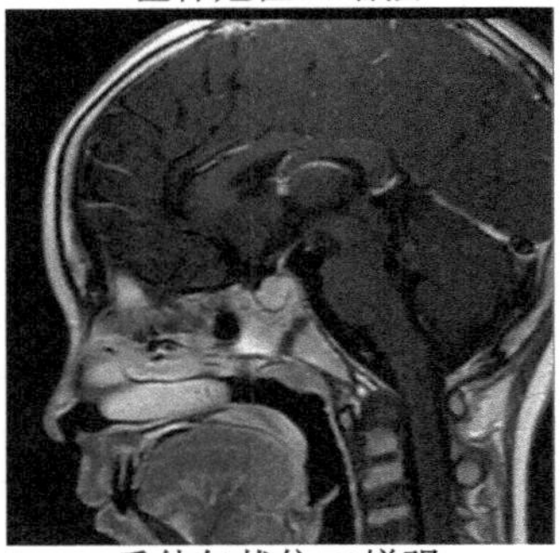　　垂体矢状位T1增强

图 40　鞍区 MRI 平扫 + 增强

病例分析

异位甲状腺（ectopic thyroid gland，ETG）是胚胎期甲状腺始基移行异常导致的一种先天发育畸形。它可发生于不同部位，多见于颈部，以舌、舌骨上下、气管内、喉内、食管内、胸骨后为主，也可见于心包、心脏、主动脉、阴道处，骶髂关节处亦有报道。Waggoner 将异位甲状腺分为真性、假性和完全性。真性是指正位与异位甲状腺同时存在，两者间没有联系；假性异位甲状腺则是正位甲状腺的延伸；完全异位是指只有异位甲状腺。文献报道约 75% 的异位甲状腺为完全异位。本例患者平素身材矮小，近 2 个月发现颏下包块。甲状腺功能检查提示甲状腺功能减低，且超声及甲状腺核

笔记

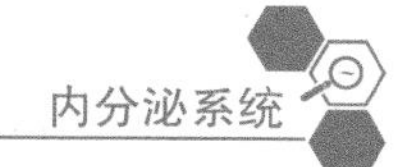

素扫描均提示气管周围未见甲状腺组织，舌根部见异位甲状腺组织，属于完全性异位甲状腺。完全性异位甲状腺虽然临床少见但极易误诊，尤其是舌骨下完全性甲状腺异位症极易误诊为甲状腺舌管囊肿，如果误诊而手术将造成医源性甲状腺功能低下。真性和假性甲状腺异位也有作者称为不完全性甲状腺异位症。另外也有文献报道将异位甲状腺分为 2 类：①副甲状腺，颈部仍存在甲状腺组织，相当于 Waggoner 所阐述的真性和假性异位甲状腺；②迷走甲状腺，甲状腺全部集中在人体其他部位，相当于 Waggoner 所阐述的完全性异位甲状腺。

颈部异位甲状腺大多数位于颏下甲状舌骨上，幼儿期一般无临床症状，多在青春期或由于甲状腺功能低下出现代偿性增大时被发现。本例患者就符合这一特点，虽然先天就有异位但近 2 个月才发现颏下包块。所以临床上颈部出现包块，特别是沿甲状舌骨走向者，除了常见的甲状舌管囊肿之外，还有可能是异位甲状腺。如果颈部包块 B 超检查显示周围有丰富血流信号就更要警惕异位甲状腺的可能，进一步检查正位是否有甲状腺。如正位甲状腺缺如，异位甲状腺诊断即可成立。放射性核素扫描 ^{131}I 和 ^{99m}Tc 对各种类型的异位甲状腺都具有特异性诊断价值。它既能显示正位甲状腺大小、功能及其性状，又能辨别有无异位甲状腺。T3、T4 和 TSH 检测也很重要。大约 30% 的异位甲状腺合并有甲减，部分异位甲状腺儿童有生长发育滞后现象，本病例为完全异位甲状腺，存在身材矮小，入院时身高 120. 5cm 低于同年龄同性别第 3 个百分位线，甲状腺功能检查 FT4 减低、TSH 升高，垂体 MRI 显示垂体形态略饱满，垂体增生，而生长激素激发试验峰值基本正常可以除外生长激素缺乏导致的身材矮小。甲减和生长发育滞后现象提供了异位甲状腺的间接诊断依据。在治疗上，这类儿童需要适当补充甲状腺素，来保持正常

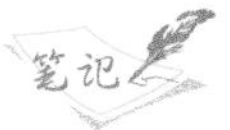

生长和发育。另外本例患儿甲状腺功能检查 FT4 减低、TSH 升高，但甲状腺抗体 TPOAb、TGAb 均正常可以除外桥本甲状腺炎。在诊断上颈部包块患者除了和常见的甲状舌管囊肿鉴别之外，还要注意和儿童颏下淋巴结炎的鉴别。后者多数是邻近组织或器官细菌感染的继发改变。如扁桃体炎可以有颏下淋巴结肿大，牙周炎或面部疖肿等。经过抗炎等治疗，大多能消失或缩小。如果长期抗炎等治疗后，颏下包块大小没有改变，应该进一步检查，排除异位甲状腺等。B 超初步可以将两者予以区别，异位甲状腺周围有丰富的血流信号，而淋巴结没有。

外科医生如果术前没有明确诊断异位甲状腺，术中发现包块呈腺体样或者为实质性，被膜完整，两侧有供应血管时，应立即做冰冻切片或延长切口探查是否有正位甲状腺。如没有条件做冰冻切片或探查正位甲状腺，也不应贸然将包块完全切除，应保留于原位，仅取小部分组织做病理检查，等待病理结果，再做相应处理。

异位甲状腺者，需要长期随访观察。异位甲状腺同样可以发生甲状腺腺瘤，而且有报道其恶性肿瘤的发生率明显高于正位甲状腺。对于包块特别大，影响外观的异位甲状腺，可以服用甲状腺素片，使之萎缩变小，也可以行异位甲状腺移植术。如完全性异位甲状腺被切除，应采取甲状腺素替代治疗，维持正常生长和发育。

病例点评

本例患者发现颏下包块 2 个月入院，检查发现生长发育落后，甲状腺功能提示功能低下。入院后浅表肿物彩超提示包块可能为异位甲状腺，而颈前区气管周围未能见确切甲状腺腺体回声。同时甲状腺静态显像提示舌根部见结节状显像剂分布增浓影，考虑为摄取

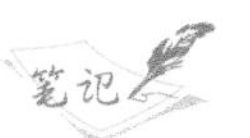

功能增强的异位甲状腺组织。结合病史及辅助检查我们很快就诊断出先天性甲状腺功能减退症及甲状腺异位，而且为完全性甲状腺异位。此病例虽临床少见，但对于内科医生来说，接诊颈部包块的患者要注意异位甲状腺。注意和甲状舌管囊肿、儿童颏下淋巴结炎的鉴别。对于外科医生来说，颈部包块患者要注意查颈部超声、甲状腺功能、放射性核素扫描等，手术中注意病理回报尽量减少误诊误治。

（何　莉）

参考文献

1. 黄淑英，柴启亮，陈悦．超声诊断舌根部异位甲状腺合并结节形成 1 例．中国医学影像技术，2011，27（11）：2209.
2. 徐枫，远奇，马玉波．核医学显像（SPECT/CT）鉴别头颈部可疑异位甲状腺的价值．中国医学影像学杂志，2011，19（3）：232－236.

笔记

神经肌肉系统疾病

030 过度惊吓反应症一例

病例介绍

患儿男，13 岁。以“惊吓后摔倒约 13 年”为主诉入院。患儿在新生儿时期受轻微声音刺激（开门时、说话声、敲击声等）或碰触（轻触如喂奶或换尿布、换衣服等）刺激产生过度惊吓，如眨眼、肢体或全身抖动，几秒后自行缓解，无呼吸困难及窒息发生，当时家属未予以重视。患儿 1 岁会走后常常因突然地听到声音、看到图像或触觉刺激后惊吓跌倒，表现为惊跳和全身僵硬、突然向前

倾斜摔倒，伴面色苍白，不伴有意识丧失，经常导致颜面皮肤损伤，但集体活动（如跳舞、表演）均可正常参加。平素走路步态异常，喜欢持物保持身体平衡。3 年前（患儿 10 岁时）因惊吓跌倒发生右前臂骨折，一个半月前因惊吓出现左侧尺桡骨骨折。对学习缺乏兴趣，成绩差，但玩手机、电脑等熟练，曾于多家医院就诊，多次检颅脑 MRI，动态脑电图未见异常，并曾按癫痫治疗半年，未见好转，现户外活动都有家长陪同。患儿 Wechsler 智力测定 89。否认类似病家族史，父母健康。

体格检查：T 36.2℃，P 82 次/分，R 20 次/分，血压 120/80mmHg，神志清楚，呼吸平稳，无特征性面容，言语表达清晰，周身皮肤黏膜未见皮疹及出血点，双瞳孔等大正圆，对光反应灵敏，咽无充血，咽反射存在，颈无抵抗，心、肺、腹未见异常。行走步态平稳，行走呈宽基底步态，四肢肌力、肌张力正常，腱反射轻度活跃，点鼻反射阳性（轻叩患儿鼻子、嘴唇后出现快速面部肌肉收缩，头向后仰）。其他神经系统查体未见异常。

辅助检查：血常规、肝肾功、心肌酶、血离子、血糖、铜蓝蛋白、血清甲状旁腺激素测定、血浆乳酸测定、血浆氨测定均未见异常。头颅核磁、多普勒脑超声、心脏超声、心电图、视频脑电图、动态脑电图均正常。基因检查：检出甘氨酸受体 α1 亚基［glycine receptor（GlyR）alpha 1，*GLRA1*］复合杂合子突变（图 41），C. 569C > T（P. T190M）来源于母亲，C. 1270G > A（P. D424N）来源于父亲。

诊断及治疗：过度惊吓反应症。口服氯硝西泮片，起始量 0.02mg/（kg · d），分 3 次，口服，逐渐加量至 0.05mg/（kg · d），患儿出现嗜睡，维持此剂量口服，随诊半年过度惊吓症状几乎消失。

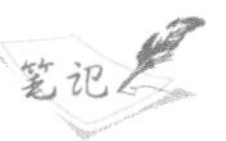

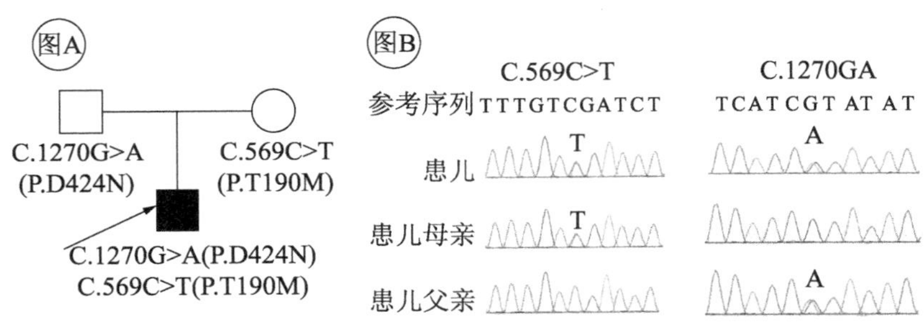

图 41　家系中 *GLRA1* 基因突变分析

注：A. 过度惊吓反应症的家系分析。箭头指示为先证者，患儿父母无此类症状。B. 家系中 *GLRA1* 突变分析。先证者存在两个突变，而 C. 569C > T（P. T190M）只存在于母亲，C. 1270G > A（P. D424N）只存在于父亲。

病例分析

过度惊吓反应症于 1958 年首次被报道，是一种罕见的遗传性神经系统疾病，其确切的患病率尚不清楚，目前已报道 200 余例基因确诊病例。经典表现为出生后不久在意外刺激情况下出现夸张的惊吓反应如眨眼、肢体抖动、惊跳，进而出现全身僵硬。反应可以轻重不一，轻者仅表现为过度的惊吓反应，重者可紧随出现身体“硬如木棍”样的僵硬。本病因为频繁摔倒能够导致严重的外伤，而且可以诱发窒息导致婴儿猝死，年长儿可因担心摔倒平时也以宽基底步态（图 42）的方式行走。部分病例的过度的惊吓反应可能在婴儿期逐渐缓解，但摔倒常可持续存在。部分病例可以合并先天性髋关节脱位、脐疝或腹股沟疝、睡眠期周期性肢体运动等表现。过度惊吓反应症的表现可与肌阵挛发作、失张力发作等类型癫痫发作、晕厥、短暂性脑缺血、抽动障碍发作相似，其异常步态与脑瘫、小脑共济失调等神经系统疾病相似，如果对本病认识不足，很容易诊断为这些疾病的不典型病例而得不到正确的治疗。点鼻反射为本病较为特征性的体格检查方法且不会引起严重的临床症状，阳

笔记

性反应可为早期诊断线索。

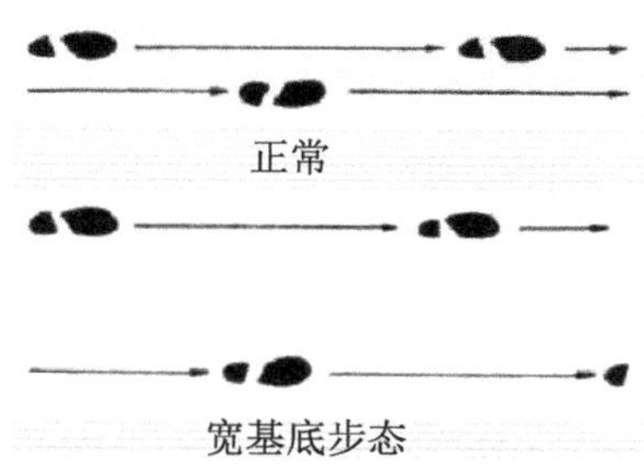

图 42　宽基底步态足迹示意图

本病的实验室检查、神经影像学检查及肌电图无异常。发作性症状是容易诊断为癫痫的主要原因，但诱发惊吓反应时脑电图不伴癫痫样放电有助于鉴别。本病是由于抑制性甘氨酸神经传递系统异常所致，大部分的突变发生在 *GLRA1*，其他发生在甘氨酸受体亚基β（glycine receptor subunit beta，*GLRB*），*GPHN*（gephyrin），Cdc42 鸟嘌呤核苷酸交换因子 9（Cdc42 guanine nucleotide exchange factor 9，*ARHGEF9*）和甘氨酸转运蛋白 2（*SLC6A5*），最近 β-连环蛋白基因（β-catenin gene，*CTNNB1*）也被认为是症状性过度惊吓反应症的一个致病基因。遗传方式多呈常染色体隐性遗传，也有少数为常染色体显性遗传。本例的基因检测提示患者是 *GLRA1* 的复合杂合子，也是文献报道中最多的基因型。由于临床医生对本病认识不足，患儿极易被误诊而难以得到正确的治疗。诊断的临床依据主要有：(1) 生后不久开始表现出过度惊吓症状，曾因为惊吓出现多次外伤；(2) 查体可见异常宽基底步态，点鼻实验阳性；(3) 既往反复的颅脑 MRI、脑电图等除外了晕厥、癫痫等疾病，在此基础上遗传基因检测发现了一个复合杂合子的 *GLRA1* 致病基因突变，支持诊断本病，并且随诊氯硝西泮治疗有效，本例患儿的临床表现完全符合上述诊断条件可以确诊本病。基因检测技术的发展，特别是能够

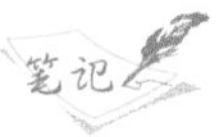

同时对多个基因进行测序的二代测序技术为过度惊吓反应症等涉及多个基因的遗传病的诊断提供了极大的帮助。氯硝西泮是治疗本病最有效的药物，它是一种 γ-氨基丁酸（GABA）激动剂，认为其能通过增强 GABA 门控氯离子通道来补偿异常的甘氨酸门控氯离子通道异常导致的功能缺失，起到治疗作用。氯硝西泮剂量范围为 0.02mg/(kg·d) 到 0.2mg/(kg·d)，可根据患儿的病情及耐受情况调整。本例缓慢加量后症状缓解明显，但出现嗜睡的情况，最终选择了相对平衡的剂量长期维持口服。多数病例应用氯硝西泮后症状完全消失或减轻。其他抗癫痫药物也可用于治疗本病，如卡马西平、丙戊酸、苯巴比妥、氨己烯酸等，但疗效不确切。极少的患者在症状控制后长期维持治疗时也可复发。本病预后较好，智力、运动发育可正常或仅轻度落后。但应该注意患者的心理健康问题，研究发现部分患者可出现淡漠、自卑、社交恐惧、焦虑症等表现，必要时进行心理治疗对患儿是十分必要的。本病的早期诊断以及恰当的治疗对本病的预后有重要意义。本例在过度惊吓症状缓解后，独立活动、集体活动参与度增加，能保持正常心理状态。

病例点评

过度惊吓反应症也称为遗传性惊吓病，是一种遗传性神经系统疾病，本病特征为对突然不能预期的听觉、视觉或触觉刺激产生过度的惊吓反应（眨眼、肢体抖动、惊跳），进而出现全身僵硬。*GLRA1* 基因是最常见的致病基因。本病是一种可治疗的遗传性疾病，氯硝西泮疗效最佳。该患儿曾去多家医院反复就诊，未能得到及时诊断和治疗，表明临床医生对本病认识不足，应提高对少见病的认识。对反复出现惊吓症状的患者应该及时修订诊断，并进行必

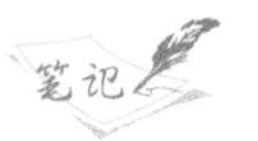

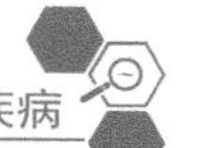

要的遗传学检查。过度惊吓反应症的及时治疗对预防婴儿猝死、伴发的外伤及提高生活质量有重要作用。目前研究表明携带不同基因突变的过度惊吓反应症患者表现型不同，伴随症状的轻重程度不同，如反复窒息出现的概率、发育迟滞及学习困难程度等。因此，早期诊断及恰当的治疗对本病的预后十分重要。

（杨志亮）

参考文献

1. Yilmaz D, Cengiz B. Sporadic hyperekplexia due to self – limiting brainstem encephalopathy. Neuropsychiatr Dis Treat, 2017, 13: 2581 – 2584.

2. Yang Z, Sun G, Yao F, et al. A novel compound mutation in GLRA1 cause hyperekplexia in a Chinese boy – a case report and review of the literature. BMC Medical Genetics, 2017, 18 (1): 110.

3. Winczewska – Wiktor A, Badura – Stronka M, Monies – Nowicka A, et al. A de novo CTNNB1, nonsense mutation associated with syndromic atypical hyperekplexia, microcephaly and intellectual disability: a case report. Bmc Neurology, 2016, 16 (1): 35.

4. Paucar M, Waldthaler J, Svenningsson P. GLRA1 mutation and long – term follow – up of the first hyperekplexia family. Neurol Genet, 2018; 4 (4): e259.

5. 李慧，杨志仙，薛姣，等．过度惊吓反应症一例的临床及分子遗传学分析并文献复习．中华儿科杂志，2017，55（2）：120 – 124.

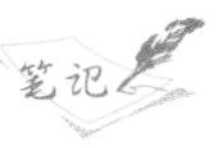

031 Bickerstaff 脑干脑炎一例

病例介绍

患儿男，12 岁4 个月。以“头痛、头晕4 天”为主诉入院。入院前5 天无明显诱因突然发热，T：38. 1℃，并周身出现皮疹，伴痒感，于当地诊所诊断为“荨麻疹”，给予利巴韦林、地塞米松、维生素 C 及氯雷他定治疗，仍间断发热。4 天前出现前额持续性头痛，伴呕吐，非喷射性的，每日两次，均为胃内容物，3 天前皮疹消退，1 天前头痛加剧，伴头晕、嗜睡和畏光，双眼出现复视，伴牙疼，自觉走路不稳。无肢体麻木、疼痛等异常感觉，无饮水呛咳，无抽搐。患病期间精神差，食欲差，尿便正常。发病前2 周曾有腹痛、腹泻史，否认头外伤史。

体格检查：T 38. 2℃，P 92 次/分，R 24 次/分，BP 130/82mmHg。神志清楚，呼吸平稳，周身皮肤黏膜未见皮疹及出血点，表情淡漠，眼裂正常，不愿睁眼，视物成双，双侧额纹存在且对称，双瞳孔散大，直径为6mm，对光反应迟钝，双眼球外展受限，角膜反射及眼周反射存在，双侧鼻唇沟对称略变浅。咽充血，咽反射略迟钝，颈无抵抗。心、肺、腹未见明显异常。腹壁反射及提睾反射均存在。脊柱及四肢无畸形，活动自如，四肢肌力及肌张力均正常，肱二头肌腱反射及肱三头肌腱反射正常，膝腱反射及跟腱反射活跃，克氏征、布氏征均阴性，巴氏征阳性。四肢末梢感觉正常，痛觉及温度觉存在，位置觉正常。指鼻试验，轮替试验，跟膝胫试验

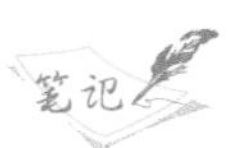

基本正常，Romberg 征阴性。

辅助检查： 血、尿、便常规、肝肾功、心肌酶、血离子、血氨、血乳酸、凝血四项、铜蓝蛋白、铁蛋白测定、补体 C_3、补体 C_4、血沉、C－反应蛋白、甲状腺功能及甲状腺自身免疫相关抗体、免疫球蛋白定量及降钙素原均正常。风湿抗体系列均阴性。病原学检查，包括呼吸道病毒抗体、EB 病毒抗体、结核抗体均阴性，肺炎支原体抗体 1：320 IgM（+）。感染结核 T 细胞（T－sport）检测阴性。EB 病毒 DNA 载量正常，乙肝及丙肝病毒系列、梅毒及 HIV 均阴性。血神经节苷脂抗体谱：抗 GQ1b 抗体 IgG 阳性，抗 GD1b 抗体 IgG 及抗 GT1b 抗体 IgG 可疑阳性。头 CT、脑电图、脑及颈段脊髓 MRI、胸片、心电图均正常。肌电图检查：所检双侧面肌运动单位电位（MUP）偶见或未引出。双侧面神经运动神经传导速度（MCV）波辐降低。双侧正中神经、尺神经的 MCV 及感觉神经传导速度（SCV）未见异常，双侧腓总神经、胫神经（趾短屈肌接受）MCV 及 SCV 均未见明显异常。视觉诱发电位回报 P100 潜伏期延长，波幅正常。

入院后第 2 天（病后 6 天）做腰穿，压力正常，脑脊液（CSF）常规生化均正常。CSF 墨汁染色、病毒抗体、肺炎支原体抗体、结核抗体均阴性。病后 18 天复查腰穿：压力正常，CSF 蛋白增高 1049mg/L（120～600mg/L），细胞数、糖及氯化物正常。

诊断及治疗： 1. Bickerstaff 脑干脑炎（Bickerstaff brainstem encephalitis，BBE）；2. 肺炎支原体感染。入院后给罗氏分及阿奇霉素抗炎，甘露醇减轻脑水肿，单唾液酸四己糖神经节苷脂钠静点营养神经，第 3 天热退，但患儿仍有头痛及头晕，不敢睁眼，嗜睡，偶有咳嗽。给予甲基泼尼松龙（40mg/次，每日 2 次静点）及免疫球蛋白（IVIG）治疗，0.4g/(kg·d)，连 5 天。入院第四天头

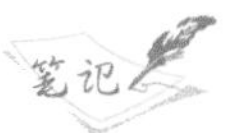

痛好转，但仍头晕、复视，畏光不敢睁眼。入院后第 6 天，头痛头晕基本缓解，睁眼时间较前延长，但仍有复视，并出现吐字不清。查体发现患儿出现周围性面瘫，鼓腮不能，双侧额纹消失，鼻唇沟消失。瞳孔散大（约7mm）固定，对光反应消失。入院后第7 天给予甲基泼尼松龙冲击治疗，20 mg/(kg・d)，(0.9g/d，3 天；0.45g/d，3 天；0.2g/d，3 天)。住院第 15 天病情基本平稳未再进展后出院，嘱其出院后口服强的松（60mg/d，分三次口服）及营养神经治疗。出院后一周复查：仍有复视及畏光，眼球活动改善不明显，面部及后背出现痤疮，强的松减量（45mg，分三次口服）。出院后第 17 天复查：畏光及复视明显减轻，偶尔有复视，吐字清楚。眼球活动较前灵活，瞳孔仍散大，对光反应迟钝，双侧额纹及鼻唇沟出现但略浅，强的松减量（30mg，日 1 次口服）。出院后 5 周复查，复视消失，眼球活动基本正常，但瞳孔仍散大，对光无反应，双侧额纹及鼻唇沟正常，强的松减量（20mg，日 1 次口服）。出院后 10 周复查，仍有畏光，瞳孔缩至 5～6mm，对光反应迟钝。出院后 14 周复查，瞳孔能缩至约 4mm，对光有微弱反应。出院后半年电话随访，瞳孔对光反应迟钝好转，但日常活动需佩戴变色眼镜。

病例分析

BBE 目前尚无金标准可以参考，因此诊断方面相对比较混乱。尤其在病例报道方面，诊断倾向存在差异，多以临床表现为主要依据，并且是除外其他相关疾病后才做出的诊断。2014 年由多国专家组成的吉兰－巴雷综合征（Guillain－Barré syndrome，GBS）分类组制定并发表新的 GBS 谱系疾病诊断和分类标准，提出“经典型GBS”的概念，以描述传统意义上急性弛缓性麻痹为主要表现的病

笔记

例。"GBS 亚型"用以描述临床表现局限的 GBS 谱系疾病。涵盖目前文献报道的（除外急性全自主神经功能不全）各种 GBS 谱系疾病，包括截瘫型 GBS、咽颈臂无力、面瘫伴肢体感觉障碍、Miller－Fisher 综合征（Miller Fisher syndrome，MFS）及 BBE。各个亚型彼此间又存在一定的内在联系，有其共同的临床表现。其中 BBE 的诊断标准：1. 嗜睡、眼外肌麻痹和共济失调；2. 不伴肢体无力（出现肢体无力提示与 GBS 重叠）。不伴眼外肌麻痹者称为不完全型 BBE，又称为"急性共济失调嗜睡综合征"。支持证据：存在抗 GQ1bIgG 抗体。本病例以头疼、头晕起病，伴嗜睡、畏光、双眼复视及共济失调，腱反射活跃、巴氏征阳性。病后 10 天出现周围性面瘫，吐字不清；眼外肌麻痹及瞳孔异常（瞳孔散大固定，对光反应消失）。入院前 2 周曾有腹痛、腹泻史。虽然颅脑 MRI 无异常，但 CSF 检查有蛋白细胞分离；抗 GQ1b 抗体 IgG 阳性，而且除外其他疾病，符合 BBE 的诊断。

为明确 BBE 及 GBS 谱系疾病的诊断临床需做以下检查：（1）电生理检查：结果与疾病类型及严重程度相关，约 80% 的 GBS 患者表现为传导速度减慢，因此重复电生理检查有助于确定 GBS 亚型并预测其结局。（2）头及脊髓 MRI：可显示嵌压性脊髓病，显示其他影响预后共患的脱髓鞘病变。例如，急性横断性脊髓炎以及急性播散性脑脊髓炎等，所以 MRI 有助于 GBS 谱系疾病与上述疾病相鉴别。对于 MFS 和 BBE，脑 MRI 扫描有助于排除脑干病理学表现，包括急性卒中引起的弥散受限。MRI 上 T2WI 的异常信号变化可见于 11% 的 BBE 患者，并可能累及中脑上部、丘脑、小脑或脑干。脑电图检查对诊断也有帮助，57% 记录到异常 EEG 活动。（3）抗神经节苷脂抗体：为目前研究最多，应用最广泛的 GBS 谱系疾病生物标志。研究显示抗 GQ1b 抗体存在于 83% 的 MFS 和 68% 的 BBE

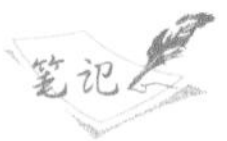

患者。也可见于其他临床亚型。（4）CSF 检查：对诊断 GBS 谱系疾病有重要意义，CSF 蛋白细胞分离是 GBS 诊断的标志。仍需排除其他可能导致 CSF 蛋白升高的疾病。需要注意的是 50% 的 GBS 谱系疾病患者在发病 1 周内 CSF 检查正常。如本例患儿病后 6 天 CSF 检查正常，病后 18 天检查 CSF 为蛋白 - 细胞分离。总之没有可以诊断 BBE 的单一诊断性检查。抗 GQ1b 抗体和脑 MRI 异常的存在可以支持诊断。不过，没有抗 GQ1b 抗体和正常的脑 MRI 也不排除诊断。

MFS 和 BBE 在前驱感染及临床特征方面极其相似，发病机制相同，两者的鉴别点主要在累及部位及临床表现上。BBE 主要累及中脑、脑桥、延髓及基底节；MFS 主要累及周围神经，脑神经脱髓鞘，部分患者可有脑干受累，临床均以急性或亚急起病，共同的表现有对称性眼肌麻痹、共济失调。BBE 以意识障碍（嗜睡、昏迷）、反射亢进，病理征阳性、瞳孔异常多见。而 MFS 是腱反射减弱或消失，瞳孔异常少见。BBE 和 MFS 患者发病 4 周内均有 CSF 蛋白 - 细胞分离现象。还有同一自身免疫性抗体——抗 GQ1b IgG 抗体，并已认为是 BBE 和 MFS 的诊断标志物。故是否有意识障碍、病理征阳性、颅脑 MRI 异常为两者的鉴别要点，但无以上三点也不能排除 BBE，两者临床上有重叠表现。本病例有复视、眼外肌麻痹和共济失调提示 MFS 的诊断，但因为还有头痛、意识障碍、反射亢进、病理征阳性等，所以考虑诊断为 BBE 而不是 MFS。

虽然 BBE 较为罕见，但当患者因为进展性脑干功能障碍的症状和表现而就诊时，一定要考虑 BBE 的可能。此外，经常与这些 GBS 变体相混淆的其他神经系统疾病还包括：脑干血管疾病、重症肌无力、肉毒杆菌中毒、白喉神经病、菱脑炎；自身免疫性疾病如急性播散性脑脊髓炎、多发性硬化、结节病、白塞病、系统性红斑

笔记

狼疮、神经白塞病；中枢神经系统血管炎，以及感染性、癌性或淋巴瘤性脑膜炎等。对于怀疑为 BBE 的患者，Wernicke 脑病是其最重要的鉴别诊断，Wernicke 脑病通常由于维生素 B_1 缺乏导致。儿童尤其要注意和病毒性脑炎的鉴别，在患者意识水平改变和头痛的情况下区分病毒性脑炎与 BBE 是至关重要的，因为病毒性脑炎的发病率高。在有发热的情况下，应始终先考虑感染原因。病毒性脑炎是一个临床诊断，基于意识状态有改变，并持续时间超过 24 小时，病后 72 小时内有发热，广泛性惊厥发作或其他新发局灶性神经系统表现，CSF 白细胞计数升高和神经影像或脑电图提示异常。由于 BBE 也是临床诊断，病史和症状进展是与病毒性脑炎鉴别的关键。本病例病初虽以发热、头疼、头晕、伴嗜睡起病，但很快出现复视及共济失调，病程接近 2 周时病情仍进行性加重，出现周围性面瘫，病后 18 天 CSF 出现蛋白 – 细胞分离，结合血和 CSF 病毒抗体检查阴性而血抗 GQ1b 抗体 IgG 阳性排除病毒性脑炎，诊断 BBE。

GBS 谱系疾病主要治疗包括支持治疗和免疫治疗，尚无针对各亚型的特异性治疗。早在 20 世纪 50 年代就开始使用皮质醇类药物。皮质醇类有抗炎的作用，理论上认为可以减轻神经水肿减轻症状，但皮质类固醇的疗效尚有争议。对治疗机制的解释，有学者认为皮质醇类对肌肉的损伤与减轻神经炎症作用相拮抗，因此可达到治疗作用。已经证实静脉注射 IVIg 和血浆置换明确有效，且已经作为 GBS 谱系疾病一线治疗方案广泛应用。二线治疗方案包括一些免疫药物如霉酚酸酯、环磷酰胺等，以及脑源性神经营养因子、IFN – β、抗炎药物，脑脊液渗透等也在逐渐展开。因此，治疗方案首选 IVIg 或血浆置换，IVIg 推荐用法：0.4g/(kg · d) 连续应用 5 天。起病 2 周内开始应用，预后结局较好。本病例给予免疫治疗，甲基泼尼松龙冲击及免疫球蛋白治疗，头痛、头晕及嗜睡很快缓解，出

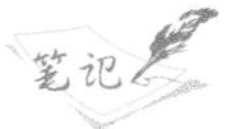

院后 5 周复查，复视消失，眼球活动基本正常，双侧额纹及鼻唇沟正常，但瞳孔仍散大，对光无反应，出院后 14 周复查，瞳孔能缩至约 4mm，对光有微弱反应。

病例点评

GBS 是累及周围神经系统的自身免疫性疾病。GBS 谱系疾病是一组包括经典 GBS，以及其变异型的神经免疫疾病谱系疾病。各个亚型彼此间又存在一定的内在联系。其共同的临床表现有：前驱感染、单相病程（4 周内达到高峰期）、肢体和脑神经支配肌肉的对称性无力及无反射、远端感觉障碍、CSF 蛋白细胞分离和神经电生理改变。电生理检查是经典 GBS，以及咽颈臂型、截瘫型和双侧面神经麻痹型等局限性类型的支持特征，对咽颈臂型 GBS 还要求抗 GT1a 或 GQ1b 抗体阳性作为支持证据，对 MFS 和 BBE 则要求抗 GQ1b 抗体阳性作为支持证据。

临床上一旦考虑 GBS 谱系疾病，则应当行脑和脊髓 MRI、CSF 检查、神经传导检测。在第一周后重复进行 CSF 检查和神经传导检测非常重要。血清抗神经节苷脂抗体检测有助于支持诊断。与 MFS 的鉴别较为困难，两者的鉴别点主要在累及部位及临床表现上。如果 4 周内出现“进行性的，相对对称的眼外肌麻痹和共济失调”，以及“意识障碍或反射亢进”，应考虑 BBE 的诊断。

脑干脑炎是临床罕见病，表现不典型，易漏诊及误诊，应引起临床医生的重视。没有可以诊断 BBE 的单一诊断性检查。由于其症状多样，早期诊断通常很困难。早期诊断不仅对于进行有效的免疫疗法是重要的，而且可以避免不必要的检查和治疗。

（孙桂莲）

参考文献

1. 王志丽，谭利明，赵鑫，等．Bickerstaff 脑干脑炎和 Miller – Fisher 综合征临床及预后的对比研究，中国神经免疫学和神经病学杂志，2015，22（2）：77 – 81.
2. 伍思婷，石强．Miller – Fisher 综合征和 Bickerstaf 脑干脑炎的鉴别诊断．海南医学，2015，26（16）：2428 – 2430.
3. Wakerley B R，Uncini A, Yuki N，et al. Guillain – Barré and Miller Fisher syndromes – new diagnostic classification. Nat Rev Neurol，2014，10（9）：537 – 544.
4. 韩彤立，杨欣英．吉兰 – 巴雷综合征谱系疾病的诊断．中华实用儿科临床杂志，2016，31（12）：884 – 886.
5. 孟香沂，王华．吉兰 – 巴雷综合征谱系疾病诊疗进展．国际儿科学杂志，2016，43（11）：847 – 853.

（本病例已发表：孙桂莲，杨志亮，姚芳．儿童 Bickerstaff 脑干脑炎一例报告及文献复习，中国实用儿科杂志，2018，33（10），809 – 811）

032 自身免疫性脑炎一例

病例介绍

患儿女，13 岁 8 个月。因“头痛 10 余天、反复抽搐 4 天”为主诉入院。患儿 10 余天前无明显诱因出现头痛，部位不定，可忍受，能自行缓解。自行口服头痛宁后病情未见明显好转，4 天前于凌晨两点突然出现抽搐，发作时意识不清，双眼上翻斜视，四肢强

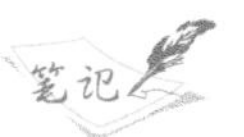

直抖动，口唇发绀，尿失禁，持续10余分钟后缓解。入院前1天连续抽搐2次，表现同前，并伴左半身肢体麻木，时有反应迟缓，时有自言自语、烦躁，读写能力下降，为求进一步诊治入院。病来无发热，无视物异常，无恶心呕吐，无肢体运动障碍，睡眠可，二便正常。既往身体健康。否认癫痫病家族史。

体格检查： T 36.9℃，P 76次/分，R 20次/分，BP 105/60mmHg。神志清楚，精神欠佳，表情淡漠，呼吸平稳，皮肤黏膜未见皮疹及出血点，双瞳孔等大正圆，对光反应灵敏，咽无充血，咽反射灵敏，颈无抵抗。心、肺、腹未见异常。腹壁反射存在，脊柱及四肢活动自如，四肢肌力及肌张力正常，双膝腱反射及跟腱反射正常，布氏征、克氏征、双巴氏征均阴性，无闭目难立，指鼻试验、轮替实验、跟膝胫试验均正常。

辅助检查： 血常规、肝肾功、血糖及血离子、铜蓝蛋白、血浆乳酸及血浆氨、尿便常规均正常；免疫球蛋白、风湿三项、甲状腺功能及甲状腺自身免疫相关抗体、降钙素原均正常。病原学检查：血呼吸道病毒抗体、结核抗体及肺炎支原体抗体均阴性，乙肝病毒系列、梅毒HIV均阴性、风湿抗体系列均阴性。癌胚抗原、甲胎蛋白、糖类抗原（CA125、CA153）正常，糖类抗原（CA199）稍高27.52U/ml（0～27U/ml）。腰穿压力高270mmH_2O，常规及生化正常，脑脊液病毒抗体、肺炎支原体抗体、结核抗体及墨汁染色均阴性。脑脊液寡克隆带阴性。血清抗N－甲基－D－天冬氨酸受体（N－methyl－D－aspartate receptor，NMDAR）抗体IgG1：100（++）；脑脊液抗NMDAR抗体IgG1：10（+）。脑电图异常：（1）清醒期3～6Hzδ及θ混合活动增多；（2）睡眠期右中央区尖/棘波发放；（3）睡眠期持续可见双侧中央、顶、枕、中后颞区顶尖波不对称出现，右侧显著，并夹杂不典型尖波。脑彩超：右侧大脑中动脉流速

笔记

轻度增快，基底动脉流速相对增快。全腹 CT、胸部 CT 及心电图正常。脑 MRI 平扫加增强（图 43）：右侧颞叶、颞顶叶见大片稍长 T2 信号，皮质侧受累为著，脑实质肿胀，沟回变浅，增强扫描未见强化，余未见异常。

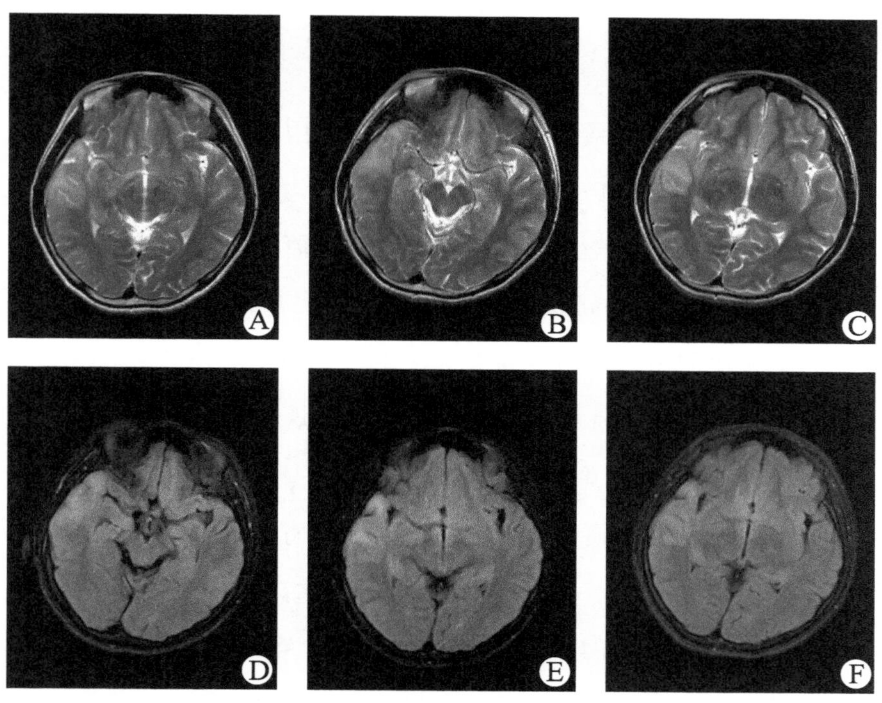

图 43　颅脑轴位 MRI：显示右侧颞叶、颞顶叶见大片稍长 T2 信号，皮质侧受累为著，脑实质肿胀，沟回变浅，FLAIR 呈高信号影（A～C 为颅脑轴位 MRI T2 加权像；D～F 为 FLAIR 像）

诊断及治疗：诊断为自身免疫性脑炎，入院后第 4 天又出现头痛伴抽搐，给予甲基强的松冲击治疗（0.8g/d）3 天，抽搐暂时缓解；之后给予甲基泼尼松龙冲击治疗（0.4g/d）3 天，（0.2g/d）3 天；丙种球蛋白（IVIg）0.4g/(kg·d)，治疗 5 天；连续 4 天未再抽搐，左半身肢体麻木减轻，入院后第 10 天再次抽搐，每日多次发作，给予静点德巴金 2 天仍不缓解，后加服开浦兰（左乙拉西坦），德巴金静点 5 天后抽搐缓解，改口服；住院 20 天出院。出院

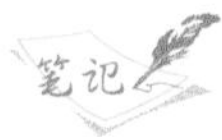

后一个月复查脑 MRI，基本正常；半年后复诊未再抽搐，复查一次盆腔超声正常。逐渐减停开浦兰，继续口服德巴金近一年后逐渐减量至停药，未再复发。

病例分析

脑炎是小儿神经系统常见病之一，按病因可分为感染性和非感染性。无论是细菌、病毒还是其他病原微生物引起的感染性脑炎，诊断时都必须有病原学的证据。在感染性病原体不明确的脑炎患者中自身免疫性脑炎（autoimmune encephalitis，AE）越来越常见。目前 AE 患病比例占脑炎病例的 10% ~20%，以抗 NMDAR 脑炎最常见，约占 AE 患者的 80%。抗 NMDAR 脑炎既往多误诊为病毒性脑炎、精神障碍和运动障碍性疾病等。

抗 NMDAR 脑炎临床特点：（1）儿童、青年多见，女性多于男性。（2）急性起病，一般在 2 周至数周内达高峰。（3）可有发热和头痛等前驱症状。（4）主要表现为精神行为异常、癫痫发作、近事记忆力下降、言语障碍/缄默、运动障碍/不自主运动，意识水平下降/昏迷、自主神经功能障碍等。（5）中枢神经系统局灶性损伤的症状，如复视、共济失调等。

AE 的辅助检查：（1）脑脊液（CSF）检查：腰椎穿刺压力正常或者升高。CSF 白细胞数轻度升高或者正常，以淋巴细胞性升高为主，CSF 蛋白轻度升高，寡克隆区带可呈阳性，抗 NMDAR 抗体阳性。（2）头颅 MRI：可无明显异常，或者仅有散在的皮质、皮质下点片状 FLAIR 和 T2 高信号；部分患者可见边缘系统病灶；少数病例兼有中枢神经系统炎性脱髓鞘病的影像学特点，大脑白质或者脑干受累。（3）头正电子发射计算机断层显像（PET）：可见双侧

笔记

枕叶代谢明显减低，伴额叶与基底节代谢升高。(4) 脑电图：呈弥漫或者多灶的慢波，偶尔可见癫痫波，异常 δ 刷是该病较特异性的脑电图改变，多见于重症患者。(5) 肿瘤学：卵巢畸胎瘤在青年女性患者中较常见，卵巢超声和盆腔 CT 有助于发现卵巢畸胎瘤，卵巢微小畸胎瘤的影像学检查可以为阴性。男性患者合并肿瘤者罕见。

诊断标准：根据 Graus 与 Dalmau 标准（2016 年），确诊的抗 NMDAR 脑炎需要符合以下 3 个条件：(1) 下列 6 项主要症状中的 1 项或者多项：①精神行为异常或者认知障碍；②言语障碍；③癫痫发作；④运动障碍/不自主运动；⑤意识水平下降；⑥自主神经功能障碍或者中枢性低通气。(2) 抗 NMDAR 抗体阳性；(3) 合理地排除其他病因。AE 的诊断需要综合患者的临床表现，以及脑脊液学、神经影像学和神经电生理学改变，以特异性抗体检测为确诊依据。抗 NMDAR 脑炎确诊标准强调症状与脑脊液抗 NMDAR 抗体阳性两个要素。抗 NMDAR 抗体对于本病具有较高的特异性，值得一提的是，血清或脑脊液抗体水平升高均可诊断本病，但脑脊液的抗 NMDAR 抗体检测的敏感性明显高于血清。

本病例特点：(1) 急性起病，头痛 10 余天、反复抽搐 4 天，并伴左半身肢体麻木及精神行为异常。(2) 腰穿：压力高，常规及生化正常，血清 NMDAR 抗体 IgG1：100（++）；脑脊液 NMDAR 抗体 IgG1：10（+）。脑电图异常，慢波、棘波阵发出现。脑 MRI 平扫加增强：右侧颞叶、颞顶叶见大片稍长 T2 信号，皮质侧受累为著，脑实质肿胀，沟回变浅。该患儿无发热，实验室检查无病毒感染证据，也排除了其他病因，可诊断抗 NMDAR 脑炎。

需要与抗 NMDAR 脑炎鉴别的疾病包括：(1) 感染性疾病（包括病毒性脑炎，神经梅毒，细菌、真菌和寄生虫所致的中枢神经系

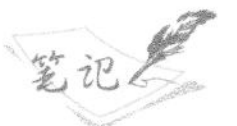

统感染），病毒性脑炎急性期脑脊液抗 NMDAR 抗体阴性，但要注意病毒感染后 AE。（2）代谢性与中毒性脑病：包括 Wernicke 脑病、肝性脑病和肺性脑病等代谢性脑病；青霉素类或者喹诺酮类等抗生素、化疗药物或者免疫抑制剂等引起的中毒性脑病、放射性脑病等。（3）桥本脑病。（4）中枢神经系统肿瘤，尤其是弥漫性或者多灶性的脑肿瘤。例如，大脑胶质瘤病、原发中枢神经系统淋巴瘤、转移癌等。（5）遗传性疾病：包括线粒体脑病、甲基丙二酸血症、肾上腺脑白质营养不良等。（6）精神疾病：许多抗 NMDAR 脑炎早期可表现为精神症状，因此应注意与精神分裂症、抑郁障碍等相鉴别。（7）脱髓鞘疾病：最近一项大宗病例研究发现，抗 NMDAR 脑炎患者早期在临床和/或 MR 表现上与视神经脊髓炎、脊髓炎相重叠，这些患者 MR 通常表现为多灶、幕下或广泛 T2/FLAIR 相异常信号，但后期出现突出的精神症状、口面运动障碍和/或自主神经功能障碍提示抗 NMDAR 脑炎的诊断。

该患儿为急性起病，甲状腺功能及抗体检查正常，血乳酸正常，病前无用药史，结合脑 MRI 检查结果容易除外遗传性疾病、中枢神经系统肿瘤、代谢性与中毒性脑病、桥本脑病及视神经脊髓炎等。抗 NMDAR 脑炎与病毒性脑炎相比较，患者年龄、性别及病程上无明显的差异，都可以表现为发热、头痛、意识障碍及病理征阳性，抗 NMDAR 脑炎者精神行为异常、癫痫发作及不自主运动的发生率高于病毒性脑炎，脑膜刺激征阳性率低于病毒性脑炎。另外脑脊液和血清抗 NMDAR 抗体检测是本病的特异性检查，是诊断该病的金标准。脑脊液病毒检测阴性，也有助于与病毒性脑炎相鉴别，基于这些本病例可以排除病毒性脑炎。

AE 的治疗包括免疫治疗、对癫痫发作和精神症状的治疗、支持治疗、康复治疗。合并肿瘤者进行切除肿瘤等抗肿瘤治疗。免疫

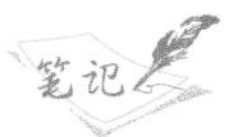

治疗分为一线免疫治疗、二线免疫治疗和长程免疫治疗。一线免疫治疗包括糖皮质激素、IVIg 和血浆交换。二线免疫药物包括利妥昔单抗与静脉用环磷酰胺，主要用于一线免疫治疗效果不佳的患者。长程免疫治疗药物包括吗替麦考酚酯与硫唑嘌呤等，主要用于复发病例，也可以用于一线免疫治疗效果不佳的患者和肿瘤阴性的抗 NMDAR 脑炎患者。对可能的 AE，也可酌情试用一线免疫治疗药物。抗 NMDAR 脑炎患者一经发现卵巢畸胎瘤应尽快予以切除。对于未发现肿瘤且年龄≥12 岁的女性抗 NMDAR 脑炎患者，建议病后 4 年内每 6～12 个月进行一次盆腔超声检查。AE 的癫痫发作一般对于抗癫痫药物反应较差。可选用广谱抗癫痫药物，恢复期 AE 患者一般不需要长期维持抗癫痫药物治疗。精神症状的控制可以选用药物包括奥氮平、氯硝西泮、丙戊酸钠、氟哌啶醇和喹硫平等药物。需要注意药物对意识水平的影响和锥体外系的不良反应等；免疫治疗起效后应及时减停抗精神病药物。

本例患儿确诊后给予免疫治疗，给予甲基强的松冲击序贯治疗及 IVIg 治疗，头痛和左半身肢体麻木很快缓解，但抽搐仍反复发作，又同时给予德巴金及左乙拉西坦治疗 2 周，抽搐缓解。出院后一个月复查脑 MRI，基本正常；半年后复诊未再抽搐，复查一次盆腔超声正常。逐渐减停开浦兰，继续口服德巴金近一年后逐渐减量至停药，未再复发。

病例点评

脑炎是指脑实质受病原体侵袭导致的炎症性病变，是目前全球发病率及死亡率较高的疾病，有认知障碍、癫痫、精神障碍等后遗症，在我国主要是自身免疫性脑炎与病毒性脑炎。这两者临床表现

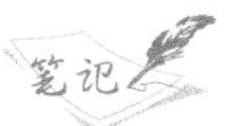

极其相似，但治疗却有差别，所以鉴别二者对指导临床治疗具有重要意义。抗 NMDAR 脑炎临床表现复杂多样，无明显特异性，早期易被误诊为病毒性脑炎或原发性精神异常。目前关于儿童抗 NMDAR 脑炎报道较少，尚无统一诊断标准及治疗方案，易造成高误诊率、漏诊率、致残率及死亡率。目前倾向认为对于儿童临床出现原因不明的皮质－皮质下功能损伤表现，包括精神症状、惊厥发作、记忆受损、运动障碍、意识水平降低、自主神经功能紊乱等，尤其是女性，在排除其他疾病后均应考虑本病；从血清和（或）脑脊液中检出抗 NMDAR 抗体可确诊；头颅 MRI 和脑电图检查有助于诊断。由于抗 NMDAR 脑炎诊断可先于伴随肿瘤的诊断，故临床医生对于确诊或怀疑为该病的患儿均应积极行肿瘤排查，包括腹部及盆腔 MRI 检查或胸腹部 CT 检查、睾丸超声检查等。以后每半年至 1 年行肿瘤排查 1 次，至少随访 2 年。儿童 AE 的发病率仅次于急性脱髓鞘性脑脊髓炎，发病率甚至超过任何一种病毒性脑炎。所以，并不是 AE 少见，而是对它认识不够，经常被误诊。这提示我们，临床上如果没有找到可靠的病原学依据应该考虑 AE 的可能，以免延误诊治。

（孙桂莲）

参考文献

1. 中华医学会神经病学分会．中国自身免疫性脑炎诊治专家共识．中华神经科杂志，2017，50（2）：91－98.
2. 矫黎东，王向波．自身免疫性脑炎临床研究进展．疑难病杂志，2014，13（12）：1312－1314.
3. 于淑杰，陈桂英，王春雨，等．儿童抗 N－甲基－D－天门冬氨酸受体脑炎 10 例临床分析．哈尔滨医科大学学报，2017，51（3）：274－276.

笔记

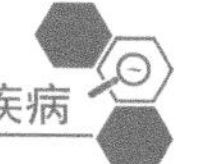

4. 秦灵芝，黄月，李玮，等．自身免疫性脑炎临床鉴别诊断及治疗研究．中国实用神经病杂志，2016，19（23）：43－44.

5. 张蒙蒙，田培超，陈攀，等．10 例儿童抗 NMDAR 脑炎临床分析及文献复习．河南医学研究，2018，27（1）：224－227.

033 运动性横纹肌溶解症一例

病例介绍

患儿，男，15 岁。以“排酱油色尿 2 天”为主诉入院。

患儿 2 天前剧烈运动（做 200 个蹲起运动）后双下肢明显疼痛，活动受限，继之发现排酱油色尿，无尿频尿急，无排尿痛，未发热，有轻微腰痛，24 小时内排尿 4 次，每次 200～300ml。急来我院化验尿常规蛋白 2＋，潜血 3＋，血心肌酶谱及肌红蛋白明显升高，给予补液利尿等治疗一天后尿色变浅，但复查酶谱等指标继续升高，为进一步治疗收入院。病来无浮肿，无头晕头痛，尿量不少，食欲可，睡眠差，大便正常。

体格检查： T 36.5℃，P 80 次/分，R 20 次/分，BP 120/80mmHg。神志清楚，呼吸平稳，周身无皮疹及出血点，双瞳孔等大正圆，光反应迅速，口唇无发绀，无颈强。肺叩诊清音，听诊双肺呼吸音清，心音有力，律齐。腹软无压痛，肝脾肋下未触及。四肢末梢温暖，毛细血管再充盈时间小于 3 秒。脊柱四肢无畸形，大腿肌肉痛，活动略受限，双下肢无水肿，神经系统检查未见异常。

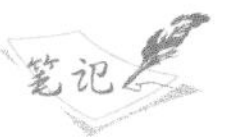

辅助检查： 血细胞分析：白细胞计数 $7.01 \times 10^9/L$，淋巴细胞

计数 $1.17 \times 10^9/L$，粒细胞计数 $5.40 \times 10^9/L$，红细胞计数 $4.36 \times 10^{12}/L$，血红蛋白浓度 133g/L，红细胞比积测定 0.396L/L，平均红细胞体积 90.8fL，平均红细胞 Hb 含量 30.5pg，平均红细胞 Hb 浓度 336.0g/L，血小板计数 $201 \times 10^9/L$。肝功：ALT 460U/L，GGT 14U/L，TBA 3μmol/L，TBIL 16.4μmol/L，

血清天门冬氨酸氨基转移酶 2433U/L，血清肌酸激酶 > 23000U/L，血清乳酸脱氢酶 6255U/L。血肌红蛋白 > 1200ng/ml。肾功能：尿素 2.24mmol/L，肌酐 53μmol/L，血清胱抑素 C 0.69mg/L。血离子钾 4.30mmol/L，钠 144.1mmol/L，钙 2.18mmol/L。尿常规检查：比重 1.010，胆红素 -，尿胆原 +-，酮体 -，蛋白质 ++，潜血 +++，亚硝酸 -，葡萄糖 -，pH 7.5，红细胞数 0 ~ 1/HP，白细胞数 0 ~ 1/HP。

治疗经过：本例初步诊断：运动性横纹肌溶解症。入院后对患儿给予大量生理盐水补液，同时应用 $NaHCO_3$ 碱化尿液，甘露醇利尿等以预防急性肾功能不全。应用保护细胞的药物：抗氧化剂（谷胱甘肽、VitE、VitC）。同时每天监测肝肾功能，血离子，凝血功能，其间凝血功能始终正常，出院前复查肾功能：尿素 4.12mmol/L，肌酐 55μmol/L，血清胱抑素 C 0.67mg/L。血离子：钾 4.41mmol/L，钠 143.7mmol/L，氯化物 105.5mmol/L，血清碳酸氢盐 27.7mmol/L，阴离子间隙 AG 14.91mmol/L，钙 2.18mmol/L，无机磷 1.76mmol/L，镁 0.71mmol/L。心肌酶：血清天门冬氨酸氨基转移酶 213U/L，血清肌酸激酶（CK）4200U/L，血清乳酸脱氢酶（LDH）164U/L。血清肌红蛋白（Myo）436.00ng/ml。尿常规：蛋白质阴性，潜血阴性，亚硝酸盐 NIT 阴性，葡萄糖阴性，酮体 T 阴性，尿胆原阴性，胆红素阴性，酸碱度测定 pH 8.0，病情好转出院。

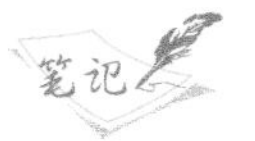

病例分析

横纹肌溶解症（rhabdomyolysis，RM）是指各种原因引起的横纹肌（骨骼肌）细胞受损、溶解，从而使细胞膜的完整性发生改变，肌细胞内容物（包括钾、磷酸盐、肌红蛋白、肌酸激酶和尿酸）逸入细胞外液及血液循环，并可致死的一组临床综合征。该综合征可出现局部及全身症状，可能发生早期或晚期并发症。对横纹肌溶解症的早期诊断和干预是防止晚期并发症的关键。有关 RM 的病因大致可分为非创伤性和创伤性两大类。习惯上将非外伤因素引发的 RM 称为非创伤性横纹肌溶解症（NRM），各种常见的危险因素如下：（1）药物和毒性物质：能引起严重肌肉损伤的药物有 150 余种，多见于药物滥用者。羟甲戊二酰辅酶 A（HMG－CoA）还原酶抑制剂（他汀类）、环孢素 A、依曲康唑、乙琥红霉素、秋水仙碱、皮质激素等药物均对横纹肌有直接损伤作用。（2）酗酒：大约 20% RM 的发生与饮酒有关。目前认为，乙醇本身对肌肉有间接损伤作用，在饥饿、低血钾等状态下更易造成能量合成障碍。（3）肌肉过度活动所致的非创伤性 RM：剧烈运动如马拉松比赛等可能引起 RM，尤其是以前未经训练的人突然的过量运动。（4）体温过高：中暑、恶性高热等均可引起横纹肌溶解。（5）感染：许多病毒或细菌性感染与 RM 的发生有关。本文介绍的病例即属于肌肉过度运动所致的非创伤性横纹肌溶解，连续蹲起 200 次之后双下肢剧烈疼痛。

临床表现： 横纹肌溶解症的许多临床特征都是非特异性的，并随潜在条件的改变其病程也发生变化。RM 有局部及全身表现，可发生早期或晚期并发症。对横纹肌溶解症的早期诊断是防止晚期并发症的关键。RM 的局部症状和体征包括肌肉疼痛、无力、肿胀及

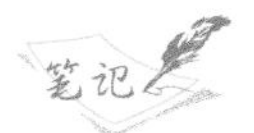

肌肉触痛，创伤性 RM 可见肌肉损伤；全身症状和体征包括棕色尿（常作为首发表现）、发热、全身不适、恶心、呕吐、精神错乱、精神激动、谵妄、少尿或无尿。

本例患者即以双下肢剧烈疼痛，活动受限，同时排酱油色尿为首发表现，到医院检查发现血肌酸激酶活性显著升高。有时患者可能无任何的症状和体征，而仅表现为血肌酸激酶（CK）的升高。横纹肌溶解症的并发症可分为早期并发症和晚期并发症。早期并发症：主要表现为电解质紊乱。大量肌肉破坏可继发严重的高钾血症，引起心律失常，甚至可能导致心搏骤停。低钙血症是另一种早期并发症，可能是溶解的肌肉细胞释放出大量磷酸盐引起。大约 25% 的横纹肌溶解患者会发生肝功能异常，损伤的肌肉释放的蛋白酶可引起肝脏的炎症反应。急性肾功能衰竭和弥漫性血管内凝血是 RM 的晚期并发症（一般发生在 12～24 小时后）。急性肾功能衰竭是最严重的并发症，具有高发病率和死亡率的特点。有报道横纹肌溶解症并发急性肾功能衰竭的发生率为 51.0%，死亡率为 32.0%，当 CK 水平高于 16000 单位/L 时，很可能并发肾功能衰竭。肌红蛋白性肾功能衰竭的患者血清肌酸酐水平上升的速度［达 2.5mg/(dl·d)(220μmol/L)］显著的快于其他原因引起急性肾衰患者。弥漫性血管内凝血常发生在出现横纹肌溶解后的第 3～5 天。

本例患者早期离子水平正常，但并发了肝功能异常，入院时肝功：ALT 460U/L，GGT 14U/L，TBA 3μmol/L，TBIL 16.4μmol/L，血清总蛋白 57.4g/L，血清白蛋白 36.6g/L，血清天门冬氨酸氨基转移酶 2433U/L，给予积极水碱化治疗和抗氧化剂（谷胱甘肽、VitE、VitC）的应用，两天后复查肝功血清丙氨酸氨基转移酶测定（ALT）255U/L，血清 γ 谷氨酰基转移酶测定（GGT）16U/L，血清总蛋白 49.2g/L，血清白蛋白 32.3g/L，血清总胆汁酸测定

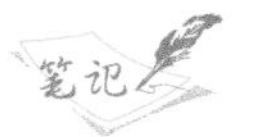

（TBA）2μmol/L，血清总胆红素测定（TBIL）7.6μmol/L，血清天门冬氨酸氨基转移酶测定（AST）213U/L，转氨酶有所下降，但蛋白水平亦降低。本例患者尽管血清肌酸激酶＞23000U/L，但是我们监测肾功能，尿素及肌酐并没有上升，没有合并肾功能衰竭，治疗效果理想。由此可见，早期识别横纹肌溶解症并对其并发症做出及时处理是治疗成功的关键。有挤压伤、运动超负荷、酗酒、应用某些药物或毒性物质后的患者出现局部肌肉疼痛、无力、肿胀及触痛，或者伴有恶心、全身不适等症状时，应怀疑可能发生了横纹肌溶解。详细询问病史，有助于明确病因。肌酸激酶（CK）及其同工酶是诊断RM最重要也是最敏感的指标，血清CK水平在肌肉损伤后2～12h开始升高，1～3d达高峰，3～5d后逐渐下降。血肌红蛋白测定：肌损伤后肌细胞坏死，肌红蛋白释放入血造成肌红蛋白血症。尿液分析：肌红蛋白尿是诊断RM的一个重要依据，但肌红蛋白尿阴性不能排除RM。肌红蛋白尿时尿离心沉淀没有红细胞，而尿潜血阳性。因肌红蛋白尿往往出现在发病几天后，故不能以此作为观察疗效的指标。电解质紊乱：在RM早期可有血钾、血磷进行性增高，血清钙降低。肾功能的变化：肌肉损伤释放的大量肌酸在血液中转变为肌酐，故RM时肌酐的增高多大于尿素的增高，还可出现高尿酸血症等。并发急性肾功能衰竭时出现肌酐异常。治疗原则如下：去除横纹肌溶解的诱因、病因，预防急性肾功衰竭：给予充分的水化碱化及利尿治疗以促进肌红蛋白的排除，保持尿量200～300ml/Hr直至肌红蛋白尿消失；但仍需大量静脉补液至少至CK＜1000U/L；予$NaHCO_3$使尿pH达到6.5以上；同时应用保护肾小管细胞的药物：抗氧化剂（谷胱甘肽、VitE、VitC等）；清除血肌红蛋白：Mb17.5KD，一般血透无法清除。血液灌流、血浆置换及血滤可增加Mb清除。不主张用除甘露醇外的利尿剂，包括袢

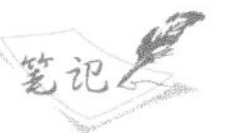

利尿剂。积极纠正水电解质、酸碱紊乱，如合并严重的高钾血症、代谢性酸中毒时，应进行相应救治，必要时给予血液透析治疗。除非有明显的症状，否则低钙血症不用纠正，以避免加重钙超载。

病例点评

横纹肌溶解症是指各种原因引起的横纹肌（骨骼肌）细胞受损、溶解，从而使细胞膜的完整性发生改变，肌细胞内容物（包括钾、磷酸盐、肌红蛋白、肌酸激酶和尿酸）逸入细胞外液及血液循环，并可致死的一组临床综合征。横纹肌溶解症的并发症可分为早期并发症和晚期并发症。早期并发症主要表现为电解质紊乱：大量肌肉破坏可继发严重的高钾血症，引起心律失常，甚至可能导致心搏骤停。低钙血症是另一种早期并发症，可能是溶解的肌肉细胞释放出大量磷酸盐引起。大约25%的横纹肌溶解患者会发生肝功能异常，损伤的肌肉释放的蛋白酶可引起肝脏的炎症反应。急性肾功能衰竭和弥漫性血管内凝血是RM的晚期并发症（一般发生在12～24小时后）。急性肾功能衰竭是最严重的并发症，具有高发病率和死亡率的特点。

本例患者急性期血清肌酸激酶>23000U/L，但是CK并不能完全代表病情的严重程度，当CK水平高于16000单位/L时很可能合并肾功能衰竭。本例患者尽管血清肌酸激酶>23000U/L，但是我们积极预防急性肾小管坏死：给予充分的水化碱化及利尿治疗以促进肌红蛋白的排除，保持尿量200～300ml/Hr直至肌红蛋白尿消失，并没有并发肾脏功能损伤及凝血功能异常，所以对横纹肌溶解症的早期诊断及给予充分的水化碱化及利尿是防止晚期并发症的关键。

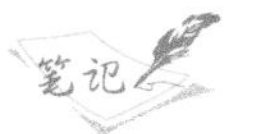

（李　萍）

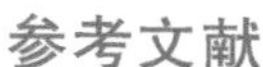

参考文献

1. 金朝，蒲传强．非创伤性横纹肌溶解症的病因及发病机制．国际神经病学神经外科学杂志，2013，40（2）：180－183.

2. 唐吉刚，曹秉振．横纹肌溶解症及其研究进展．实用医药杂志，2011，28（10）：937－939.

034 重症肌无力、重症肌无力危象一例

病例介绍

患儿，男，6岁。1年前以发热后出现双眼上睑下垂就诊于外院，诊断为：重症肌无力，给予口服强的松（30mg，隔日顿服），20天后逐渐减量，当减至5mg/日时病情复发。4个月前来我院儿科就诊，行新斯的明试验，结果为阳性。予口服溴比斯的明（30mg，日4次）。2个月前双眼上睑下垂明显，家长将溴比斯的明自行增至60mg，日3～4次。1个月前患儿来我科复诊，加用强的松7.5mg，日3次口服。近1个月患儿有时呛咳，声音嘶哑。近日患儿病情加重收住院进一步诊治。

体格检查： T 37.3℃，P 98次/分，R 22次/分，BP 118/50mmHg。发育可，营养状态好，神志清，呼吸平稳，口唇无发绀。双肺呼吸音清，未闻及干湿啰音，心音有力，律齐，各瓣膜未闻及杂音。腹平软，肝脾肋下未触及。四肢肌力正常，膝反射（++），咽反射迟钝。

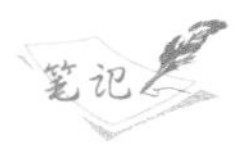

辅助检查：血常规：白细胞$9.6\times10^9/L$，粒细胞比率43%，血红蛋白136g/L，血小板$294\times10^9/L$，肝功能：ALT稍高，其余正常。血离子：K^+、Na^+、Ca^{2+}、Cl^-、Mg^{2+}均正常。

诊治经过：入院后患儿能下地行走，无明显呼吸困难。入院第2天查房时，患儿在睡眠中，无发绀。但醒后有时呛咳、声音变调，饮食差。中午进食黄瓜及馒头后突然自觉呼吸困难，面色发绀，立即请麻醉科行气管插管给予气囊加压人工呼吸，不见自主呼吸恢复，心电监护显示血氧饱和度98%，心率120～137次/分，遂转入ICU行呼吸机辅助通气，给予丙种球蛋白静脉滴注及溴比斯的明治疗，因防止应激性溃疡出现，故未应用糖皮质激素。床旁胸片显示右肺上叶不张。转入ICU治疗第2天（入院第3天）患儿恢复自主呼吸，逐步撤离呼吸机。

病情平稳后出院，院外继续口服溴比斯的明治疗。出院诊断：1. 重症肌无力；2. 重症肌无力危象；3. 呼吸功能不全。

病例分析

重症肌无力是一种自身免疫性疾病，机体产生抗体使神经肌肉接头乙酰胆碱受体功能下降，导致肌肉疲劳性无力。最常受累的肌肉包括近端四肢、眼肌和延髓支配肌肉，可出现近端对称性四肢无力、上睑下垂、复视、球麻痹。临床可分为眼肌型、脑干型及全身型。文献报道，欧洲儿童重症肌无力的发病率为每年1/100万～5/100万人，少数欧洲以外国家报道本病的发生率在每年3.0/100万～9.1/100万人。重症肌无力危象通常是指当重症肌无力患者病情突然加重或因治疗不当，引起呼吸肌或吞咽肌无力或麻痹，进而导致呼吸衰竭，甚至危及生命的一种严重并发症。通常分3种类型：

笔记

①肌无力危象（约占95%）：大多是由于疾病本身的病情进展所致，也可因感染、过度疲劳、精神刺激、月经、分娩、手术、外伤而诱发。临床表现为患者的肌无力症状突然加重，出现吞咽和咯痰无力，呼吸困难，常伴烦躁不安，大汗淋漓等症状；②胆碱能危象（约占4%）：见于长期服用较大剂量溴比斯的明的患者，或一时服用过多者。发生危象之前常先表现出恶心、呕吐、腹痛、多汗、流泪、皮肤湿冷、口腔分泌物增多、肌束震颤，以及情绪激动、焦虑等精神症状；③反拗危象（约占1%）：溴比斯的明的剂量未变，但突然对该药失效而出现了严重的呼吸困难。也可因感染、电解质紊乱或其他不明原因所致。某些重症肌无力病例则以重症肌无力危象为首发表现，出现呼吸肌无力所致的呼吸功能不全，以及球肌麻痹所致的发作性青紫及喘鸣。重症肌无力危象是导致患者死亡的主要原因。治疗措施分一般治疗和特异性治疗，一般治疗包括气道维护及机械通气；停用触发重症肌无力危象的药物及胆碱酯酶抑制剂；证实并治疗感染；完善监护措施。特异性治疗包括：1. 糖皮质激素：具有较强的抗炎作用和免疫抑制作用，已成为公认的治疗MG的一线药物。醋酸泼尼松按体质量0.5～1mg/(kg·d)晨顿服；或20mg/d晨顿服，每3d增加5mg直至足量，通常2周内起效，6～8周效果最为显著。视病情变化调整药物剂量，如病情稳定并趋好转，可维持4～16周后逐渐减量。待病情稳定后，一般情况下逐渐减少醋酸泼尼松用量，每2～4周减5～10mg，至20mg后每4～8周减5mg，直至隔日服用最低有效剂量，过快减量可导致病情反复；2. 静脉丙种球蛋白（intravenous immunogloblin，IVIG）：可能与自身抗体竞争Fc受体的结合位点有关。按体质量400mg/(kg·d)，静脉注射5d；3. 血浆置换（plasma exchange，PE）：可去除血浆中的大分子如免疫球蛋白、免疫复合物和脂蛋白等，有效清除自身抗体。后

两者用于重症肌无力危象的救治且 IVIG 不良反应较小。

本例患儿原为眼肌型，治疗过程中曾有病情反复。入院前 1 个月患儿出现呛咳及声音嘶哑，可能存在球肌麻痹，但家长未予重视。后因发热、病情加重才住入我院，提示感染可能是引起肌无力危象的病因。入院后第二天中午患儿于吃黄瓜和馒头后突然出现呼吸困难、面色发绀、烦躁不安，提示患儿已发生肌无力危象，于气管插管后立即转入 ICU 行呼吸机辅助通气，并给予丙种球蛋白冲击治疗，因有应激性溃疡表现，故未应用糖皮质激素，患儿病情见好转。

病例点评

1. 本例患儿于入院前 1 个月已出现呛咳、声音嘶哑等球肌麻痹征象，但未引起家长及医生的足够重视，没有及时处理，以致后来发生肌无力危象，险些丧失生命。另外患儿入院后第 2 天病情突然加重，不除外与进食黄瓜和馒头有关，吞咽困难、呛咳误吸可引发窒息或肺不张。实际上该患儿入院后应予半流食、流食，必要时予鼻饲。这些都是应从本例诊治中吸取的经验教训。

2. 重症肌无力危象诊断不及时或处理不当，死亡率极高。感染发热性疾病及突然停药是小儿重症肌无力危象的主要诱因，因此对于患儿合并感染性疾病时应密切注意病情变化，特别是出现呛咳、吞咽困难、呼吸困难时应首先想到肌无力危象的可能性。

3. 出现重症肌无力危象时，应积极予丙种球蛋白冲击、大剂量糖皮质激素及血浆置换治疗，必要时行呼吸机辅助通气，改善患儿预后，降低死亡率。

（罗　钢）

参考文献

1. 周涛，钱素云．儿童重症肌无力危象的识别与治疗进展．中国小儿急救医学．2015，22（10）：667－671.

2. 张锦华，夏萍，刘芳，等．双重滤过血浆置换和环孢素A治疗难治性重症肌无力一例．中华医学杂志，2014，35（94）：2800.

3. 张敏，王鸿雁，王海峰．重症肌无力最新治疗进展．中国神经免疫学和神经病学杂志，2010，6（17）：457－459.

4. 重症肌无力诊断和治疗中国专家共识．中国神经免疫学和神经病学杂志，2012，6（19）：401－408.

5. 陈鹭，张桂菊，刘小荣．血浆置换在儿科神经系统免疫障碍性疾病中的应用．中国血液净化，2015，3（14）：159－162.

笔记

遗传代谢性疾病

035 肝豆状核变性一例

病例介绍

患儿，女，10 岁 8 个月，以“发现双下肢水肿 1 个月”为主诉入院。患儿 1 个月前无明显诱因出现双下肢水肿，进行性加重，并出现眼睑水肿，尿量少（具体不详），尿色正常。病来无发热，无皮疹，无腹痛及恶心、呕吐。

体格检查： T 36.5℃，P 108 次/分，R 20 次/分，BP 107/74mmHg。周身皮肤未见皮疹及黄染，眼睑水肿，咽无充血，心肺未闻及异

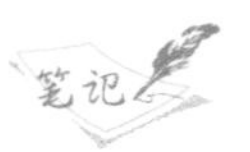

常。腹平软，肝脾肋下未触及。四肢末梢温暖，双下肢胫前指压痕阳性。神经系统检查未发现异常。

辅助检查：血常规：WBC 7.64 × 10^9/L，LY 3.11 × 10^9/L，NE 4.08 × 10^9/L，HGB 145g/L，PLT 322 × 10^9/L。肝功：ALT 85U/L，ALB 19.7g/L。肾功：Cr 42μmol/L，Urea 3.33mmol/L。血清总胆固醇：10.00mmol/L。血离子：Ca 2.01mmol/L。24 小时尿蛋白定量：7.909g/24h，尿系列：蛋白质 ++++，红细胞数 3/4/HP，异常形态红细胞 80%。风湿三项、补体未见异常，抗核抗体（ANA）（-）、抗可溶性抗原（ENA）谱（-）。双肾输尿管膀胱彩色多普勒超声未见明显异常。

诊治经过：结合病史及临床表现诊断为原发性肾病综合征（肾炎型），给予强的松、蒙诺口服治疗。同时化验发现患儿铜蓝蛋白（137.00mg/L）较低，不除外肝豆状核变性，眼科会诊未见 K-F 环，给予完善基因检测。

院外定期复查，一周后：肝功：ALB 23.4g/L。血清总胆固醇：10.76mmol/L。血离子：Ca 2.09mmol/L。尿系列：蛋白质 ++++，红细胞数2/4/HP，异常形态红细胞80%。铜蓝蛋白：111.00mg/L。两周后：肝功：ALB 24.1g/L。尿系列：蛋白质 ++++，红细胞数 1/4/HP，异常形态红细胞 80%。铜蓝蛋白：90.40mg/L。基因检测回报（图 44），明确诊断为肝豆状核变性（Wilson 病，WD），给予青霉胺（小剂量 250mg/d 开始，每 3 ~ 4 天递增 250mg，至每日 20 ~ 30mg/kg）、锌制剂［75mg/d（以锌元素计）］口服治疗。

检测到的基因变异

ATP7B	c.3564dupG	p.(Asp1222fs)	杂合：致病突变
ATP7B	c.2785A > G	p.(Ile929Val)	杂合：意义未明

图 44　基因检测

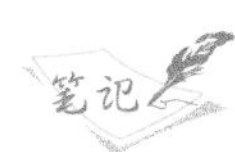

一周后复查尿系列：蛋白质 ++++，红细胞数 70～80/HP，异常形态红细胞 80%，足量口服强的松 4 周，仍有大量蛋白尿，遂行肾活检：光镜检查：16 个肾小球中有 1 个球性硬化，1 个节段性硬化伴黏连。系膜细胞及系膜基质轻度增生，部分区域可见节段性管内增生。偶见球囊黏连，未见明显新月体形成。可见肾小管上皮细胞颗粒、空泡变性。肾小管局灶性（<25% =变性萎缩、管腔狭窄。个别肾小管管腔内可见多形核细胞管型。肾间质略水肿，未见明显纤维化，散在炎性细胞浸润。免疫荧光：IgA（+++）、IgG（+）团块状沉积于系膜区、IgM 及补体 C_3、补体 C_4、补体 Clq 均阴性，Fib（++）。病理学诊断：以 IgA 沉积为主的系膜增生性肾小球肾炎（图 45）。继续口服强的松、蒙诺、青霉胺、锌制剂治疗。一月后复查尿常规：蛋白质 3+，RBC 82.5/HP，WBC 2.93/HP，24 小时尿蛋白测定：5.183g/24h。肝功：ALB 30.7g/L。血清总胆固醇 8.18mmol/L。血离子：Ca 2.16mmol/L。铜蓝蛋白：103.00mg/L。激素逐渐减量，加用骁悉治疗。之后一直定期于我科随诊，尿蛋白逐渐转阴，血清白蛋白及胆固醇恢复正常。半年后复查尿常规：蛋白质阴性，RBC 23.67/HP，WBC 2.51/HP，24 小时尿蛋白测定：0.100g/24h。肝功：ALB 45.9g/L。血清总胆固醇 4.47mmol/L。血离子：Ca 2.42mmol/L。铜蓝蛋白：178.00mg/L。

病例分析

肝豆状核变性，又称为威尔逊病（Wilson's disease，WD），是一种常染色体隐性遗传性铜代谢障碍性疾病，目前国际上较公认的发病率为 15/100 万～30/100 万人，患病率约为 1/3 万人，致病基因携带者频率约为 1/90。

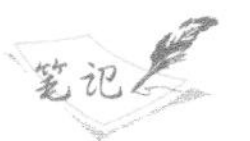

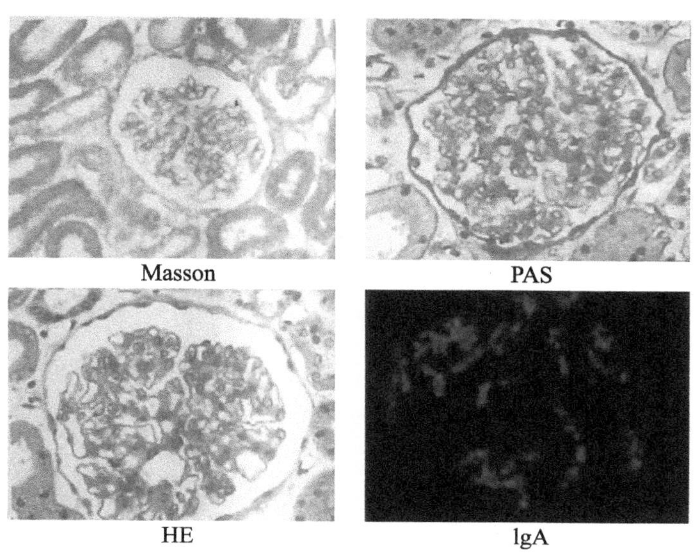

图 45　肾活检

临床表现：本病通常发生于儿童期和青少年期，少数成年期发病。发病年龄多在 5 ~ 35 岁，男性稍多于女性。病情缓慢发展，可有阶段性缓解或加重，亦有进展迅速者。①神经和精神症状：神经症状以锥体外系损伤为突出表现，以舞蹈样动作、手足徐动和肌张力障碍为主，并有面部怪容、张口流涎、吞咽困难、构音障碍、运动迟缓、震颤、肌强直等。震颤可以表现为静止或姿势性的，但不像帕金森病的震颤那样缓慢而有节律性。疾病进展还可有广泛的神经系统损伤，出现小脑性共济失调、病理征、腱反射亢进、假性球麻痹、癫痫发作，以及大脑皮质、下丘脑损伤体征。精神症状表现为注意力和记忆力减退、智能障碍、反应迟钝、情绪不稳，常伴有强笑、傻笑，也可伴有冲动行为或人格改变。②肝脏异常：肝脏受累时一部分病例发生急性、亚急性或慢性肝炎，大部分病例肝脏损伤症状隐匿、进展缓慢，就诊时才发现肝硬化、脾肿大甚至腹水。重症肝损伤可发生急性肝功能衰竭，死亡率高。脾肿大可引起溶血

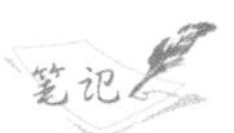

性贫血和血小板减少。③角膜 K－F 环：角膜色素环是本病的重要体征，出现率达 95% 以上。K－F 环位于巩膜与角膜交界处，呈绿褐色或暗棕色，宽约 1.3mm，是铜在后弹力膜沉积而成。④其他：肾脏受损时可出现镜下血尿、微量蛋白尿、肾小管酸中毒、肾性糖尿和氨基酸尿。钙、磷代谢异常易引起骨折、骨质疏松及骨关节病。铜在皮下的沉积可致皮肤色素沉着、变黑，以及急性非免疫性溶血性贫血和肌肉损伤等。

诊断：①家族遗传史，父母是近亲婚配、同胞有肝豆状核变性患者或死于原因不明的肝病者。②缓慢进行性震颤、肌僵直、构语障碍等锥体外系症状、体征或/及肝病症状。③肉眼或裂隙灯证实有 K－F 环。④血清铜蓝蛋白（CP）<200mg/L 或血清铜氧化酶 < 0.2 活力单位；血清总铜量低于正常值的 1/2（4.7 ~ 14.1μmol/L）。⑤肝铜 >250μg/g（干重）。

判断：（1）凡完全具备上述① ~ ③项或②及④项者，可确诊为临床显性型。（2）仅具有上述③ ~ ⑤项或③ ~ ④项者属无症状型肝豆状核变性。（3）仅有①、②项或①、③项者，应怀疑肝豆状核变性。临床上若遇到下述两种情况即可明确诊断为 WD，无须行进一步检查：①患者具有锥体外系症状，角膜 K－F 环阳性，血清铜蓝蛋白水平低于正常参考值下限、24h 尿铜 >100μg。②患者具有肝脏症状，角膜 K－F 环阳性，血清铜蓝蛋白水平低于正常参考值下限、24h 尿铜 >100μg。WD 具有高度的遗传异质性，致病基因突变位点和突变方式复杂，故尚不能取代常规筛查手段。利用常规手段不能确诊的病例，或对症状前期患者、基因携带者筛选时，可考虑基因检测。

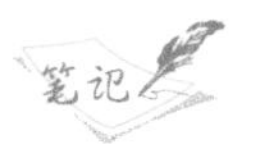

WD 肾脏损伤机制系铜沉积在肾组织中所致，组织学病变的轻

重与铜沉积的多少呈平行关系。铜在肾脏的沉积所造成的损伤以近曲小管上皮细胞最明显，远曲小管和肾小球囊也可受损。临床上可出现血尿、蛋白尿、高钙磷尿、尿比重降低等多种表现，而血尿则是 WD 肾损伤最常见的症状。血尿的发生可能与凝血因素、继发性 IgA 和高钙尿症有关，严重者可发生凝血酶原减少，常有凝血酶原复合体降低，血中抗凝物质增加，易引起出血。WD 时肝脏对 IgA 及其复合物的清除能力下降，血中 IgA 升高，可随血循环沉积于肾小球导致继发性 IgA 肾病。血尿可为肾小球源性或非肾小球源性，肾小球源性血尿的机制为继发性 IgA 肾病，而非肾小球源性血尿的原因可能为高钙尿症或凝血因素异常。

本例诊治经过：本例患儿以肾病综合征为首发和突出表现，早期按原发性肾病综合征（肾炎型），给予强的松、蒙诺口服治疗，疗效不佳。入院后辅助检查发现肝功能有损伤、铜蓝蛋白较低，不除外肝豆状核变性，因未见 K－F 环，经基因检测，明确诊断为肝豆状核变性（WD），加用青霉胺、锌制剂治疗。同时行肾活检，符合继发性 IgA 肾病的病理改变，加用骁悉治疗，疗效显著。儿童 WD 以肾病综合征为首发表现较为少见，很容易误诊。对肾脏损伤伴肝功能异常病例，要注意铜代谢指标变化，异常应考虑本病的可能。认真询问病史，密切观察患儿的行为表现，及早进行有关检查，早期诊断、治疗，对预后有重要意义。

病例点评

铜蓝蛋白测定对某些肝、胆、肾等疾病的诊断有重要意义，其降低除了是肝豆状核变性最有价值的诊断指标以外，也可出现在其

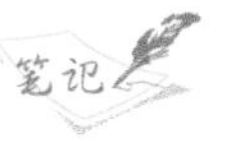

他疾病中：肾病综合征、吸收不良综合征、蛋白漏出性胃肠症、低蛋白血症等疾病中。肝豆状核变性多以神经症状和肝脏损伤为首要表现，但肾脏损伤也不少见，应引起重视。针对血尿、蛋白尿病例，要考虑有无肝豆状核变性的可能，本病例以肾脏损伤为首发和突出的表现，如不进行全面化验检查，则易发生漏诊或误诊。本例于第一次住院时曾按“原发性肾病综合征”诊治。通过对本例患儿的诊治，临床医生加深对肝豆状核变形并发肾损害的认识，积累经验。在肝豆状核变性的诊断中，角膜 K－F 环、尿铜增加、铜蓝蛋白降低和头 MRI 为常见手段，特别是角膜 K－F 环的体征对诊断意义很大，基因检测作为辅助诊断手段越来越被重视。

（张　菁）

参考文献

1. 肝豆状核变性的诊断与治疗指南．中华神经科杂志，2008，41（8）：566－569.
2. 解读《肝豆状核变性的诊断与治疗指南》．现代神经疾病杂志，2009，9（3）：212－215.
3. Peter Ferenci. Whom and how to screen for Wilson disease. Expert Rev. Gastroenterol. Hepatol，2014，8（5）：513－520.
4. Ozlenen Simsek Papur，Sezin Asik Akman，Orhan Terzioglu. Clinical and genetic analysis of pediatric patients with Wilson disease. Turk J Gastroenterol，2015，26：397－403.

笔记

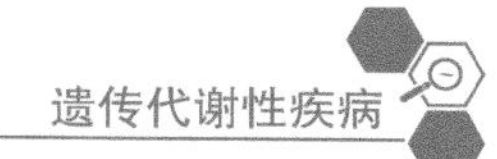

036 家族性高胆固醇血症一例

病例介绍

患儿，男，12 岁。因“发现双侧肘部包块 10 个月余”入院。10 个月前家属无意间发现患儿双侧肘部各有一个大小约 2.0cm × 2.0cm 的包块，黄色，质地硬，活动度可，无压痛，随后就诊于当地医院，病理检查提示黄瘤病，现为求进一步诊治转来我院。患儿病来精神、食欲可，无发热，无骨痛，大小便正常。既往体健，否认结核、肝炎等传染病接触史。患儿多位亲属有高脂血症。

体格检查：体温 36.5℃，脉搏 90 次/分，呼吸 20 次/分，血压 110/58mmHg，体重 36kg。神志清楚，呼吸平稳。双侧肘部伸侧及双侧跟腱处黄色结节状凸起，前者大小约 2.0cm × 2.0cm，后者约 2.0cm × 3.0cm，双手掌指关节、指间关节伸侧可见多个小结节状突起，质地较韧，与周围组织分界清楚，无触痛。双肺呼吸音清，未闻及啰音。心音有力、律齐，于胸骨左缘第 2 肋间、第 3 肋间可闻及Ⅲ级收缩期杂音。腹软不胀，肝脾于肋下未触及。四肢末梢温暖，周身关节无肿胀，活动不受限。

辅助检查：血脂：载脂蛋白（apoB）4.09g/L（正常值范围 0.60 ~ 1.33g/L），甘油三酯（TG）1.98mmol/L（正常值范围 0 ~ 1.7mmol/L），总胆固（TC）16.80mmol/L（正常值范围 0 ~ 5.7mmol/L），低密度脂蛋白胆固醇（LDL - C）14.99mmol/L（正

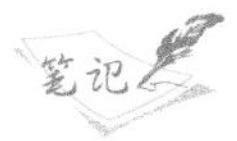

常值范围 0 ~ 3.64mmol/L），高密度脂蛋白胆固醇（HDL – C）1.08mmol/L（0.91 ~ 1.92mmol/L）。右肘浅表肿物超声：皮下表浅组织不均结节低回声反射（约 1.80cm × 0.50cm），未见液性变及明显彩色血流。心脏超声：主动脉壁增厚，主动脉瓣上轻度狭窄（高脂血症导致可能性大）。右侧颈动脉超声：右侧颈动脉硬化样改变，右侧颈动脉血流速度加快。肘部包块组织切片病理科会诊：黄瘤病（图 46）。血常规、肝肾功、血离子、心肌酶、凝血功能、心电图、肝胆脾胰双肾超声、双下肢动脉超声、胸片、颅脑 CT 等未见异常。

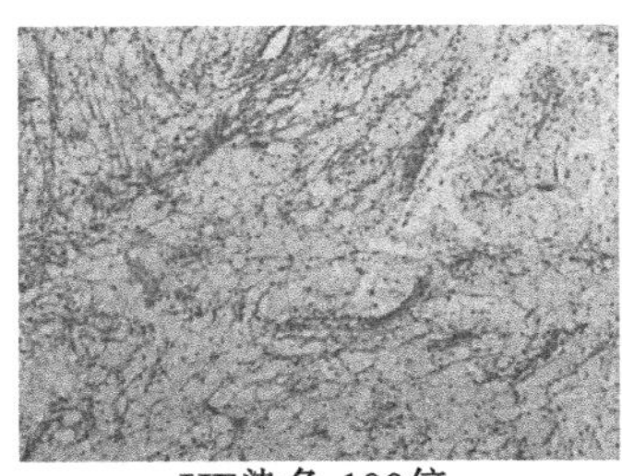
HE染色 100倍

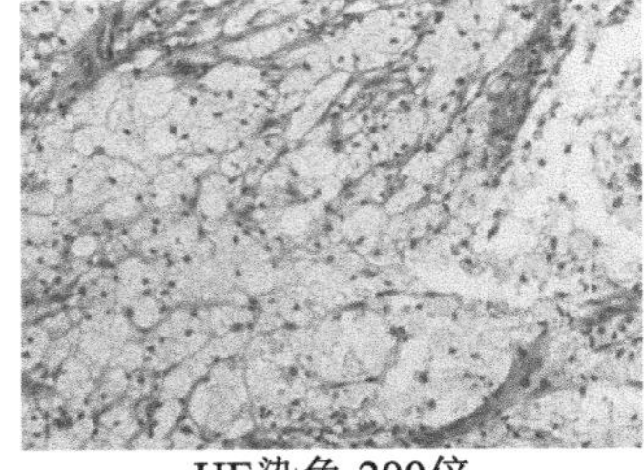
HE染色 200倍

图 46　肘部包块组织切片

患儿母亲血脂：TC 6.06mmol/L，LDL – C 4.64mmol/L，TG 和 HDL – C 正常。父亲血脂：LDL – C 4.37mmol/L，TG、HDL – C、TC 正常。

诊疗过程及转归：结合患儿有高胆固醇血症（TC、LDL – C 明显升高）、肘部包块病理诊断黄色瘤、彩超检查发现心脏及外周的大血管硬化样改变，以及有高脂血症家族史，确诊家族性高胆固醇血症（familial hypercholesterolemia，FH）。给予阿托伐他汀、普罗布考口服降血脂，阿司匹林口服干预动脉粥样硬化并发症等治疗后，复查血脂 TC 12.38mmol/L，LDL – C 10.81mmol/L，家属要求出院。

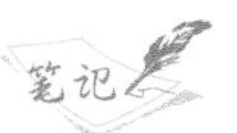

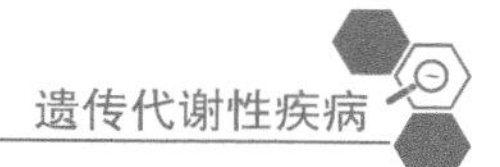

病例分析

家族性高胆固醇血症（FH）是一种脂质代谢异常的遗传性疾病，其临床特点是高胆固醇血症、特征性黄色瘤、早发心血管疾病和阳性家族史。因此，综合患儿的临床表现及实验室检查，诊断家族性高胆固醇血症（FH）并不困难。

通常认为FH为常染色体遗传性疾病，遗传方式包括显性和隐性遗传。虽然目前研究发现多种基因突变都可以引起FH，但是低密度脂蛋白受体（LDL－R）基因突变为主要的致病基因。根据致病基因突变类型，FH分为杂合子型（HeFH）和纯合子型（HoFH），纯合子型为最严重的病症。我国FH临床诊断标准为：成人血清TC >7.76mmol/L或LDL－C >4.91mmol/L；16岁以下儿童TC >6.72mmoVL，患者或其亲属患黄色瘤。若患者TC >15.52mmoVL并伴有黄色瘤则可诊断为HoFH；未达到纯合子标准的则为HeFH。因此，根据该标准，患儿可以诊断为家族性高胆固醇血症纯合子型（HoFH）。

目前研究发现，LDL－R基因突变所致FH的主要机制是，引起功能性LDL－R的减少，影响LDL－R与含有载脂蛋白B和载脂蛋白E的低密度脂蛋白（LDL）结合，从而使LDL从血中转移受阻，导致血清胆固醇浓度升高（以TC和LDL－C升高为主），并导致大量LDL聚集于清除细胞中，以及在组织内过度淤积，进而形成黄色瘤和动脉粥样硬化。

FH黄色瘤主要表现为肌腱黄色瘤和结节性黄色瘤。前者主要发生在肌腱部位，如跟腱、手、足背等，呈圆形或卵圆形黄色皮下结节，质硬，不易活动，边缘清楚。结节性黄色瘤好发于身体的伸

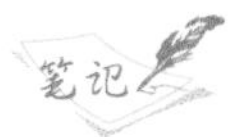

侧，发展慢，呈圆形，边界清楚，早期柔软，后期变硬。纯合子型HF在儿童时期就可以出现黄色瘤，而杂合子多在30～60岁出现。在本病例中，患儿黄色瘤起病早，不仅出现跟腱黄色瘤，还有多发的结节性黄色瘤。这进一步提示该患儿符合纯合子型（HoFH）的诊断。

动脉粥样硬化是FH另外一个重要特征，尤其是主动脉根部和冠状动脉容易出现广泛的动脉粥样硬化斑块，进而导致血管狭窄。目前研究证实，动脉粥样硬化病理改变首先发生在动脉的内膜。颈动脉内膜中膜增厚可以作为儿童动脉粥样硬化形成的早期观察标志，还可以作为FH早期血管损伤指标。在本病例中，彩超检查显示患儿已经出现严重的心血管损伤。研究发现，纯合子型FH患者出现动脉粥样硬化较早，发生心血管事件的风险倍增，若不能积极有效治疗，患者很难生存到30岁。因此，该患儿被确诊HoFH后，应该给予积极治疗。

FH的治疗方法分为饮食治疗和药物治疗。首先，饮食干预是基础，因为食物是胆固醇的主要来源。按照我国《儿童青少年血脂异常防治专家共识》推荐，饮食干预有两套膳食方案。第一套方案：要求饱和脂肪酸平均摄入少于总热量的10%，总脂肪产热平均占总热量<30%，胆固醇摄入<300mg/d，定期检查血脂以判断疗效。若治疗3个月后疗效不佳，改用第二套方案，即饱和脂肪酸摄入少于总热量的7%以下，胆固醇摄入<200mg/d，同时确保足够的能量、维生素和矿物质供给。治疗目标是血清胆固醇水平较前降低，理想目标：TC<4.40mmol/L，LDL－C<2.85mmol/L。

关于儿童高胆固醇血症的药物干预争议较多，但是对于FH患者，尤其是对于纯合子型FH，目前普遍认为药物治疗应该更加积极，年龄可适当提前。目前降脂药物主要分为两种：他汀类药物

笔记

（胆固醇生物合成限速酶抑制剂，也称 HMG－CoA 抑制剂），以及非他汀类药物。研究表明，他汀类药物中阿托伐他汀可以有效治疗 4 岁以上儿童的严重脂质紊乱。近年来还发现，非他汀类中的抗氧化剂－普罗布考治疗儿童 FH 安全性高，降脂效果显著，消除黄色瘤明显。因此，在本病例中，选择了阿托伐他汀和普罗布考联合降脂。与此同时，鉴于阿司匹林对干预动脉粥样硬化并发症的明确疗效，同时给予患儿阿司匹林以积极干预。

病例点评

该患儿入院时有黄色瘤的病理诊断，再结合其高胆固醇血症、大动脉粥样硬化，以及高血脂症家族史，本例实为 FH 典型病例，诊断 HoFH 并无困难。在本例诊治过程中，我们得到很大的启发。在临床工作中时常碰到儿童高胆固醇血症，但很少考虑 FH。高血脂家族史和黄色瘤是 FH 的重要诊断线索，再次提醒要重视病史询问和体格检查。与此同时，该患儿已出现心血管并发症，因此不能忽视儿童高胆固醇血症的危害。治疗要以饮食和药物结合，相辅相成，缺一不可。

（胡宛如　祝　华）

参考文献

1. 张沛，支爱华，戴汝平．家族性高胆固醇血症累及心血管系统的临床特点分析．中国循环杂志，2014，29（5）：327－330.
2. 中华医学会儿科学分会儿童保健学组．儿童青少年血脂异常防治专家共识．中华儿科杂志，2009，47（6）：426－428.
3. 张梦云，严光．普罗布考抗动脉粥样硬化发生机制的研究．中国临床保健杂

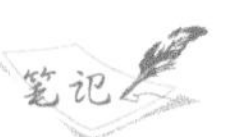

志，2015，18（6）：669－672.

4. 颜丽，朱江，何津祥，等．家族性高胆固醇血症的临床诊断标准．兰州大学学报（医学版），2015，41（4）：20－26.

5. Cartier J L，Goldberg A C. Familial hypercholesterolemia：advances in recognition and therapy. Prog Cardiovasc Dis，2016，59（2）：125－134.

6. 黄丹．家族性高胆固醇血症的诊断和治疗进展．国际儿科学杂志，2018（5）.

037 先天性非溶血性间接胆红素增高症（Gilbert 综合征）一例

病例介绍

患儿，男，15 岁。以“黄疸 15 年，腹痛、呕吐 2 天，发热 1 天”为主诉入院。患儿出生后 4 天出现黄疸，表现为皮肤及巩膜黄染。持续半月余，经过退黄（具体药物不详）治疗好转。从幼年起黄疸时轻时重，曾多次就诊并住院治疗，均诊断为“高胆红素血症”，经退黄等对症治疗后黄疸减轻，但一直未愈。平时无明显症状，生活学习正常。2 天前饮奶茶后出现上腹痛，呕吐 3 次，均为胃内容物，呕吐后腹痛略减轻，无腹泻，伴发热，于当地医院就诊，行全腹 CT 检查提示脾大，给予抗炎及对症治疗 1 天后转入我院。既往史：10 年前诊断哮喘，经治疗后至今未发作。个人史：G1P1，按时预防接种。家族史：其父母否认肝炎病史，非近亲结婚，父、母家族均无类似患者。

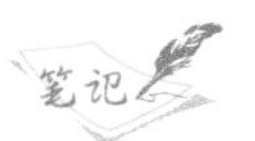

体格检查：T 36.8℃，P 106 次/分，R 20 次/分，BP 120/76mmHg。

神志清楚，呼吸平稳，周身皮肤及巩膜轻度黄染。双瞳孔等大正圆，双侧光反应灵敏，咽无充血。双肺叩诊清音，听诊双肺呼吸音清，未闻及干、湿啰音。心音有力，律齐，各瓣膜听诊区未闻及杂音。腹平软，左上腹压痛，无反跳痛及肌紧张，肝肋下未触及，脾肋下3cm，Ⅱ度硬。四肢末梢温暖，毛细血管再充盈时间<3秒。脊柱四肢无畸形，无压痛及叩击痛，活动自如。双下肢无水肿，四肢肌力、肌张力正常。双膝腱反射正常，双巴氏征阴性。

辅助检查： 血常规：WBC 8.84 × 10^9/L，粒细胞比率70.3%，血红蛋白133g/L，血小板229 × 10^9/L，RET# 308.4 × 10^9/L，RET 8.29%。尿常规：尿胆原 +4、胆红素 +1。肝功：AST 13U/L、ALT 15U/L、TBIL 146.3μmol/L、DBIL 8.7μmol/L，CRP 60.50mg/L，PCT 0.10ng/ml。便常规、肾功能、离子、心肌酶、凝血4项、空腹血糖、血清淀粉酶、EB病毒抗体、甲肝、乙肝、丙肝、戊肝、自身免疫性肝病、铜蓝蛋白均正常，直接抗人球蛋白实验：阴性。腹部超声提示：胆囊大小约9.87cm×2.93cm。壁厚<0.30cm，胆囊内可见点状回声堆积，范围约4.30cm×0.86cm，可移动。胆总管起始段内径约0.51cm，中下段受胃肠气体影响显示不清，肝内胆管无扩张。脾长径约11.59cm，脾厚约4.34cm，脾脏回声均匀。胃肠超声提示：胃小弯及胃窦部黏膜表面回声增高，不光滑，胃壁蠕动正常，未见明显肿块。十二指肠球部未见明显肠壁增厚。超声诊断：1. 胆囊内胆泥 2. 脾大 3. 浅表性胃炎。

初步诊断： 1. 急性胃炎。2. 黄疸原因待查。给予泮托拉唑保护胃黏膜，头孢甲肟抗炎，茵栀黄退黄治疗。诊断为先天性非溶血性间接胆红素增高症（Gilbert综合征）可能性大。行48小时饥饿实验，设计每日24h摄入热量5kcal/kg，饥饿试验前：TBIL 36.1μmol/L，DBIL 12.2μmol/L。饥饿试验后：TBIL 122.0μmol/L、

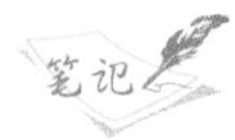

DBIL 6.9μmol/L。其结果显示饿试验后 TBIL、DBIL 明显升高，超过 10%，即饥饿实验阳性。分子遗传学检测：1. 检测到受检者携带 *MGT1A1* 基因一个病理性变异和一个可疑病理变异。患儿父亲基因检测携带 *MGT1A1* 基因一个病理性变异。母亲基因检测携带 *MGT1A1* 基因一个可疑病理变异。患儿住院 11 天腹痛、恶心、呕吐症状消失，炎症指标趋于正常，周身皮肤及巩膜黄染明显消退，予以出院。出院诊断：先天性非溶血性间接胆红素增高症（Gilbert 综合征）。出院医嘱建议患儿定期门诊复查肝功，避免感染、劳累，无须特殊治疗。如黄疸加重可以加用苯巴比妥类药物降黄治疗。

病例分析

先天性非溶血性黄疸为先天性胆红素代谢缺陷疾病，系由于肝细胞对未结合胆红素（UCB）的摄取或与 UCB 结合的白蛋白分离障碍，肝细胞微粒体内缺乏葡萄糖醛酸转移酶，或结合胆红素（CB）的排泌障碍。因发病机理不同，分为以下 4 型：（1）Gil-bert 综合征（GS）是一种慢性未结合胆红素增高的良性疾病，是由于肝细胞摄取未结合胆红素障碍，以及肝细胞微粒体内葡萄糖醛酸转移酶活性降低所致。多见于青少年，为常染色体隐性或显性遗传，饥饿试验有助诊断。该患儿饥饿实验后 TBIL、DBIL 明显增高，饥饿实验阳性。（2）Crigler-Najjar 综合征（CNS）系先天性缺乏葡萄糖醛酸转移酶，可分为 2 型。Ⅰ型为重型，属常染色体隐性遗传，系葡萄糖醛酸转移酶完全缺如所致。血浆中未结合型胆红素高达 342~769.5μmol/L（20~45 mg/dL），胆汁呈无色，其中无胆红素，常规肝功能试验及肝组织学检查结果正常。Ⅱ型为中型，又称

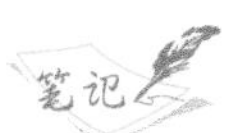

Arias 综合征（Arias syndrome），为常染色体显性遗传，系肝脏葡萄糖醛酸转移酶部分缺乏所致。血浆中未结合型胆红素浓度为 102 ~ 340μmol/L（6 ~ 20 mg/dL），胆汁色黄，其中有胆红素，多为胆红素单葡萄糖醛酸苷。（3）Dubin – John – son 综合征（DJS）为常染色体隐性遗传，系由肝细胞对 CB 及某些阴离子（如靛青绿、X 线造影剂）向毛细胆管排泄发生障碍，致血清 CB 增加而发生黄疸。（4）Rotor 综合征（RS）系由肝细胞摄取 UCB 和排泄 CB 存在先天性障碍，导致血浆中 UCB 和 CB 均增高而出现黄疸，但以 CB 升高为主。肝细胞中无色素沉着，故通过肝活检可与 DJS 鉴别。

饥饿实验阳性有助于诊断本病。饥饿实验是给予低热量饮食 2 ~ 3 天，每天供热量 300 ~ 400kcal。若血浆间接胆红素增加大于 10% 或增加 25. 65μmol/L 有助于诊断。低热量饮食实验的敏感性约 80%，特异性几乎达 100%。饥饿引起 Gilbert 综合征患者血清胆红素升高机制是多方面的，可能与饥饿引起的下列改变有关：肝内胆红素配体和 Z 蛋白含量降低；血红素分解代谢增加；脂肪组织内脂解游离脂肪酸增加引起胆红素游离和释放入血循环；肠蠕动减弱胆红素肝肠循环增加。

本病应与其他原因所致的黄疸进行鉴别。由于长期持续性或波动性黄疸的存在，常长期被误诊为其他肝胆疾病，临床上凡青少年发病、慢性持续性或间歇性黄疸而临床症状轻微，一般情况良好，可因劳累、感染等诱因而使黄疸加重，肝功能检查除胆红素水平增高外其他无明显异常，病程经过不符合病毒性肝炎的一般规律，要考虑先天性非溶血性黄疸的可能，特别是有家族病史者，要高度注意此类少见的黄疸。

笔记

病例点评

1. 黄疸的诊断及鉴别诊断是儿科医师在临床工作中经常遇到的问题，其诊断思维的建立是培养医生分析问题及良好逻辑思维能力的基本功之一。2. 本例为 15 岁年长儿，反复黄疸，且以间接胆红素升高为主，而临床症状、体征轻微，令医生怀疑是先天性非溶血性间接胆红素增高症（Gilbert 综合征），经过进一步实验（饥饿实验）及基因检测确诊为 GS。3. 临床对于难以诊断的少见的黄疸性疾病，目前可有肝脏活检及基因检测有助于诊断，本例临床表现较轻，家长对肝脏活检有顾虑，未能进行此检查。4. 对于 GS 诊断明确后，又避免过度诊治，减少患儿及家长过度担忧。该病一般预后良好。

（姜　红）

参考文献

1. 李娟，曲金宁，张云丽，等. Gilbert 综合征 8 例临床特征分析及文献复习. 肝脏，2015，20（2）：129－131.

2. Fretzayas A，Moustaki M，Liapi O，et al. Gilbertsyndrome. EurJPediatr，2012，171（1）：11－15.

3. Sμgatani J. Function，genetic polymorphism，and transcriptional regulation of human UDP－glucuronosyltransferase（MGT）1A1. Drμg Metab Pharmacokinet，2013，28（2）：83－92.

4. LI J，QU J N，ZHANG Y L，et al. Analysis of clinical characteristics of eight patients with Gilbert syndrome. Chinese Hepatology，2015，20（2）：129－131.

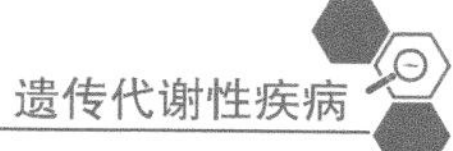

038 Wolfram 综合征一例

病例介绍

患儿，女，6岁3个月。以“多饮4年、加重伴多尿半年”为主诉入院。

患儿4年前无明显诱因出现烦渴、多饮，每日饮水量约为2500ml，家长未予重视。近半年来多饮较前加重，每日饮水量约为3500ml。多尿，尿量与饮水量相当，夜尿明显增多，每晚约4次。现为进一步诊治入住我科。患儿病来精神可，无乏力、恶心及呕吐，无腹痛，饮食、睡眠均可，体重未增长，大便正常。

个人史：第1胎，足月正常产，出生无窒息，生后母乳喂养，按时添加辅食，按时接种疫苗，生长发育落后正常同龄儿。家族史：父母体健，否认糖尿病病史。

体格检查：T 36.3℃，P 100次/分，R 25次/分，BP 80/40mmHg。身高109.5cm，体重15kg。身体匀称。大声交流无障碍。神志清楚，呼吸平稳，未见皮疹及出血点，双瞳孔等大正圆，光反应灵敏，鼻扇（-），口唇无发绀，咽部无充血，扁桃体不大，肺脏叩诊双肺清音，听诊双肺呼吸音清，未闻及干、湿啰音，心音有力，律齐，各瓣膜听诊区未闻及杂音。腹平软，全腹无压痛，肝脾肋下未触及，四肢末梢温暖，毛细血管再充盈时间<3秒，脊柱四肢无畸形，活动自如，双下肢无水肿，四肢肌力、肌张力正常。双膝腱反射正常，双巴氏征阴性。

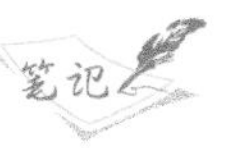

辅助检查： 入院时尿常规：蛋白质阴性，潜血 BLD 阴性，白细胞酯酶 LEU 阴性，亚硝酸盐阴性，葡萄糖 2 +，酮体阴性，尿胆原 URO 阴性，胆红素 BIL 阴性，酸碱度测定 pH 6.5，比重（SG）1.003，红细胞 0.56/HPF，白细胞 0.05/HPF。第二天复查尿常规：蛋白质阴性，潜血阴性，亚硝酸盐阴性，葡萄糖 1 +，酮体阴性，尿胆原阴性，胆红素阴性，酸碱度测定 pH 7.0，白细胞酯酶阴性，比重 1.001，红细胞 0.11/HPF，白细胞 0.09/HPF，尿液性状澄清，病理管型 0.00。尿 N－乙酰－β－D－氨基葡萄糖苷酶测定（NAG）0.80IU/L。尿比重（SG）1.002。糖尿病抗体系列：血清抗胰岛素自身抗体 9.84IU/mL，血清抗谷氨酸脱羧酶抗体 13.51IU/mL。血常规：WBC 7.04×10^9/L，LY 3.93×10^9/L，NE 2.55×10^9/L，LY 55.8%，NE 36.2%。血浆糖化血红蛋白测定：HbA1C11.10%。胰岛功能系列（随机）：血清胰岛素 6.05mIU/L，血清 C 肽 169.67pmol/L。肝功、肾功、血离子未见明显异常。葡萄糖测定（空腹）10.38mmol/L。胰腺 CT：未见异常。双肾盂扩张积液。下腹囊性密度影。双肾彩超：右肾大小约 6.3cm × 3.4cm × 2.8cm，排尿后肾盂内可见无回声约：4.0cm × 2.0cm。左肾大小约 6.6cm × 3.4cm × 3.1cm，排尿后肾盂内可见无回声约：2.6cm × 1.7cm。双肾形态大小正常，皮髓质界限清晰，双肾血流显示良好。双侧输尿管未显示。双肾盂积液。耳鼻喉科听力测试：双耳听力 95 分贝。

诊治经过： 结合病史及辅助检查考虑诊断为：1. 糖尿病。2. 神经性耳聋。3. 尿崩症。4. 肾盂积水。5. 身材矮小。根据上述表现考虑为特殊类型糖尿病（wolfram 综合征）。入院后日 4 次测血糖，给予糖尿病饮食，适当运动，空腹血糖波动在 4.5 ~ 7.6mmol/L，餐后 2 小时血糖波动在 9.5 ~ 13.2mmol/L，尿糖阴性，家长不同意应用胰岛素，出院。嘱其糖尿病饮食，增加运动，监测血糖。半年后送检线粒体相关基因（*MELAS*）测定：结

笔记

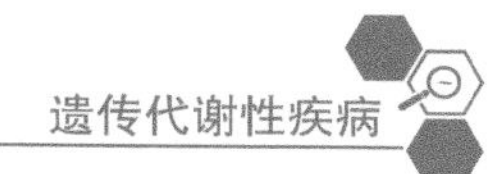

果为阴性：未检测到 *MELAS*（线粒体脑肌病伴酸中毒及中风样发作）相关的主要基因突变（*m3243A*、*m3250T*、*m3251A*、*m3252A*、*m3271*）位点均未见异常。建议做染色体基因检测，家属未同意。

病例分析

Wolfram 综合征是一种少见的常染色体隐性遗传病，于 1938 年由 Wolfram 和 Wagener 首先报道了 8 位兄弟姐妹中有 4 例同时出现青少年起病的糖尿病和视神经萎缩，4 例中的 3 例出现感音神经性耳聋，2 例出现神经源性膀胱，该组病例被命名为 Wolfram 综合征。

以往认为该病是由于线粒体基因缺陷所致，其中最常见的是 tRNAleu（UUB）nt3243A→G 点突变，后来人们发现许多 Wolfram 综合征患者并未检测出线粒体基因突变。本例患者亦进行了上述基因检测，结果为阴性。近来研究显示：Wolfram 综合征缺陷基因位于 4P16.1（*WFS1*）。另一个表型与染色体 4q22 - q24 的第二个部位的缺陷有关（*WFS2*）。Wolfram 综合征的表型可以是非特异性的，可反映许多不同种类的细胞核基因。*WFS1* 基因编码一种跨膜蛋白（wolframin）定位于内质网，*WFS1* 基因突变，扰乱内质网 Ca^{2+} 稳态，导致内质网应激反应而触发凋亡通路，引起进行性胰岛 β 细胞破坏，影响胰岛素分泌，导致糖尿病；选择性破坏神经元，导致神经变性疾病。另一异常基因——*WFS2* 位于长臂（4q22 - q24），也编码 wolframin（一种转运膜糖蛋白）。有研究指出，对于 90% 的 Wolfram 综合征患者可检测出一种 *WFS* 变异，故 *WFS* 变异可作为 Wolflam 综合征诊断标准之一，但该病的诊断仍主要依靠临床指标。

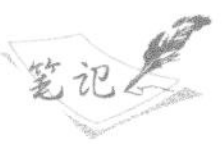

染色体基因缺陷可引起 Wolfram 综合征，目前未发现 WFS 变异与线粒体基因缺陷之间存在任何关联。

Wolfram 综合征的常见临床症状包括：糖尿病、视神经萎缩、中枢性尿崩症、感音神经性耳聋、尿路病变和不断进展的神经功能障碍。有人把 Wolfram 综合征也称为尿崩、糖尿、视神经萎缩和耳聋综合征（DIDMOAD 综合征）。糖尿病是首先出现的典型表现，常在 6 岁左右被诊断。本例患者目前 6 岁 3 个月，有糖尿病及尿崩症的表现。视神经萎缩多在 11 岁左右出现，表现为色觉缺失和视野缺损。中枢性尿崩症是另一个主要症状，见于 70% 的患者。约 65% 的患者发展为感音神经性耳聋，从青春期开始出现轻度听力损失，随着时间的推移而恶化。本例患者未出现视神经萎缩的临床症状，耳鼻喉科检测听力 95 分贝，已经有听力损失。还有一个主要临床特征是尿路病变，60% ~90% 的患者被累及，包括肾和输尿管扩张、积水，大容量的失张力性膀胱，排尿中断，膀胱括约肌协同失调和难以控制尿流等。本例患者超声检查双肾形态大小正常，皮髓质界限清晰，双肾血流显示良好。但双肾盂均有积液，亦符合 Wolfram 综合征的改变。此外，Wolfram 综合征还可伴随其他神经及精神系统表现，包括共济失调、肌痉挛、神经性膀胱、躁狂、抑郁、器质性脑病综合征等，多发生于成年期之后。内分泌系统可有垂体性侏儒症、甲状腺功能减退、性发育迟缓等症状。消化系统可有腹泻或便秘等症状。

Wolfram 综合征应与线粒体基因突变糖尿病相鉴别，两者都属于基因突变糖尿病，临床症状也有相似之处。通过基因检测可以区分，后者是由于线粒体基因突变及片段缺失引发，其中 tRNAleu（UUB）nt3243A→G 点突变报道最多。Wolfram 综合征的临床诊断，主要依靠病史和临床表现。对于 16 岁以下诊断糖尿病的患儿出现

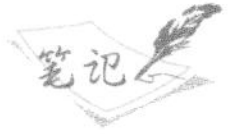

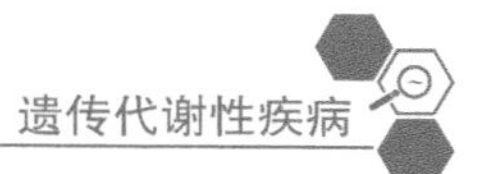

视神经萎缩，应高度怀疑 Wolfram 综合征，尿崩症、感音神经性耳聋、神经系统症状（如共济失调、自主神经病、癫，以及与糖尿病相结合的神经源性膀胱或视神经萎缩）均是主要特征。明确诊断需要基因检测协助。有研究已证实大多数患者存在 *WFS1* 基因突变，*WFS1* 基因检测有助于明确诊断。由于 Wolfram 综合征属遗传性疾病，目前尚无有效治疗措施，临床主要是对症处理即予以胰岛素控制血糖，醋酸去氨加压素改善多尿症状，配戴助听器改善耳聋等。

病例点评

糖尿病是儿科临床上较常见的内分泌疾病，其中以Ⅰ型和Ⅱ型糖尿病多见。但有时会遇到特殊类型的糖尿病，根据临床表现，必要时应做遗传病相关基因检查。对于 16 岁以下诊断糖尿病的患儿出现视神经萎缩、尿崩症、感音神经性耳聋、神经系统症状（如共济失调、自主神经病，以及神经源性膀胱或视神经萎缩）应高度怀疑 Wolfram 综合征。本例患者 6 岁 3 个月，有糖尿病及尿崩症的临床症状，虽然尚未出现视神经萎缩，但听力检测为 95 分贝，已经有听力损失，同时超声检查显示双肾盂均有积液，临床诊断考虑为特殊类型糖尿病，思路正确。送检线粒体相关基因（*MELAS*）测定：*MELAS*（线粒体脑肌病伴酸中毒及中风样发作）相关的主要基因突变（*m3243A*、*m3250T*、*m3251A*、*m3252A*、*m3271*）位点均未见异常。Wolfram 综合征属常染色体隐性遗传病，缺陷基因位于 4P16. 1（*WFS1*），另一个表型与染色体 4q22 – q24 的第二个部位的缺陷有关（*WFS2*），遗憾的是本例患者在住院当时考虑线粒体基因突变糖尿病可能性大而未诊断为 wolfram 综合征，故没有进行染色

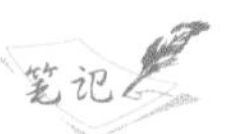

体相关基因测定，这是本例诊断过程中应吸取的教训，它从另一个侧面也表明鉴别诊断在临床工作中的重要性。

（李　萍）

参考文献

Fonseca S G, Ishigaki S, Oslowski C M, et al. Wolfram syndrome 1 gene negatively regulates ER stress signaling in rodent and human cells. J Clin Invest, 2010,120:744－755.

039 假肥大型肌营养不良一例

病例介绍

患儿，男，13 岁 5 个月。以“发现肌酸激酶增高 4 个月”为主诉入院。患儿 4 个月前因头晕、黑矇、呕吐及腹泻去某医院就诊，当时化验提示肌酸激酶增高（具体不详），诊断为“病毒性心肌炎”。给予维生素 C，辅酶 Q10 治疗，住院治疗 12 天“好转”出院，出院后继续监测肌酸激酶仍然高于正常，再次住院治疗 10 天“好转”出院。3 天前复查肌酸激酶为 16303U/L（明显升高），为进一步诊治入我科。病来患儿无发热，无恶心、呕吐，无胸闷、心悸，无腹痛、腹泻，精神、饮食、睡眠及二便正常。患儿无喝酒、服药及剧烈运动史。患儿近 3～4 年来时有易疲劳、乏力，有时剧烈活动后双侧大腿前部肌肉疼痛，但不影响日常活动，休息后疼痛可有缓解。患儿行走时步态正常，爬楼梯及蹲起尚正常。家族中无神经肌肉病家族史。

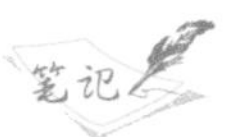

体格检查：T 36℃，P 60 次/分，R 24 次/分，BP 106/72mmHg。神志清楚，呼吸平稳，周身未见皮疹及出血点。双瞳孔等大正圆，对光反射灵敏，咽无充血，颈软。听诊双肺呼吸音粗，未闻及干湿啰音，心音有力，律齐，各瓣膜听诊区未闻及杂音。腹软，肝脾未触及，无压痛及反跳痛。四肢末梢温暖，活动自如，四肢肌力及肌张力均正常，双侧腓肠肌略肥大，腓肠肌握痛阴性，膝腱反射及跟腱反射正常。Gower 征阴性。

辅助检查：血常规：白细胞计数 2.99 × 10^9/L，淋巴细胞比率 40.5%，粒细胞比率 52.8%，血红蛋白 133g/L，PLT165 × 10^9/L。血清肌酸激酶（CK）1602U/L（39 ~ 308U/L），肌酸激酶同工酶（CK – MM）100%，乳酸脱氢酶（LDH）335U/L（135 ~ 225U/L），谷丙转氨酶（ALT）126U/L（9 ~ 50U/L），肾功能、血离子、肌红蛋白、铜蓝蛋白、铁蛋白测定、补体 C_3、补体 C_4、血沉、C – 反应蛋白、甲功、抗链球菌溶血素 O、风湿抗体系列、血清肌钙蛋白 I、血浆氨及血乳酸测定均正常。呼吸道病毒抗体、EB 病毒抗体、肺炎支原体抗体及结核抗体均阴性，EB 病毒 DNA 载量正常，乙肝病毒系列，丙肝病毒系列，梅毒及 HIV 均阴性，肿瘤标记物检查未见异常。肌电图：双侧股直肌、腓肠肌自发电位，MUP 时限窄、多相波增多，波幅稍降低，病理干扰相。双侧腓总神经、双侧股神经、胫神经运动神经传导速度未见明显异常，符合肌源性损伤肌电图表现。心电图、心脏彩超及胸片均未见异常。患儿父母肌酸激酶均正常。结合患儿病史、查体及辅助检查，考虑诊断为：高肌酸激酶血症原因待查；肌肉疾病不除外。

给予进一步完善肌肉活检（但家长拒绝）及假肥大型肌营养不良相关的基因筛查。本例假肥大型肌营养不良（DMD/BMD）*MLPA* 基因检测结果提示：*DMD* 基因的 45 ~ 48 号外显子缺失突变。

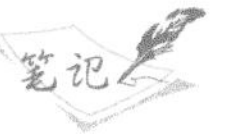

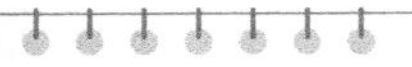
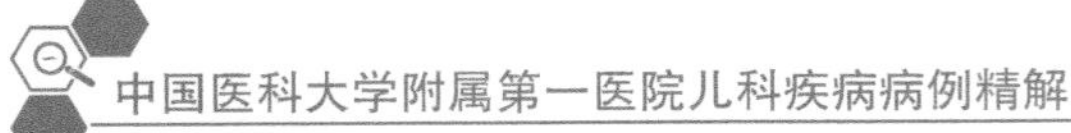

再结合患儿起病晚，症状轻，故该患儿可进一步诊断为：假肥大型肌营养不良（BMD 可能性）。

病例分析

肌酸激酶（CK）主要存在于骨骼肌和心肌，其次为脑组织，高 CK 血症指血清 CK 高于正常值高限 1.5 倍以上。高 CK 血症按照临床表现可分为症状性高 CK 血症和无症状性孤立高 CK 血症；按照病程可分为急性和慢性高 CK 血症；按照病因可分为非肌病性和肌病性高 CK 血症，非肌病性高 CK 血症可见于心肌损伤或坏死，生化检查提示心肌型同工酶 CK－MB/CK 比值增大，往往大于 10%；脑部疾病与脑损伤时血清 CK 与脑型同工酶 CK－BB 常同时升高，若血清中出现异常水平的 CK 与 CK－BB 而又排除脑部疾病时，应注意肿瘤的可能。肌病性高 CK 血症包括炎症性肌病、代谢性肌病、先天性肌病、肌营养不良、内分泌性肌病等，肌肉直接缺血或损伤、肌肉活动过度（抽搐、过量运动）、恶性高热，以及应用某些药物（如他汀类降脂药物、酒精和滥用药物）、有机磷农药、苯酚中毒等也常使 CK 升高，对于特发性高 CK 血症的诊断应建立在长期随诊的基础上。

进行性肌营养不良（progressive muscular dystrophy，PMD）是一组遗传性肌肉变性疾病，其临床特点是进行性加重的对称性肌无力、肌肉萎缩、假性肌肥大，最终患者会完全丧失运动功能，但是无感觉障碍。PMD 包括 Duchenne 型肌营养不良（Duchenne muscular dystrophy，DMD）和 Becker 型肌营养不良（Becker muscular dystrophy，BMD），为 X－连锁隐性遗传，主要是男孩发病，女性为致病基因的携带者。DMD/BMD 发病是由位于 X 染色体

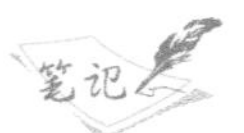

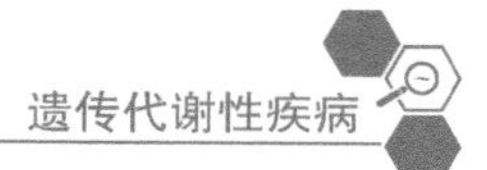

上 Xp21.2 区域的 dystrophin 基因缺陷引起 dystrophin 蛋白的缺乏所致，dystrophin 蛋白主要分布在骨骼肌、心肌、平滑肌和脑组织，dystrophin 蛋白缺乏破坏了肌膜的完整性及信号转导途径，触发了 PMD 的病理进程。DMD 和 BMD 是等位基因病，BMD 为 dystrophin 蛋白部分缺失，尚存有部分功能，所以病情较轻。dystrophin 蛋白形成障碍导致肌细胞膜结构缺陷，肌酸激酶（creatine kinase，CK）从受损的肌细胞释放出来并进入血液，一般都会显著升高达数十倍至数百倍，到达峰值后随病程进展和年龄增长而逐渐下降。而肌细胞变性导致肌肉收缩时出现纤维撕裂，进而出现肌无力的临床表现。患者通常在学龄前或者学龄期开始发病。肌萎缩是进行性的，累及的肌群主要为四肢近端，同时见假性肥大，以腓肠肌最为常见。PMD 早期的症候可有上楼梯及蹲起困难，走路时常有摇摆步态（鸭步），另外具有诊断意义的体征为 Gower 征阳性。血清 CK 的水平早期即有升高，可达正常值的 10～15 倍，至病程晚期 CK 值逐渐降低。此外血清中乳酸脱氢酶（LDH）、谷草转氨酶（AST）及谷丙转氨酶（ALT）均可能升高。肌电图检查可为典型的肌源性损伤的表现，肌肉活检见肌纤维变性、坏死，免疫组化染色见 dystrophin 蛋白表达缺失。而所有拟诊 PMD 的患者均应应用多重连接探针扩增技术（MLPA）检测基因的缺失与重复。

DMD/BMD 它是同一座位的不同等位基因决定的一种隐性遗传病，但其临床表现有很大的差异，不同点主要在发病年龄、症状严重程度及腓肠肌是否肥大等方面，DMD 患者常幼年发病，多在 20 岁左右死于呼吸困难或心力衰竭。临床上主要依据 12 岁时能否行走来鉴别患儿是 DMD，还是 BMD。本病例为 13 岁年长儿，近 3～4 年来时有易疲劳及乏力，有时剧烈运动后大腿肌肉痛，但不影响日常活动，休息后疼痛可缓解。此患儿因有“感冒”常规化验肌酸激

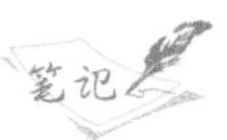

酶明显增高而发现患病。患儿肌无力的症状较为轻微，基本不影响日常活动。体格检查四肢近端的肌力正常，双侧腓肠肌有轻度的假性肥大，患儿行走时步态正常，爬楼梯及蹲起尚正常，Gower 征阴性。辅助检查结果可见血清肌酸激酶结果明显增高，其中 100% 为 CK - MM。肌电图：符合肌源性损伤肌电图表现。基因检测结果提示了 *DMD* 基因 45 - 48 号外显子存在缺失突变。故而结合患儿病史、症状、查体及辅助检查结果考虑患儿为 BMD。由于患儿家长拒绝做肌肉病理检查，本例患儿未做肌肉活检、也未能对患儿 dystrophin 蛋白缺失程度进行更进一步的分析。由于 DMD 与 BMD 有时通过临床表现及肌肉组织学、组织化学染色并不能鉴别，特别是对于年龄较小、运动功能障碍较轻的患者，早期不易区分是 DMD 还是 BMD，采用免疫组织化学方法对以近端肌肌萎缩为主要表现的神经肌肉疾病患者肌肉组织中 dystrophin 蛋白的表达的不同来区分。肌肉病理显示部分肌纤维萎缩，部分肥大，核内移明显，结缔组织增生等肌营养不良改变，特别是 dystrophin 免疫组化染色表现为阳性与阴性肌纤维相嵌分布或呈现弱阳性结果，基因检测可见外显子缺失，可确诊为 BMD。

BMD 的临床表现为：（1）进行性肌无力；（2）Gower 征；（3）假性肥大；（4）心功能受损；（5）肌肉抽搐，劳力性肌肉疼痛；（6）CK 升高；（7）肌电图多为肌源性损伤。本病诊断主要靠肌肉活检，确诊主要靠 dystrophin 基因检测。鉴别诊断主要应同其他能够引起肌酸激酶增高的疾病进行鉴别。由于本病同时伴肌酸激酶同工酶和转氨酶水平的升高，易误诊为心肌炎或肝炎，需要进行仔细的鉴别诊断。本病例中的患者症状隐匿，是因为“感冒”化验发现了肌酸激酶明显增高，考虑为“病毒性心肌炎”，经过抗感染及营养心肌治疗肌酸激酶可有短暂的下降，但是经复查肌酸激酶再次有明显的上

笔记

升，此时需要注意肌肉疾病，虽然患儿未能进行肌肉活检检测 dystrophin 蛋白的表达，但患儿的基因检测证实为 BMD。

随着近年来分子生物学技术的快速发展，基因诊断已经被广泛应用到 DMD/BMD 的临床研究中，并且在确诊患者、筛查携带者、产前诊断，以及指导基因治疗等方面取得了较大进展。虽然 DMD 在病因、诊断、遗传预测等方面的研究取得了巨大进展，但该病的治疗始终是难题。新型细胞治疗如骨髓间充质干细胞移植有一定作用，但存在多种并发症且疗效不确定；骨骼肌卫星细胞移植后细胞存活及迁移的问题尚未解决。基因治疗是目前最有前景的 DMD 治疗手段，迄今为止，多种基因治疗方法在 DMD 动物实验和临床试验中进行了有效的探索，但目前仍缺乏有效的治愈手段。糖皮质激素被越来越多的临床试验证实对 DMD 有效，且可延缓其病程，糖皮质激素治疗后能减轻 DMD 患儿的临床症状，这可能与其抑制体液免疫，减少补体在非坏死肌纤维中的沉积，抑制吞噬细胞对抗原的吞噬作用有关。

临床糖质激素治疗 DMD 的给药方案主要包括以下方案：（1）短期糖皮质激素冲击治疗后小剂量激素维持治疗；（2）每天给药治疗；（3）隔天给药治疗；（4）周末给药治疗；（5）间歇给药治疗。短期糖皮质激素冲击治疗后小剂量激素维持和每天给药治疗法可能是最佳选择。近几年陆续有治疗 DMD 的新药上市，如（1）抗肌萎缩蛋白相关蛋白 utrophin 调节剂 – 依佐曲咪。（2）依替来生（eteplirsen），eteplirsen 是一种靶向 51 号外显子的磷酰吗啉寡核苷酸，通过诱导 dystrophin 基因 51 号外显子跳读，使其 mRNA 阅读框不被破坏，从而促进 DMD 患者 dystrophin 蛋白的生成，使致死型 DMD 转变为临床表型较轻的 BMD。动物试验及临床研究显示，eteplirsen 具有良好的安全性和耐受性。2016 年 9 月，美国 FDA 批准其上市。（3）

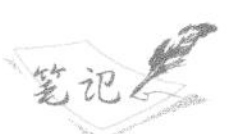

Emflaza，是 FDA 首次批准糖皮质激素类药物用于治疗 DMD，可以减缓炎症并降低免疫系统的活动，Emflaza 的毒不良反应与其他糖皮质激素类药物相似。这些新药给 PMD 患者带来了新希望。

病例点评

儿童高 CK 血症的病因复杂多样，应遵循一定的诊断流程，进行生化、代谢筛查、电生理检查、肌活检病理及基因检测等，并依据病因进行相应治疗。若患儿症状和体征明显，结合 CK 增高及其他检查结果诊断相应的疾病。若在正常值上限 5～10 倍，则要侧重于代谢性疾病和神经肌肉疾病，如肌营养不良等，应进一步行肌活检、基因检测、抗核抗体检查等。

DMD/BMD 目前尚无统一的诊断标准，典型的肌无力和肌肉假性肥大的表现，肌酸激酶明显升高，肌肉活检见肌纤维变性、坏死，免疫组化染色见 dystrophin 蛋白表达缺失，基因检测有基因突变等对明确诊断具有重要的临床价值。影像学方面：肌肉超声及磁共振成像（MRI）见肌肉结构异常、脂肪组织替代等影像学表现有利于判断病变部位、范围及程度。BMD 由于起病晚，临床症状轻，极易误诊为多发性肌炎、皮肌炎、重症肌无力、心肌炎、心肌病等疾病。故临床上遇到类似进行性肌无力、肌肉抽搐或劳力性肌痛，伴 CK 升高时，建议早期行肌肉活检，一旦怀疑本病，应尽可能追溯患者的家族史，尽早行 dystrophin 基因检测确诊。如本例患儿临床表现较轻，仅有劳力性肌肉疼痛，因“感冒”常规检查发现 CK 明显增高，最后经基因检测才得以诊断。

（周洁清）

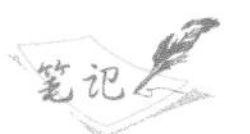

参考文献

1. 熊晖. 儿童血清肌酸激酶升高的鉴别诊断. 实用儿科临床杂志, 2012, 27 (8期): 557 - 559.
2. 曾国勇, 肖军兰, 曾祥俊. 肌营养不良蛋白表达在萎缩性肌病鉴别诊断中的意义. 实用临床医学, 2013, 14 (4): 4 - 6.
3. 孙玉荣, 郝艳秋. 基因治疗杜氏肌营养不良的研究进展. 中国优生与遗传杂志, 2018, 26 (2): 1 - 3.
4. 屈素真, 孔祥东. 杜氏肌营养不良的治疗进展. 国际儿科学杂志, 2017, 44 (12): 862 - 866.
5. 姚洁. 治疗 Duchenne 型肌营养不良新药 eteplirsen. 中国新药杂志, 2017, 26 (22) 2652 - 2655.
6. 陈新民. 儿童高肌酸激酶血症常见病因及鉴别诊断. 中国实用儿科杂志, 2013, 28 (7): 487 - 488.

040 巴特综合征一例

病例介绍

患儿，女，15 岁。以“诊断巴特综合征 14 年余，发现肾功异常 4 天”为主诉入院。患儿出生后 4 个月时，因剧烈呕吐就诊于某妇婴医院，考虑为“先天性肥厚性幽门狭窄”，治疗未见好转。呕吐症状加重，伴精神状态差。再次去某市中心医院就诊，根据患儿临床表现及化验检查所见诊断为“巴特综合征”，给予口服氯化钾口服液、果味钾、螺内酯、吲哚美辛等药物治疗至今，其间一直监

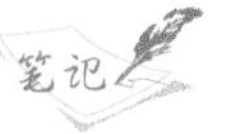

测肾功正常。4 天前患儿复查时发现肾功能异常，尿素氮 13.27mmol/L（2.9 ~ 7.5mmol/L）、肌酐 147.9μmol/L（45 ~ 84μmol/L）。无恶心、呕吐。患儿病来自觉乏力、周身瘫软，烦渴、夜尿增多。14 余年中血钾最低可达 2.9mmol/L。

既往史： 6 岁时诊断身材矮小（身高 89cm、体重 8kg），曾应用生长激素 7 年，已停用 4 年余，现患儿身高 155cm。4 年前发现患有房间隔缺损（复查 2 次）。家族史：父亲患糖尿病病史，并发尿毒症定期血透已 4 年；异卵双胞胎妹妹 6 个月时死于巴特综合症；妈妈、姥姥有低血压病史。出生史：G1P2，早产剖宫产，出生时体重 2300g，身长 46cm。

体格检查： T 36.5℃，P 108 次/分，R 21 次/分，BP 126/92mmHg。神志清楚，呼吸平稳，面色发黄。周身未见皮疹及出血点。心肺听诊正常，腹软，无压痛反跳痛，无肌紧张，肝脾肋下未触及。四肢肌力、肌张力正常。双膝腱反射正常，双巴氏征阴性。

辅助检查： 尿素（Urea）13.49mmol/L，肌酐（Cr）175μmol/L，血清胱抑素 C（Cys－C）2.53mg/L。血氯（Cl）89.00mmol/L（96 ~ 106mmol/L），血钾（K）2.99mmol/L，钙（Ga）2.04mmol/L，镁（Mg）0.75mmol/L。尿比重（SG）1.008。（尿）渗透压（mOsm）325mOsm/（kg · H_2O）。血清尿酸（UA）837μmol/L。血清白蛋白（ALB）30.9g/L。血气分析：pH 7.47、二氧化碳分压：24mmHg、氧分压：94mmHg、钾 2.5mmol/L、碳酸氢根：28mmol/L，碱剩余（BE）：+5.6mmol/L。卧位时测定：血管紧张素Ⅰ测定 1.50ng/mL（0.5 ~0.7ng/mL）、血管紧张素Ⅱ测定 184.98ng/mL（28 ~52.3ng/mL）、醛固酮测定 0.19ng/mL（0.06 ~0.17ng/mL）。立位时测定：血管紧张素Ⅰ测定 7.04ng/mL（0.93 ~ 6.56ng/mL）、血管紧张素Ⅱ测定

笔记

123.11ng/mL（55.30～115ng/mL）、醛固酮测定0.45ng/mL（0.07～0.30ng/mL），心肌酶、EPO、肝功能、血脂等均正常。

影像学：①双肾输尿管膀胱超声：双肾形态大小正常，双肾皮质回声增强，皮髓质界限尚清晰，双肾窦无分离，双肾血流显示尚可。②颅脑CT：未见异常。③心脏超声：房间隔中部可见较大连续中断22～27mm，多普勒于该处探及左向右分流。右心增大。超声诊断：房间隔缺损（继发孔型）、房水平左向右分流，射血分数正常。肾活检及基因检查。肾活检结果（图47）：26个肾小球中可见17个肾小球球性硬化，8个肾小球阶段性硬化，节段硬化区域位于血管极处，部分节段性硬化区域周边可见球旁复合体明显增生。病理诊断：符合巴特综合征肾损伤，部分肾小球球性硬化（17/26）及节段性硬化（8/26）。初步诊断：1. 经典型巴特综合征 2. 肾功能不全（失代偿期）3. 高尿酸血症。4. 先天性心脏病（房间隔缺损）。

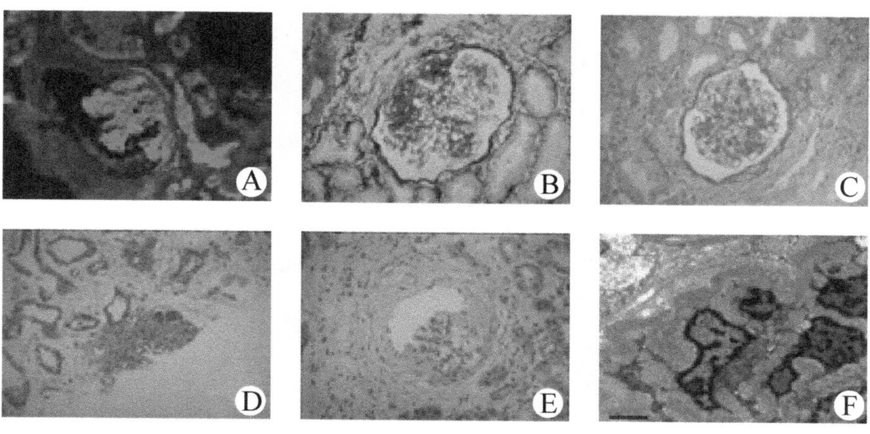

注：A：免疫荧光 B：PASM染色 C：PAS染色 D：Masson染色 E：HE染色 F：光镜下免疫荧光：a1（+）、a3（+）、a5（+）；PASM见节段性硬化的肾小球；PAS见系膜细胞和基质轻度增生；Masson见节段性硬化的肾小球；HE见节段性硬化的肾小球；电镜下肾小球趋于硬化。

图47 肾活检光镜及免疫病理改变图像

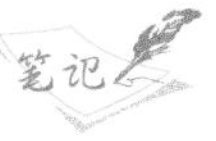

入院后给予①补钾：口服氯化钾注射液5g，日3次，果味钾5袋日1次；②抗醛固酮类药物：螺内酯40mg日1次；③前列腺素酶抑制药：消炎痛1片日3次；④爱西特3片，日3次；尿毒清颗粒1袋，日3次。

病例分析

巴特综合征（Bartter syndrome）以低血钾性碱中毒，血肾素、醛固酮增高但血压正常，肾小球旁器增生和肥大为特征。早期表现为多尿、烦渴、便秘、厌食和呕吐，多见于5岁以下小儿，已认为是由离子通道基因突变引起的临床综合征。因1962年由Bartter等人首先报道了两例出现低钾性代谢性碱中毒、高醛固酮血症、血压正常，肾组织学检查显示肾小球旁器肥大的患者而得名。

巴特综合征患者可有家族史，其为常染色体隐性遗传。临床表现可分为四型：①经典型巴特综合征（CBS）；②变异型巴特综合征（GS）；③新生儿型巴特综合征（aBS）；④假性巴特综合征，此型不属遗传性肾小管疾病。

本例CBS完善基因检测提示：基因检测可见*CLCNKB*基因一个杂合致病性变异和高通量检测结果提示受检者存在*CLCNKB*基因外显子2、3号杂合缺失，符合Bartter综合征诊断。其父亲的基因结果未检测到*CLCNKB*基因变异。母亲的基因结果检测到携带*CLCNKB*基因一个杂合致病性变异与该患儿相同。

Bartter综合征临床表现不具有特征性，诊断主要依据临床、实验室检查、基因检测结果。其基因检测的位点不同，临床表现又不尽相同。Bartter综合征实验室检查最基本的特征为低钾血症和代谢

笔记

性碱中毒。血压正常且血、尿前列腺素增高是其特点之一，另外突出特点为高钙尿症，尿钙可达6～10mg/(kg·d)。GS除低钾血症、代谢性碱中毒外，还同时存在低镁血症及尿钙减少，尿钙<2mg/(kg·d)成为区别其他类型的显著特点。

Bartter综合征尚无根治方法，治疗的主要目标是纠正持续的顽固性低血钾、低血氯性代谢性碱中毒，通过药物减轻高醛固酮及高前列腺素分泌的影响，预防脱水及感染。总体上分为（1）替代疗法；（2）抗醛固酮类药物；（3）前列腺素酶抑制药；（4）血管紧张素转化酶抑制药。

Bartter综合征的肾活体组织检查可见膜增生性肾小球肾炎、间质性肾炎、肾钙化等病理学改变。肾小球旁器的增生和肥大是本症主要的病理学改变。本例患儿肾活检符合Bartter综合征肾损伤，住院期间临床症状明显改善，院外复查肾功能明显好转。

病例点评

本病例无论是病史、家族史还是实验室检查均符合经典型巴特综合征的诊断。迄今报道Bartter综合征仅百例报道，不除外还有一些病例可能被漏诊及误诊，本病发病具有家族倾向，半数以上5岁前出现症状。遗传方式以常染色隐性遗传为主。该病婴儿期发病者症状重，1/3有智力障碍，可因脱水、电解质紊乱及感染而死亡，几乎全部都有生长迟缓，部分患者呈进行性肾功能不全，甚至发展为急性肾功能衰竭。本例中其异卵双胞胎出生6个月时早死于该病，因此严格进行随诊观察，及时发现肾功能损伤并给予治疗是决定预后重要因素。对于有条件开展肾活检的单

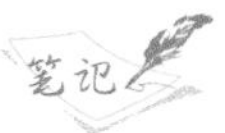

位，应尽早做肾活检，有助于准确地判断肾脏损伤程度，进而给予相应的治疗。

由于临床医生对 Bartter 综合征的认识不足，往往导致误诊误治。故对 Bartter 综合征必须提高认识。临床上尽早完善基因检测，提高诊断率。另外本病的病因主要是遗传因素，目前认为是多遗传基因位点突变所致，其遗传多为隐性遗传。因病例较少仍处于总结归纳研究中。本例中其父亲的基因结果未检测到 *CLCNKB* 基因变异，母亲的基因结果检测到携带 *CLCNKB* 基因一个杂合致病性变异与该患儿相同，从遗传特征上看不符合常染色体隐性遗传的表现，仅对该病遗传方式进一步认识提供参考。

（罗　钢）

参考文献

1. Bhat Y R，Vinayaka G，Sreelakshmi K. Antenatal bartter syndrome：a review. International Journal of Pediatrics，2012，2012（6）：857136.
2. Walsh S B，Unwin E，Vargas－Poussou R，et al. Does hypokalaemia cause nephropathy? An observational study of renal function in patients with Bartter or Gitelman syndrome. QJM，2011，104（11）：939－944.
3. Bhat Y R，Vinayaka G，Sreelakshmi K. Antenatal barter syndrome：a review. Int J Pediatr，2012：857136.
4. 朴玉蓉，刘敏，闫洁，等．儿童假性巴特综合征 9 例临床分析．中华实用儿科临床杂志，2014，29（20）：1571－1574.

笔记

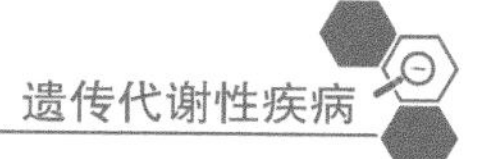

041 代谢综合征一例

病例介绍

患儿，女，11岁6个月。以“多饮多尿2个月余”为主诉入院。患儿入院前2个月余无明显诱因出现多饮多尿，伴体重下降，家长未予重视。入院前1天去当地医院检查，化验空腹血糖13.93mmol/L，明显增高，后来我科门诊就诊，复查空腹血糖12.86mmol/L，化验尿常规提示尿糖4+，为求进一步诊治收入我科。患儿两个月余来无发热，无咳嗽，偶有腹痛，具体疼痛部位及疼痛性质描述不清，无恶心、呕吐、腹泻，精神、进食、睡眠均可，尿量增多，尿色正常，大便正常，体重下降约3.5kg。既往身体健康，否认肝炎病史及接触史。否认饮酒史。父母身体健康。否认糖尿病家族史。

体格检查： T 36.2℃，P 90次/分，R 18次/分，BP 123/80mmHg。神志清楚，呼吸平稳，体型肥胖，周身未见皮疹及出血点，周身皮肤无黄染，巩黄（-），咽无充血，双侧扁桃体Ⅱ度大，未见脓点。双肺呼吸音清，未闻及干、湿啰音，心音有力，律齐，各瓣膜听诊区未闻及杂音。腹膨满，全腹无压痛，肝脾肋下未触及。四肢末梢温暖。身高142cm，体重50kg，腰围87cm，腰围身高比（waist to-height ratio，WHtR）0.61cm/cm，体块指数（BMI）24.8kg/m^2。

辅助检查： 3次空腹血糖分别为12.86mmol/L、10.2mmol/L、13.9mmol/L。血常规：白细胞10.27×10^9/L，血小板223×10^9/L，血红蛋白136g/L。尿常规：蛋白质（-），葡萄糖4+，酮体1+。

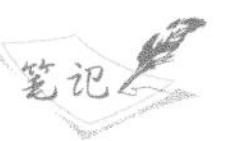

血浆糖化血红蛋白（HbA1C）12.30%（3.9% ~6.1%）。胰岛功能系列（随机）：血清胰岛素25.43mIU/L（4.03 ~23.46mIU/L），血清C肽1031.22pmol/L（99.90 ~1242.09pmol /L）。糖尿病抗体系列：血清抗胰岛素自身抗体测定（IAA）9.61 IU/mL（0.41 ~20.00 IU/mL），血清抗谷氨酸脱羧酶抗体测定（GAD）8.58IU/mL（0 ~30.00 IU/mL）。肝功：ALT 89U/L（7 ~40U/L），ALB 51.0g/L（40 ~55g/L），GGT 61U/L（7 ~45U/L），AST 49U/L（13 ~35U/L）。血脂分析：血清甘油三酯（TG）3.06mmol/L（0 ~1.70mmol/L），血清总胆固醇（TC）5.87mmol/L（0 ~5.72mmol/L），血清低密度脂蛋白胆固醇（LDL – C）4.22mmol/L（0 ~3.64mmol/L），血清高密度脂蛋白胆固醇（HDL – C）1.04mmol/L（0.91 ~1.92mmol/L）。血离子：HCO_3^- 18.7mmol/L（22 ~29mmol/L），其余正常。肝炎病毒系列、EB病毒核酸、CMV核酸及IgM抗体、铜蓝蛋白、甲功、便常规均未见异常。心电图示窦性心律不齐。经胸超声心动图：心内结构及血流未见异常，静息状态下左室整体收缩功能正常。肝胆脾胰彩色多普勒超声：肝实质回声增强，肝肾对比度增加，符合脂肪肝超声所见。肾上腺彩色多普勒超声未见异常。

临床诊断：代谢综合征（中心性肥胖、2型糖尿病、高甘油三酯血症）；高胰岛素血症；非酒精性脂肪性肝病。

病例分析

本例患儿入院前2个月余无明显诱因出现多饮多尿，体重下降约3.5kg，检查发现空腹血糖13.93mmol/L明显增高。入院当日于我科门诊就诊，复查空腹血糖12.86mmol/L，尿常规提示尿糖4 +。查体见患儿体型肥胖，腹膨满，全腹无压痛，肝脾肋下未触及。入

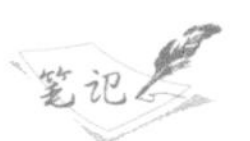

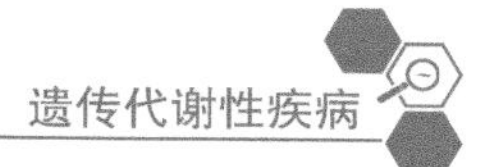

院后监测血糖，多次空腹血糖均高于7.0mmol/L，且血清胰岛素升高，血清C肽正常，糖尿病抗体均阴性，2型糖尿病的诊断明确。同时血脂化验TG 3.06mmol/L>1.47mmol/L，提示血脂代谢异常。请营养科会诊协助患儿合理饮食（糖尿病饮食），嘱其多运动，同时给予二甲双胍口服治疗。本例患儿是以血糖增高为主要表现就诊的，患儿入院后我们发现其体型肥胖，腹部膨满，测量身高142cm，体重50kg，腰围87cm，腰围身高比（waist to-height ratio，WHtR）0.61，BMI 24.8kg/m^2，存在中心性肥胖，且血糖高、血脂异常，符合代谢综合征（Metabolic syndrome，MetS）的临床特征。

随着生活水平不断提高，儿童青少年肥胖的发病率逐年上升，已成为严重的公共卫生问题。儿童青少年肥胖症可导致全身各系统的损伤和并发症，临床上常见的并发症包括代谢紊乱（胰岛素抵抗、2型糖尿病、血脂异常等）、心血管并发症（高血压、动脉粥样硬化等）、非酒精性脂肪性肝病（non alcoholic fatty Liver disese，NAFLD）、阻塞性睡眠呼吸暂停等。为了及时发现肥胖的并发症，对于BMI≥同年龄、同性别的P_{95}者应及时进行以下实验室检查：（1）糖代谢（空腹血糖、HbA1C、胰岛素和C肽）；（2）空腹血脂（TG、TC、HDL-C等）；（3）肝功能；（4）内分泌功能（甲状腺功能，促肾上腺皮质激素、皮质醇）；（5）超声心动图（房室内径、左心功能、肺动脉压）；（6）腹部影像学检查（超声、CT或MRI），尤其转氨酶升高者注意有无脂肪肝；（7）呼吸睡眠功能。本例患儿的家长对于患儿体型肥胖并未在意，此次就诊的主要症状为血糖升高，入院后及时完善了体格检查及相关实验室检查，明确了患儿存在中心性肥胖，且及时发现了肥胖的并发症——2型糖尿病、血脂异常、NAFLD。

MetS是以肥胖、高血糖、高血压及血脂异常等集聚发病为特征

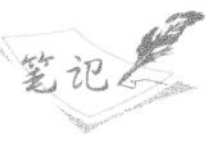

的一组临床症候群。其发病与生活方式密切相关，是引发心脑血管疾病的主要危险因素，也是许多慢性疾病的共同病理基础和早期阶段。MetS 在儿童青少年中并不少见。美国一个调查研究表明在 12～19 岁人群中，MetS 患病率为 4.2%，其中在超重、肥胖人群中 MetS 分别占 7.1% 和 32.1%。儿童代谢综合征中国工作组在 2010 年对中国六城市学龄儿童 MetS 进行了调查，结果显示六城市中小学生 MetS 患病率为 2.4%，而在肥胖儿童中 MetS 发病占 28.8%。2012 年公布了由中华医学会儿科学分会内分泌代谢学组、心血管学组和儿童保健学组共同制定的《中国儿童青少年代谢综合征定义和防治建议》（简称 MetS－CHN2012），年龄≥10 岁儿童青少年 MetS 定义及诊断建议：中心性肥胖。腰围≥同年龄同性别第 90 个百分位（P_{90}）为儿童青少年 MetS 的基本和必备条件，同时具备至少下列 2 项：（1）高血糖：①空腹血糖受损（IFG）：空腹血糖≥5.6mmol/L；②或糖耐量受损（IGT）：口服葡萄糖耐量试验 2h 血糖≥7.8mmol/L；③或 2 型糖尿病。（2）高血压：收缩压≥同年龄同性别儿童血压的 P_{95}，或舒张压≥同年龄同性别儿童血压的 P_{95}。（3）HDL－C＜1.03mmol/L，或非高密度脂蛋白胆固醇（non－HDL－C）≥3.76mmol/L。（4）TG≥1.47mmolL。WHtR 可作为中心性肥胖的筛查指标，切点：男童 0.48，女童 0.46。

本例患儿为 11 岁 6 个月大的女孩，同年龄同性别儿童腰围第 90 个百分位（P_{90}）为 70.33cm，此患儿腰围为 87cm，超过 P_{90}，WHtR 为 0.61＞0.46，存在中心性肥胖，为诊断 MetS 的基本和必备条件，并且具备：（1）高血糖：已明确诊断为 2 型糖尿病；（2）non－HDL－C 4.83mmol/L＞3.76mmol/L；（3）TG 3.06mmol/L＞1.47mmol/L。对照上述诊断标准，本例患儿诊断 MetS 明确。肝功提示 ALT 89U/L、GGT 61U/L、AST 49U/L 均升高；肝胆脾胰彩色多普勒超声：肝实

笔记

质回声增强，肝肾对比度增加，符合脂肪肝超声所见，患儿存在脂肪肝、肝损伤，且无饮酒史，肝炎病毒系列、EB 病毒核酸、CMV 核酸及 IgM 抗体、铜蓝蛋白均未见异常，可除外病毒性肝炎、EB 病毒感染及 CMV 病毒感染所致的肝损伤，以及肝豆状核变性，患儿存在中心性肥胖，考虑肝损伤为肥胖所致并发症（非酒精性脂肪性肝炎），可诊断为 NAFLD。再次强调，对于≥10 岁的体型肥胖的患儿，来诊时应准确测量其身高、体重、腰围，明确是否存在中心性肥胖，若存在中心性肥胖，应根据《中国儿童青少年代谢综合征定义和防治建议》，明确患儿是否符合 MetS 的诊断标准。

儿童青少年 MetS 预防的关键是防治肥胖，注意长期饮食调整和体育锻炼。对年龄≥10 岁的 2 型糖尿病患儿，应立即给予二甲双胍治疗，且注意随访，监测血糖，每 3 ~ 6 个月复查 HbA1C。本例患儿确诊 2 型糖尿病后立即给予二甲双胍口服治疗，并监测血糖。参照《儿童青少年血脂异常防治专家共识》。对于轻中度血脂异常，饮食治疗可使血脂降至正常，对于重度及部分中度血脂异常则可能需在饮食控制的前提下进行药物干预才能达到治疗目标值。考虑到降脂药物的不良反应，以及缺乏明确的前瞻性资料表明其在儿童血脂异常预防中的作用，临床上需慎用，因此未给予本例患儿降脂药物治疗，也需控制饮食，监测血脂。关于 NAFLD，首先控制总热量的摄入、降低体重；其次调整饮食成分：低糖、低脂、高蛋白，多用不饱和脂肪酸，患儿存在肝功异常，并给予保肝药物治疗。

病例点评

本病例患儿以“多饮多尿”为初发症状，入院查体时，我们发现患儿体型肥胖，想到存在中心性肥胖的可能，规范测量了患儿身

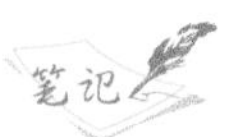

高、体重、腰围，计算了 WHtR 及 BMI，明确患儿存在中心性肥胖，同时完善了血糖、血脂、肝功能、肝脏超声等指标，诊断为“代谢综合征，2 型糖尿病，非酒清性脂肪性肝病”，诊断明确、全面。在临床工作中，对于体型肥胖的患儿，首先应确定是否存在中心性肥胖，同时完善相关指标，及时发现肥胖的并发症，如 2 型糖尿病、血脂异常、NAFLD 以及 MetS 等，尽早给予干预及治疗。

MetS 是肥胖的并发症之一，关于≥10 岁儿童青少年 MetS 的诊断方面，在临床实际工作中应注意以下几个问题：1. 中心性肥胖的诊断：中心性肥胖是诊断 MetS 的基本和必备条件，在诊断 MetS 之前，首先应确定是否存在中心性肥胖。医生查体时需完善相关的形体学指标的检测，如身高，体重，腰围等，并规范测量方法，保证所获数据准确可靠。简易识别方法：建议应用 WHtR 作为筛查指标。WHtR 切点：男童0.48，女童0.46。2. 高血压的判定：对于年龄≥10 岁儿童青少年来说，收缩压≥130mmHg，舒张压≥85mmHg，只要其中一项达标就可诊断高血压，在儿科临床上收缩压升高者相对较多。3. non－HDL－C 是个新的指标，实际上囊括了除 HDL－C 外所有的胆固醇，其中包括 LDL－C 和极低密度脂蛋白胆固醇（VLDL－C）等，计算时可从 TC 减去 HDL－C。

（范　妍）

参考文献

1. 中华医学会儿科学会内分泌遗传代谢学组，中华医学会儿科学分会心血管学组，中华医学会儿科学分会儿童保健学组. 中国儿童青少年代谢综合征定义和防治建议. 中华儿科杂志，2012，50（6）：420－422.

2. Poyrazoqlu S，Bas F，Darendeliler F. Metabolic syndrome in young people. Curr Opin Endocrinol Diabetes Obes，2014，21（1）：56－63.

笔记

免疫性疾病

042 亚急性坏死性淋巴结炎一例

病例介绍

患儿，男，16 岁。以“发热 1 个月”为主诉入院。1 个月前无诱因开始发热，体温最高达 38. 5℃。无咽痛、咳嗽、呕吐及腹泻，无头痛。当地医院静点克林霉素 3 天，体温降至正常，复查血常规发现白细胞低，遂停药。随即再次发热，自行口服螺旋霉素 3 天，未见好转。后持续高热，热峰达 39. 8℃，仅退热对症治疗，未再给予抗生素。病来四肢关节无肿痛，无皮疹，体重无明显减轻。热退

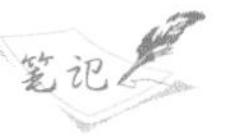

后精神及饮食尚可，二便正常。

个人史： 否认服用药物史，否认结核接触史。既往史：患儿10年前曾因发热伴淋巴结肿大、白细胞减少在我院住院，确诊为“亚急性坏死性淋巴结炎”，经激素治疗好转出院。3年前复发，经颈淋巴结活检，病理诊断为“亚急性坏死性淋巴结炎”，经治已愈。

体格检查： T 37.2℃，P 100次/分，R 20次/分，BP 97/65mmHg。神志清楚，呼吸平稳。周身未见皮疹。双侧颈部淋巴结肿大，右侧明显，大者约2.5cm×5.5cm，质软，无触痛，活动度可，无黏连，局部软组织略有肿胀，皮温正常。腋窝、腹股沟处未触及肿大淋巴结。咽充血，双侧扁桃体Ⅰ度大，未见脓点。心肺无异常。腹平软，肝脾未触及。四肢末梢温暖。

辅助检查： 血常规：WBC $2.09\times10^9/L$，粒细胞计数 $1.48\times10^9/L$，粒细胞比率70.8%。HGB 145g/L，PLT $109\times10^9/L$。肝肾功无明显异常。CRP 4.09mg/L。ESR 23mm/h，血清铁蛋白743.8μg/L，RF<20 IU/ml，免疫球蛋白IgG、IgA、IgM正常，补体C_3、补体C_4正常，抗核抗体、抗Sm抗体、抗dsDNA抗体均阴性，CD4/CD8比值为：0.67。EB病毒抗体、核酸阴性。颈部淋巴结病理结果回报：镜下所见：淋巴结结构破坏，组织细胞增生，伴坏死；免疫组化：CD163、CD20、CD21、Pax-5阳性，CD30阴性。

住院诊疗经过及转归： 入院后完善相关化验检查，观察体温变化，暂给予发热对症治疗。淋巴结病理术后第2天，给予明可欣1.5g/次，日2次静脉滴注。病理回报提示亚急性坏死性淋巴结炎。给予强的松片20mg/次，日3次口服。次日热退，共住院7天。出院后曾3次来院复查，病情无反复，血沉降至正常。

笔记

病例分析

组织细胞坏死性淋巴结炎（histiocytic necrotizing lymphadenitis，HNL）是一种良性、自限性、非肿瘤性淋巴结肿大性疾病，该病在1972年由日本学者藤本吉秀和菊池昌弘首先报道，又称 Kikuchi - Fujimoto 病（KFD）。多见于我国和其他亚洲国家，病程 1～3 个月，相比成人，发病以男性较多。急性或亚急性起病，可有上呼吸道感染、肺炎、腹泻等前驱症状，易造成首诊误诊、漏诊。

本病缺乏特异性的临床表现及实验室指标，主要临床表现为：（1）淋巴结肿大：全身浅表淋巴结均可肿大，颈部最为常见占55%，其次为腹股沟淋巴结占 14%，腋窝淋巴结占 5%，锁骨上淋巴结占 1%，深部淋巴结受累罕见。肿大淋巴结大小为 0. 5cm × 0. 5cm 至 10cm × 10cm，单侧为主，质中，可融合或呈肿瘤型，有触痛或自发性疼痛，无红热及波动感。比较特殊的是，有的淋巴结大小可随体温升降而变化。发热达高峰时，淋巴结随之增大，发热缓解时，淋巴结也见缩小。（2）发热：以中高热为主，热型呈弛张热、稽留热或不规则热、可伴寒战，发病后 2 天内即可出现发热，热程长，抗生素、抗结核药对发热无效，类固醇激素降温效果显著。（3）血常规中白细胞减少：白细胞总数在（2. 5～3. 9）$\times 10^9$/L，中性粒减少，淋巴增多，其分类无异常，血小板减少或贫血。（4）炎症指标中，血沉加快最常见。次要表现有一过性肝脾肿大、不定型的皮疹或红斑发生率达 30%、谷丙和谷草转氨酶增高、OT 试验向阳性转化，该病合并感染时，容易被掩盖，避免遗漏本病。本例患儿出现高热、颈部淋巴结肿大、抗生素治疗无效、白细胞减少、中性粒减少，血沉加快等表现，之前已做病理活检，考虑复发。

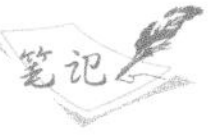

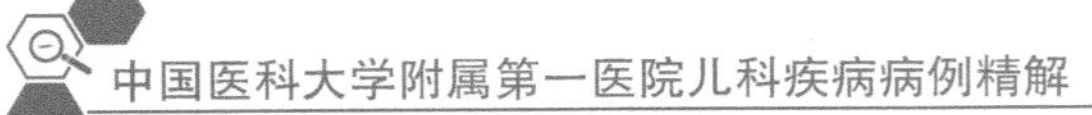

本例患儿先后3次诊断为HNL，实属罕见。在儿科临床上对类似病例应提高警惕，应想到复发的可能，更需进行鉴别诊断，除外其他疾病，不能贸然予以诊治，关键在于应及时进行淋巴结活检。明确诊断需行淋巴结活检。低倍镜下，淋巴结结构部分消失，淋巴结皮质区与副皮质区可见片状或融合的淡染区。高倍镜下，淡染区为凝固性坏死灶，中心可见嗜碱性核碎片和嗜酸性颗粒碎屑，细胞崩解坏死产物、吞噬碎片和颗粒状组织细胞，其内及外周区可见大量增生的组织细胞、免疫母细胞、浆样单核细胞，未见中性粒细胞浸润。根据病变情况可分为3个组织学类型：①增生型：病变区主要为增生的组织细胞、免疫母细胞、浆样单核细胞、小淋巴细胞和核碎片组成，无明显的坏死，未见中性粒细胞浸润。②坏死型：在上述改变的基础上有较明显的凝固性坏死，坏死灶中有较多的核碎片和组织细胞，吞噬核碎片现象。③黄色瘤样型：病变区泡沫样组织细胞占优势。免疫组化CD68阳性。

该病病因及发病机制至今尚不清楚，认为与病毒、支原体、衣原体、弓形虫感染、遗传及免疫倾向有关。感染病毒有EB病毒、疱疹病毒1型、疱疹病毒8型，细小病毒等。家族性发病在文献中报道很少。该病和自身免疫性疾病之间的联系具有统计学意义。据报道，有29%的14～56岁患者，在确诊或之前就患有一种自身免疫性疾病，确诊后有24%的患者出现自身免疫性疾病，其中SLE最常见，幼年特发性关节炎（全身型）、多发性肌炎、干燥综合征、嗜血细胞淋巴组织增生症、抗磷脂综合征、自身免疫性甲状腺炎比较罕见。另外有白细胞抗原完全相同的非孪生姐妹共同发病的病例报道，提示免疫发病机制的可能。

糖皮质激素治疗有效，起始量泼尼松1mg/(kg·d)，症状控制后逐渐递减，国外激素治疗疗程一般为2周，国内目前没有统一的

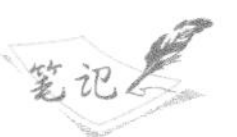

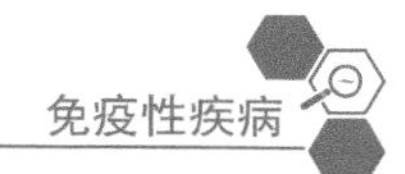

糖皮质激素用量及疗程，一般在体温和淋巴结症状和体征恢复正常1个月后逐渐减量，每周减量5~10mg，激素总疗程为2~4个月。

积极的诊断有利于治疗，但淋巴结大小常会影响对疾病良恶的判断。本病中的淋巴结不会出现出血、极少破溃，无持续性增大、痛感加重的恶性特征。除此还需与系统性红斑狼疮、淋巴结结核、传染性单核细胞增多症等疾病鉴别。关于HNL的复发率，国内外文献报告不一，国外有报告为3.3%，国内报告为7.1%，其差异可能与观察病例样本数、随访时间长短、及糖皮质激素的疗程等因素有关。复发可发生于新的淋巴结部位。复发的时间间隔，国内病例较大样本的统计结果是2~5年。有关复发单因素分析结果显示：确诊前发热持续时间有着统计学意义。鉴于糖皮质激素的潜在不利影响，不可贸然用药缩短发热持续时间来改善预后。国外有建议使用羟基氯喹作为KFD复发的替代疗法。

病例点评

坏死性淋巴结炎是一种以淋巴结为主要病变的少见的良性疾病，近10多年来才逐渐认识此病，目前漏诊和误诊率仍较高，需重视淋巴结的活检，有时需要反复、多次进行不同部位淋巴结活检。有条件者一定要作免疫组化检查以排除恶性淋巴瘤，少数病例需要进一步随访观察，注意复发或合并其他疾病。短期内反复发作考虑与激素减量、停药过快过早有关，应视临床情况而决定疗程。外周血象、血沉及LDH的动态变化可作为参考指标。

（姜红堃）

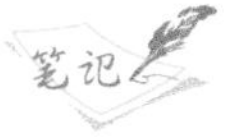

参考文献

1. 儿童亚急性坏死性淋巴结炎临床分析. 国际儿科学杂志,2010, 37 (5): 443 – 445.

2. Brendan Boyd Spooner, Imdadur Rahman, Nigel Langford. Recurrent Kikuchi – Fujimoto disease. BMJ Case Rep, 2010.

3. 席敏岗. 组织细胞坏死性淋巴结炎 11 例临床分析. 临床合理用药杂志, 2013, 6 (14): 139 – 140.

043 系统性红斑狼疮合并巨噬细胞活化综合征一例

病例介绍

患儿，男，13 岁。以“发现血小板减少 1 个月，咳嗽 10 天，发热 2 天”为主诉入院。患儿 1 个月前因“感冒”于当地医院检查，发现血小板 99×10^9/L，口服血康口服液治疗。入院前 10 天患儿出现轻嗽，无痰，入院前 5 天于我院血液科门诊就诊，复查血小板 62×10^9/L，遂完善骨髓穿刺及骨髓活检，入院前 2 天出现发热，体温 38.5℃，每日发热 1 ~ 2 次，口服退热药后体温可降至正常，为求进一步诊治入我科。

体格检查： T 38.2℃，P 92 次/分，R 26 次/分，BP 110/75mmHg。面颊部可见散在红色皮疹，压之不褪色，部分突出皮表，不伴痒感，口腔、牙龈红肿，眼睑未见明显水肿。心肺听诊未见异常。腹部略膨隆，肝脾肋下未触及，移动性浊音（+），脊柱及四肢无畸形，活动自如，胫前指压痕（+）。四肢肌力及肌张力均正常，四

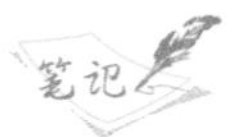

肢腱反射正常，克氏征、布氏征及巴氏征均阴性。

辅助检查： 血常规：白细胞 2.46 × 10^9/L，粒细胞 1.01 × 10^9/L，血红蛋白 151g/L，血小板 68 × 10^9/L。尿常规：蛋白质 +++。补体 C_3 0.11g/L（0.6 ~ 1.5g/L），补体 C_4 0.03 g/L（0.12 ~ 0.36g/L）。血沉 66mmH_2O/h（0 ~ 15mmH_2O/h）。尿素测定 9.95mmol/L（2.85 ~ 7.14mmol/L），血清胱抑素 C 测定 1.51mg/L（0.53 ~ 0.95mg/L）。血清丙氨酸氨基转移酶 59 U/L（9 ~ 50U/L），血清 γ 谷氨酰基转移酶 87 U/L（10 ~ 60U/L），血清白蛋白 17.2 g/L（40 ~ 55g/L），血清天门冬氨酸氨基转移酶 84U/L（15 ~ 40U/L）。抗双链 DNA 测定 ++，抗核抗体测定 ++ 1：80。抗心磷脂抗体测定：IgA -，IgG +，IgM -。网织红细胞、风湿三项、血离子、血糖、心肌酶、凝血三项、血培养、降钙素原、真菌抗原等无异常。肝胆胰脾及双肾超声：脾大。双肾周及盆腔积液。肺 CT、心脏超声均未见明显异常。骨髓穿刺及活检回报：骨髓有核细胞增生活跃，粒细胞增生明显活跃，红细胞增生减低，淋巴细胞比值减低，血小板少见（图 48）。

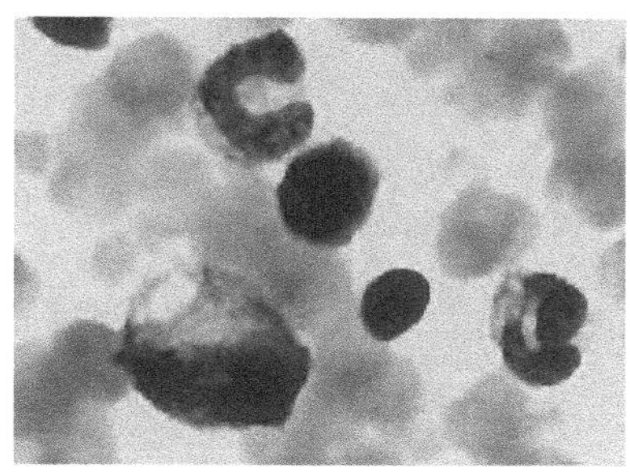

图 48　骨髓组织检查：粒细胞增生明显活跃，红细胞增生减低，淋巴细胞比值减低，血小板少见

诊断及治疗： 入院完善肾组织穿刺活检提示光镜：内皮细胞及系膜细胞弥漫增生，少数毛细血管襻堵塞。少见白细胞浸润、偶见核碎裂。未见球囊黏连或新月体形成。肾小管上皮细胞颗粒、空泡

变性。肾间质略水肿，免疫荧光：IgG（++++）、IgA（+++）、C_3（+++）、IgM（+++）、C1q（+++）、C_4（+）、Fib（-）沉积于肾小球毛细血管壁及系膜区。病理学诊断：Ⅳ狼疮性肾炎Ⅳ-G（A）。初步诊断：1. 系统性红斑狼疮（systemic lupus erythematosus，SLE）；2. 狼疮性肾炎（lupus nephritis，LN）（肾病综合征型）；3. 狼疮活动；4. 上呼吸道感染。予强的松、呋塞米、螺内酯等口服，磺苄西林钠抗感染治疗，经治疗后复查血常规：白细胞 $6.90\times10^9/L$，粒细胞 $4.32\times10^9/L$，血红蛋白 143g/L，血小板 $144\times10^9/L$，无禁忌后，予环磷酰胺冲击治疗。监测患儿血常规发现血小板计数再次呈下降趋势（$98\times10^9/L$ 下降至 $73\times10^9/L$），考虑可能合并巨噬细胞活化综合征（macrophage activation syndrome，MAS），复查相关检查：血清铁蛋白测定 1498.00 μg/L（30～400μg/L）。血脂分析：血清甘油三酯 3.65mmol/L（0～1.7mmol/L），血清总胆固醇 9.28mmol/L（0～5.72mmol/L），血清高密度脂蛋白胆固醇 2.04mmol/L（0.01～1.92mmol/L），血清低密度脂蛋白胆固醇 6.65mmol/L（0～3.64mmol/L），血清白蛋白 16.4g/L，NK、B、T 细胞绝对值：NK 细胞百分率 3%，NK 细胞绝对值 29 个/uL，B 细胞绝对值 203 个/uL。第 2 次骨髓穿刺：涂片中可见巨噬细胞吞噬有核红细胞、无核红细胞及血小板（图 49）。补充诊断：巨噬细胞活化综合征。予甲强龙、丙种球蛋白冲击及环孢霉素 A 口服，予患儿第 2 次环磷酰胺冲击治疗，冲击结束，患儿生命体征平稳，尿量不少，一般状态可，腹水较前有所减轻，监测血小板水平均在安全范围，嘱其出院，院外继续口服强的松、环孢霉素 A，定期回院行环磷酰胺冲击。

笔记

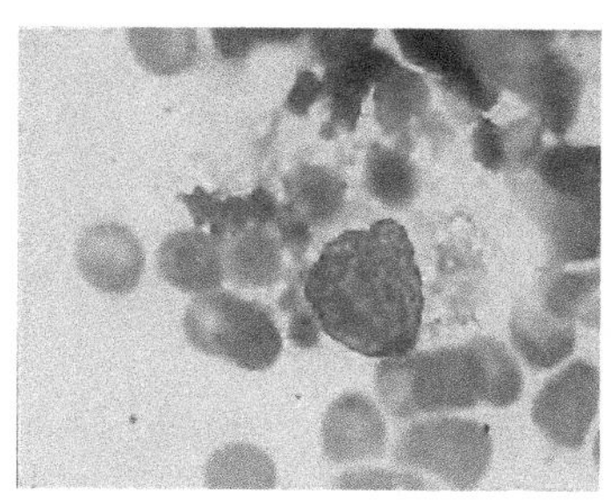
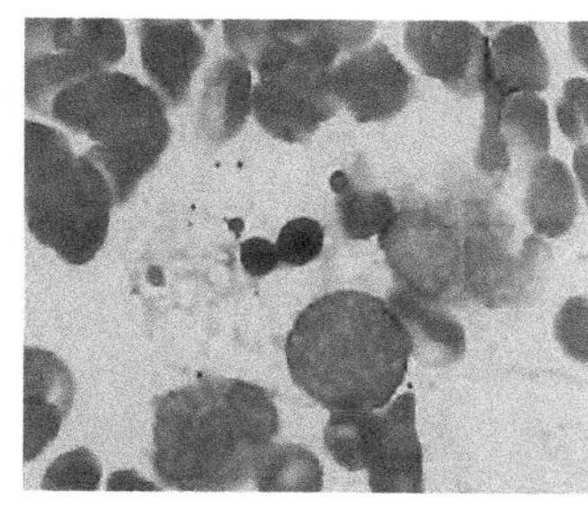

图 49 骨髓组织检查：涂片中可见巨噬细胞吞噬有核红细胞、无核红细胞及血小板

病例分析

巨噬细胞活化综合征（Macrophage activation syndrome，MAS）是一种急重症，可累及全身多系统，临床上以发热、肝脾淋巴结肿大、出血、中枢神经系统功能障碍，以及肾脏、肺脏及心脏受累为主要表现。MAS 被认为是 T 细胞及巨噬细胞功能增强，导致炎症因子的释放，其具有重要意义的诊断指标就是骨髓穿刺涂片可见到吞噬血细胞的组织细胞存在。MAS 可并发于多种风湿类疾病，最常见于全身性幼年特发性关节炎及 SLE。

关于 MAS 诊断目前主要参照 2009 年由跨国多中心研究提出的标准，包括临床症状：（1）发热 > 38℃；（2）肝脏肋下 ≥3cm；（3）脾脏肋下 ≥3cm；（4）出血表现（紫癜、易出血或黏膜出血）；（5）中枢神经系统功能障碍（易激惹、定向力障碍、嗜睡、头痛、癫痫、昏迷）。实验室指标：（1）血细胞减少至少两项以上（白细胞 ≤ $4.0 \times 10^9/L$，血红蛋白 ≤90g/L，血小板 ≤ $15 \times 10^9/L$）；（2）血清天门冬氨酸氨基转移酶 > 40U/L；（3）血清乳酸脱氢酶 > 567U/L；（4）纤维蛋白原 < 1.5g/L；（5）血清甘油三酯 > 2.0mmol/L；（6）血清铁蛋白 > 500μg/L。组织病理学指标：骨髓穿刺可见噬血细胞。

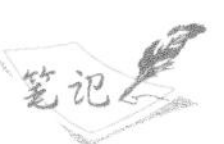

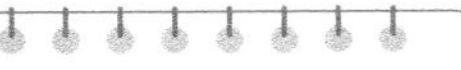
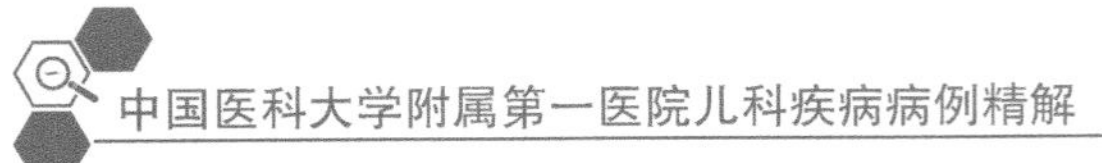

确诊需要至少一项临床指标及两项实验室指标，骨穿应在可疑病例进行。

本例患儿以血小板减少起病，首先要注意排查血液系统疾病，对于年龄较大的儿童也要注意伴有血小板减少的自身免疫性疾病如SLE、普通变异型免疫缺陷病、自身免疫性淋巴增殖综合征等。而患儿的辅助检查抗双链 DNA 及抗核抗体均阳性，补体明显下降，因此高度注意风湿类疾病，经过详细查体后发现患儿存在腹水、双下肢水肿体征，化验尿常规尿蛋白 +++，血清尿素增高，提示患儿可能存在肾脏疾病，综合上述，诊断应考虑 SLE 及 LN。回顾本例患儿病初血小板减少可能为 SLE 的血液学变化。最新的 2009 年国际临床协作组修订的 SLE 的分类标准指出对于不典型患者如有肾脏活检证实的狼疮性肾炎，伴有抗核抗体阳性或抗双链 DNA 阳性即可诊断，遂完善肾组织穿刺活检，结果提示 IV 型狼疮性肾炎，再结合该患儿抗核抗体及抗双链 DNA 抗体均阳性，因此确诊为SLE。经过激素及免疫抑制剂的治疗后，患儿症状曾有一度好转，但很快再次出现发热，且血小板又有下降趋势，此时考虑三方面原因：1. SLE 本身疾病未得到控制；2. 合并重症感染；3. 合并巨噬细胞活化。针对这三方面原因，进一步完善了血培养、真菌抗原、凝血功能、血脂分析、心肌酶、血清铁蛋白、MK 细胞绝对值、B 细胞绝对值、T 细胞绝对值、肺 CT 及心、腹超声检查，未见重症感染证据，再一次做骨髓穿刺找到了吞噬血细胞的巨噬细胞才得以明确诊断为 SLE 合并 MAS。

MAS 的临床表现多种多样，本例患儿发病初即有发热、血细胞减少及血清铁蛋白增高，因此如若风湿类疾病经治疗后发热不退或退而复升，且血细胞减少，应注意 MAS 相关指标检测，及时行骨穿检查，本例患儿经再次骨穿才发现噬血细胞，提示多次检查可增

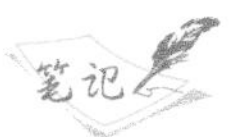

加阳性结果。

对 MAS 治疗尚无统一方案，目前国内常用药物有糖皮质激素、环孢 A、大剂量丙球及免疫抑制剂等，有文献提出单纯应用大剂量糖皮质激素治疗 MAS 效果不佳，联合应用环孢 A 可使病情明显改善，且主张环孢 A 作为 MAS 一线用药。对于 SLE 合并 MAS 病例早期联合应用 CTX 可收获良好效果。据报道大剂量丙球是具有较小不良反应且对 MAS 治疗有效地生物制剂，也有报道在此类患者中应用英夫利昔单抗取得可喜效果。其他治疗如 VP－16、血浆置换等疗效尚不确切，可在上述治疗不佳患者中考虑应用。

病例点评

此病例警示我们，临床上如遇血小板减少的患儿，不应一味地认为就是血液系统疾病，除了完善骨髓穿刺之外，还需要详细的体格检查包括皮肤有无皮疹，有无眼睑水肿、腹水、双下肢水肿，有无肝脾、淋巴结肿大，有无关节肿痛等，还应进行全面的辅助检查包括血常规、肝肾功、血脂分析、血糖等常规检查及风湿抗体系列等风湿类疾病相关检查，以免误诊或漏诊。

2009 年的 SLE－MAS 诊断标准在鉴别 SLE 到底是合并 MAS 抑或特殊感染时存在一定困难，本例 SLE 患儿通过 C－反应蛋白、降钙素原、血细菌培养、真菌抗原等检查可除外感染，因此适用于该诊断。但对于一些特殊病例有学者们建议可用噬血细胞综合征（hemophagocytic lymphohistiocytosis，HLH）诊断标准作为代替，且越来越多的学者认为 MAS 为继发性 HLH 的一个新类型，是风湿病相关性 HLH。但此结论目前尚未在国际上得到公认。

MAS 为风湿类疾病严重并发症，病情凶险，死亡率极高，所以

早期积极诊断及治疗有重要意义。目前国际上尚无统一的治疗方案，国内主张个体化、适时、阶段化治疗，对于一些严重病例早期联合治疗往往可以极大地改善预后。

（崔琬麟）

参考文献

1. 卢新天．儿童原发性免疫性血小板减少症诊断治疗的国际共识．中国小儿血液与肿瘤杂志，2011，(6)：283－286.
2. 宋红梅．儿童系统性红斑狼疮诊疗建议解读．中华儿科杂志，2011，(7)：515－518.
3. Miettunen P M, Narendran A, Jayanthan A, et al. Successful treatment of severe paediatric rheumatic disease－associated macrophage activation syndrome with interleukin－1 inhibition following conventional immunosuppressive therapy: case series with 12 patients. Rheumatology (Oxford), 2011, 50 (2): 417－419.

044 小儿木村病一例

病例介绍

患儿，男，11 岁。以“皮下无痛性包块 4 年”为主诉入院。患儿 4 年前发现其双上臂内侧皮下无痛性包块，局部皮肤颜色正常，因无明显不适未予重视。3 年前患儿原有部位的包块略有增大，首次就诊当地医院时行肿物切除及病理检查，结果提示：符合嗜酸性粒细胞增多症淋巴结改变，未用药物治疗。此后患儿双

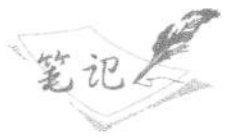

颌下及腹股沟也出现类似的无痛性包块遂来我院门诊检查，多次血常规均提示嗜酸粒细胞计数增高，最高可达40%，血 IgE 水平明显增高，粪便未查到寄生虫卵，骨髓穿刺检查未见异常，建议其入院再行包块病理检查，家长未同意。近 1 年来患儿经常出现躯干、四肢瘙痒，且偶尔有咳嗽等症状，为求进一步诊治入院。患儿病来无皮疹、关节肿痛，无腹痛，无喘息发作。食欲、睡眠好，二便正常。

既往史：健康。

体格检查：T 36.4℃，P 108 次/分，R 20 次/分，BP 96/72mmHg。神志清楚，周身无皮疹及色素沉着。颈部未触及肿大淋巴结，右侧颌下可触及约 1cm×1cm 淋巴结，左侧腹股沟可触及约 3cm×1cm 淋巴结，中等度硬，活动好，无黏连，无触痛。心肺未见异常，腹部平软，肝脾未触及，无压痛。双下肢无水肿，关节活动灵活。Kernig's（－），Brudzinskin's（－），Babinskin's（－）。

辅助检查：自带外院双臂下段内侧肿物病理诊断：淋巴结体积增大，纤维包膜增厚，小梁增粗。大量嗜酸性粒细胞浸润，以皮质为著。结合临床符合嗜酸性粒细胞增多症淋巴结改变。

诊治经过：入院后相关检查结果如下：血常规：WBC $10.4\times10^9/L$，$E_0\%$ 40%，Hb 128g/L，PLT $264\times10^9/L$。IgE 271IU/ml。ESR、尿常规、肝功能、肾功能心肌酶谱、ASO、血清铁蛋白、C_3、C_4、风湿免疫系列均正常。病毒抗体系列阴性，肺炎支原体抗体阴性，过敏源阴性。CD4、CD8 及 CD4/CD8 比值正常。肺部 CT：双肺透过度减低，右肺上叶胸膜下可见结节影，右肺中叶见条索影，双肺门不大，纵隔内未见肿大淋巴结。超声检查：双腮腺下方见网状回声，右颈部见多个淋巴结回声，大者约 24mm×5.5mm，左颈部见多个淋巴结回声，大者约 26mm×6mm。左大腿根部扫描：皮

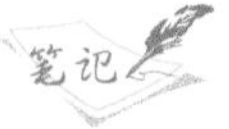

下软组织回声增强不均，分隔间歇增宽，可见多个淋巴结，大者约32.3mm×8.5mm，左腹股沟区可见多个淋巴结，大者约23.3mm×6mm，血流较丰富。提示：双颈部、双腹股沟区淋巴结肿大。腹股沟淋巴结病理检查结果：镜下所见淋巴滤泡增生，副皮质区大量嗜酸性粒细胞浸润，血管玻璃样变性。免疫组化：A2：CD3（间区+）、CD20（滤泡+）、PX-5（滤泡+）、CD21（滤泡+）、Ki67（滤泡+）。诊断意见：符合Kimura病。骨髓象回报：增生明显活跃，粒系增生活跃，嗜酸细胞增高，占7.4%，红系增生活跃，淋巴系形态，比值大致正常，全片巨核细胞310个。意见：嗜酸细胞增多，占7.4%。根据①患儿4年来先后出现皮下、颌下及腹股沟区无痛性包块伴周身皮肤瘙痒。②颌下、侧腹股沟可触及肿大淋巴结。③血嗜酸细胞增高，IgE增高，骨髓象见嗜酸性细胞高，淋巴结病理及免疫组化结果符合Kimura病。④骨髓象和淋巴结病理结果除外淋巴结结核、白血病、淋巴瘤及其他淋巴组织增殖性疾病，该患儿最后明确诊断为Kimura病，即木村病。治疗方面：给予泼尼松15mg，每日三次，口服治疗，同时服用钙剂及维生素D_3，加用白三烯受体拮抗剂—孟鲁司特（商品名：顺尔宁）5mg，每晚1次，顿服，随后家长要求出院院外治疗，嘱其2周后来我院复查。

院外随访：患儿院外足量口服泼尼松和顺尔宁2周后来我院门诊复查，原有颌下及腹股沟区域包块明显缩小，复查血常规，白细胞总数、嗜酸性粒细胞分数均正常，IgE恢复正常，提示治疗有效，嘱患儿泼尼松开始减量服用，每周减5~10mg，减至总量为0.5mg/kg，改为每2周减2.5~5mg，总疗程3~6个月，顺尔宁口服3~6个月。患儿服药3个月病情一直稳定，服药3.5个月自行停药。此后患儿不定期来我院复诊，皮下无新发包块，浅表淋巴结未见肿大，偶尔出

笔记

现嗜酸粒细胞比例略增高，IgE 增高不明显，未经治疗此两项检查又可以恢复正常，故未再继续服用泼尼松，此后患儿较少来我院复诊。时隔 3 年后患儿再次出现颈部淋巴结进行性肿大，不伴发热，无关节肿痛及皮疹出现，遂二次入院检查。入院后给予血常规，骨髓穿刺及颈部淋巴结活检，显示外周血嗜酸性粒细胞比例明显增高，最高可达 50%，IgE 水平明显增高，颈部淋巴结病理检查结果：镜下所见：血管丰富，内皮细胞增生伴大量淋巴细胞、嗜酸粒细胞浸润。免疫组化：L：CK（-），CD3（+），CD20（+），Pax-5（+），Bcl-2（+），CD21（+），CD10（+） CD23（+），CD5（+），Ki-67（20% +），CD68（散在+），CD1a（+），S-100（散在+）。诊断意见：符合 Kimura 病。考虑该患儿为木村病复发病例，为除外肾、心、肺、脑等器官受累，完善了尿常规，尿系列，尿微量蛋白，肾功能，肾脏超声，心电图，肺 CT，头 MRI + MRA 等检查，均未见异常。治疗方面：对于单药治疗后复发的病例，即使暂无脏器受累，建议激素联合其他免疫抑制剂治疗，拟加用环孢素以减轻长期激素治疗的不良反应及降低复发概率，考虑患儿正值青春发育期，未向其推荐放射治疗，但家长不同意加用环孢素，要求继续口服泼尼松和顺尔宁治疗。

病例分析

木村病又称嗜酸性淋巴细胞肉芽肿，我国肿瘤学家金显宅等于 1937 年首次报道，1948 年日本学者木村哲二（Kimura）对本病的病理学特征作了详尽的描述，因此命名 Kimura's 病。日本、中国及东南亚地区为本病的高发区。从儿童至老年均可发病，以青壮年好发。男性发病率远高于女性，男女比例为（4~7）：1。目前文献报

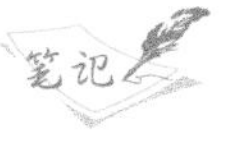

道最小年龄为 2.5 岁，儿童不属本病高发年龄，故在儿童中本病罕见。

木村病主要临床表现为不明原因出现无痛性皮下软组织肿胀或肿瘤样结节，并进行性缓慢增大，多发于头颈部及四肢皮下软组织，特别是耳后、腮腺及颌下腺区及上臂等部位。少数可伴局部皮肤粗糙、增厚、脱屑、皮疹、瘙痒等。50% 以上的 Kimura's 病伴淋巴结大，其中 30% ~40% 的病例为多灶性，当表现为全身性的淋巴结病时应与恶性淋巴瘤鉴别。本病还可累及肾、心、肺、脑等器官，蛋白尿、肾病综合征和 IgE 相关肾病为常见的肾脏受累的表现，另有合并脑动脉狭窄伴梗死和纤维性心内膜炎的报道。全身症状可有发热、哮喘、荨麻疹等。

目前，该病病因及发病机制尚未被完全阐明。研究普遍认为 IgE 介导的 I 型变态反应和 T 细胞免疫功能紊乱参与了本病的发生、发展。患者外周血嗜酸性粒细胞增多，可不同程度检测到血清 IgE、TNF - α、IL - 4、IL - 5、IL - 13 水平增高，$CD4^+$ T 细胞比例减低，且病变组织可见大量嗜酸性粒细胞浸润、肥大细胞增生及脱颗粒现象、IgE 沉积，甚至部分患者可同时伴哮喘、湿疹等过敏性疾病，而并无细菌、病毒、结核、梅毒等直接感染证据，因此推测此病为 $CD4^+$ T 辅助细胞调控异常引起 IgE 介导的 I 型变态反应性疾病。

木村病的确诊主要依靠病理诊断，而常规的实验室检查及影像学检查缺乏特异性。皮下结节及淋巴结活检病理具有以下特征：嗜酸性粒细胞广泛浸润，部分病例可形成嗜酸性粒细胞脓肿，血管壁呈玻璃样变，常见到活跃的生发中心及间质纤维化。一般实验室检查可见外周血白细胞增高，嗜酸性粒细胞比值增高，骨髓象提示嗜酸性粒细胞增高，血清 IgE 水平增高，可有细胞亚群功能紊乱，如合并脏器受累，可出现相应器官的功能异常改变。CT、B 超等影像

笔记

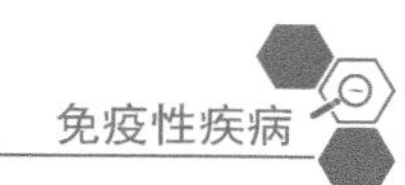

学检查仅能显示病变范围及与周围组织关系，不能对本病做出明确诊断。另外，尽早进行组织病理检查还可进一步对恶性淋巴瘤、转移瘤或结核等疾病进行鉴别诊断。

木村病起病缓慢、易复发。目前的治疗方法包括手术切除、药物治疗（糖皮质激素和细胞毒类药物）及放射治疗等。单一的治疗方法复发概率高，临床上多采用综合治疗措施。①病灶为单发且局限者，手术为首选方法，并可组织活检以明确诊断，尤其是包膜完整、未侵及重要神经及血管者，手术切除即可达良好预后，但多数缺乏明确包膜，手术难以根除，成为术后复发的根源。②糖皮质激素是木村病最常用的药物，可使该病短期快速缓解，但药物减停后易复发，长期应用可带来较大不良反应。③免疫抑制剂，如环孢素A、吗替麦考酚酯等，大多可与糖皮质激素同时使用，主要用于合并肾脏受累或复发的患者。④木村病对放疗敏感。病灶多发，病变范围较大，界限欠清楚，术后复发或手术风险较大者，则应首选放疗，有效率达90%以上，对于糖皮质激素使用后复发者，放疗同样有效。⑤近年出现一些针对免疫状态的新型疗法，选择性抑制蛋白酪氨酸激酶—伊马替尼，白三烯受体拮抗剂（LTRAs）有治疗木村病的报道。

木村病虽易复发，但绝大多数为良性病变，几乎少有恶变。

木村病在儿童中为少见疾病，临床医生对此病认识不充分，易造成漏诊和误诊，本例患儿病史长达4年之久才得以确诊就充分印证这一点。此患儿临床特点为皮下无痛性包块、淋巴结肿大伴嗜酸性粒细胞增多和高血清IgE，组织病理学及免疫组织化学检查排除恶性淋巴组织增殖性疾病，符合木村病，因此该患儿木村病（Kimura's 病）诊断成立。在治疗方面，患儿在确诊后加用糖皮质激素和白三烯受体拮抗剂——顺尔宁后病情得以控制，说明患儿对

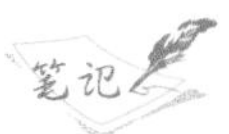

药物敏感，治疗有效，停药3年后疾病复发，二次病理检查后仍为木村病，未发生恶变，和文献报道一致。

病例点评

①木村病为少见疾病，成人中以青壮年好发，儿童罕见，基层医院临床医师对此病认识不足，未能早期对该患儿做出明确诊断，转往上级医院后能快速明确诊断，为患儿下一步治疗提供客观依据。②组织病理检查是木村病诊断的金标准，尽早进行组织活检及组织病理学检查能早期明确诊断并能与恶性淋巴瘤、转移瘤或结核等疾病相鉴别。③患儿治疗过程中首选糖皮激素是恰当的，但由于疾病易反复的特点，联合其他免疫抑制剂减少复发次数，减少激素不良反应对于青春发育期的患儿来说更为受益。④患儿在服用顺尔宁过程中未出现不良反应，可考虑在停用激素时适当延长该药的疗程。⑤成人复发患者推荐糖皮质激素加放射治疗，但对儿童需慎重选用。

（胡潇滨）

参考文献

1. 张凯，贾志宇，张英怀．木村病临床研究进展．现代口腔医学杂志，2013，27（6）：369－372.

2. 孙屏，张熔熔，蔡颖，等．Kimura 病临床病理学观察．江苏医药，2011，37（4）：459－461.

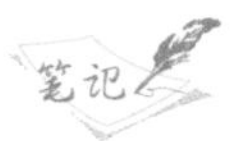

045 丙种球蛋白无反应型川崎病一例

病例介绍

患儿，男，3 个月 13 天，以“发热伴咳嗽 11 天，腹泻 6 天”为主诉入院。患儿 11 天前无明显诱因出现发热，最高体温 39.5℃，自行口服美林后热能退。病初 6 天每日发热 5～6 次，近 5 天每日 2 次左右，伴咳嗽，为阵发性，有痰不易咯出。6 天前出现腹泻，为黄色稀糊样便，每日 6～7 次。曾于外院住院诊为“川崎病，呼吸道感染”，给予静点氨曲南、炎琥宁及氨溴索 5 天，于发热第 7 天予丙种球蛋白（1g/kg）静点 2 天，口服阿司匹林 5 天，思密达 3 天，潘生丁 2 天，未见好转，仍反复发热，为求进一步诊治来我科。患儿病后曾周身出现皮疹，无呕吐，精神、睡眠、饮食均可，排尿正常。

既往史： 既往体健，否认肝炎、结核病等接触史。个人史：第 1 胎，足月正常产，出生无窒息，生后母乳喂养，按时接种疫苗，生长发育同正常同龄儿。家族史：父母体健。

体格检查： T 39℃，P 140 次/分，神志清楚，呼吸平稳。球结膜无充血，杨梅舌（－），颜面部、四肢皮肤可见红色、大小不一的充血性皮疹，突出于皮表，压之褪色，口唇皲裂，颈部可触及数枚肿大淋巴结，大者约 1.5cm×1.0cm，质稍硬，活动度好，无黏连。双肺呼吸音粗，未闻及干湿啰音。心音有力，律齐，各瓣膜未闻及杂音。腹平，全腹无压痛及肌紧张，肝肋下 3～4cm，脾肋下

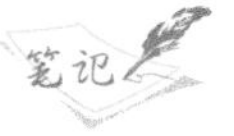

触及边缘。肛周皮肤脱皮。手足无硬肿。

辅助检查： 血常规：白细胞 $18.36\times10^9/L$，粒细胞 $7.20\times10^9/L$，血红蛋白 84g/L，血小板 $812\times10^9/L$，CRP 40.50mg/L，血沉 80mm/h，ALB 32g/L。尿常规：白细胞 11/HPF，心肌酶谱、转氨酶正常。心电图：窦性心动过速。心脏超声：左、右冠状动脉均增宽，最宽处分别为 3.9mm 和 3.4mm，左前降支增宽不规则，呈串珠样，直至心尖部。诊断：左、右冠状动脉扩张，符合川崎病改变。丙种球蛋白无反应型川崎病，中度贫血。治疗：患儿院外应用 1 次丙种球蛋白（1g/kg，连 2 天），入院后患儿仍有发热，体温 > 38℃，周身仍有皮疹，给予美罗培南抗感染治疗后仍未平温，符合丙种球蛋白无反应型川崎病，因此再次给予丙种球蛋白（2g/kg）静点，阿司匹林和潘生丁口服，治疗后热退。患儿平温 1 周后出院。院外继续应用阿司匹林和潘生丁口服并定期复查心脏超声，监测冠状动脉变化。

病例分析

川崎病（Kawasaki diseaes，KD）又称皮肤黏膜淋巴结综合征（Muco – cuta – meous lymph node syndrome，MCLS），是一种免疫介导的急性发热性疾病，全身性血管炎为其病理基础，本病诊断标准为：发热 5 天以上，伴下列 5 项临床表现中 4 项者，排除其他疾病后即可诊断；（1）四肢变化：急性期掌跖红斑，手足硬性水肿，恢复期指（趾）端膜状脱皮；（2）多形性皮疹；（3）眼结合膜充血，非化脓性；（4）唇充血皲裂，口腔黏膜弥漫充血，舌乳头突起、充血，呈杨梅舌；（5）颈部淋巴结肿大。如 5 项临床表现中不足 4 项，但心脏超声显示有冠状动脉损伤，亦可诊断为川崎病。本病可

笔记

累及心、脑、肝、肾、胃肠道等脏器，出现相应症状，其中以冠状动脉病变最为严重，多见于5岁以下儿童，世界范围内均有报道。KD的标准化治疗为应用静脉丙种球蛋白（intravenous immune globulin，IVIG）2g/kg，1次给予，并配伍阿司匹林（Aspirin）30～50mg/(kg·d)，分次口服。应用IVIG治疗后KD冠状动脉并发症的发生率已从25%降至4%左右，但有15%～20%的KD患儿对IVIG治疗无反应。

IVIG无反应型川崎病是指KD患儿在发病10天内接受IVIG 2g/kg治疗，无论一次或分次输注48h后体温仍高于38℃，或热退后于给药2～7天（甚至2周）内再次发热，并符合至少一项KD诊断标准。对IVIG无反应型KD患儿的再治疗临床医师已取得共识。再次应用IVIG是目前推荐的首选治疗方法，必要时亦可联合糖皮质激素、乌司他丁药物。针对冠状动脉扩张的治疗用药选择，根据冠脉扩张的程度而定。①轻度：超过正常冠脉内径值上限，可只应用阿司匹林治疗；②中度：冠脉内径值4～8mm，需用阿司匹林联合潘生丁治疗；③重度：冠脉内径值≥8mm，则应用阿司匹林加华法林治疗。

研究表明，川崎病易发生冠脉扩张的危险因素包括：①年龄在1岁以内；②男孩；③持续发热2周以上；④贫血；⑤白细胞 $>30\times10^9/L$；⑥血沉 >100mm/h；⑦低白蛋白血症；⑧对IVIG无反应病例。本例患儿发热时间>5天，查体可见周身皮疹，颈部淋巴结肿大，口唇皲裂，心脏超声显示左右冠状动脉均扩张，符合川崎病诊断标准。于第1次应用IVIG 48h后患儿仍有高热（T：39.1℃），并伴有口唇皲裂及颈部淋巴结肿大，故可以诊断为丙种球蛋白无反应型川崎病，重复给予1次IVIG（2g/kg）后体温平温。因患儿有冠状动脉扩张，嘱其院外继续应用阿司匹林及潘生丁并定

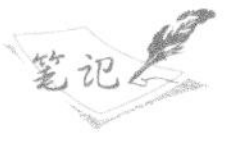

期复查心脏超声直至冠状动脉恢复正常。本例患儿小于 1 岁，男孩，院外发热 11 天，病程较长，存在中度贫血，对 IVIG 治疗无反应均为发生冠状动脉扩张的危险因素。

病例点评

在临床工作中对于发热时间较长（大于 5 天）的患儿，尤其伴有皮疹、结膜充血、口唇皲裂、杨梅舌，以及手足硬肿等表现者，应高度警惕是否为川崎病，并应及时完善相关实验室检查和心脏超声检查，以便早期诊断，及时应用 IVIG 治疗，减少或防止发生冠状动脉损伤。本例患儿虽在外院已诊断为川崎病并给予 IVIG 治疗，但发热一直未退，并未及时进行再治疗，重复给予 IVIG。这种延误处理导致热程 >10 天，在一定程度上加重了冠状动脉损失。因此，一旦诊断为 IVIG 无反应型 KD，都应及时给予再治疗。另外在临床工作中不完全川崎病并不少见，给临床医生早期诊断带来困难。此时心脏超声检查的结果对确立诊断尤为重要。另外，某些实验室检查结果对于 KD 的诊断亦有参考价值。本例患儿 CRP 40. 50mg/L（ >30mg/L），血沉 80mm/h（ >40mm/h），血小板 $812 \times 10^9/L$（大于 $450 \times 10^9/L$）等化验结果也支持川崎病的诊断。

（罗　钢）

参考文献

1. Nakamura Y, Yashiro M, Uehara R, et al. Epidemiologic featuresof Kawasaki disease in Japan: Results of the 2009—2010 nationwide survey. J Epidemiol, 2012, 22 (3): 216 – 221.

2. 王卫平. 儿科学. 第 8 版. 北京：人民卫生出版社，2013：193.

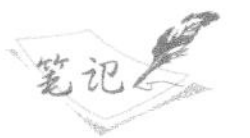

3. 王韧剑，谢利剑，黄敏．静脉注射丙种球蛋白无反应型川崎病治疗进展．临床儿科杂志，2016，1（34）：68－72.

4. 刘凡，丁艳，尹薇．丙种球蛋白无反应型川崎病的631例临床分析．临床和实验医学杂志，2015，2（14）：98－101.

046 难治性幼年特发性关节炎（全身型）一例

病例介绍

患儿，女，4岁3个月。以“发热5天”为主诉入院。患儿入院前5天无明显诱因出现发热，体温最高达40.5℃，为弛张热型，口服退热药后可暂时降至正常。病后就诊于当地医院给予静点头孢霉素5天，阿奇霉素2天，发热间隔无延长。患儿病来偶有腹痛，呈阵发性，以脐周为主，不剧烈，可自行缓解，伴双下肢疼痛，具体部位不清。

体格检查：体温37.8℃，血压122/58mmHg，呼吸20次/分，心率150次/分。周身未见皮疹及出血点，浅表淋巴结未触及肿大。结膜无充血，口唇无皲裂，咽充血，双侧扁桃体Ⅰ～Ⅱ度肿大，未见脓点。双肺呼吸音粗，未闻及干、湿性啰音，心音有力，律齐，未闻及杂音。腹软，全腹无压痛，肝脾肋下未触及。神经系统查体不配合。患儿可站立行走，但哭闹诉腿痛不愿行走，步态拖拉，各关节未见红肿，肌力及肌张力正常，手足无硬肿。化验检查：血常规：白细胞33.95×10^9/L，粒细胞85.2%，杆状核17%，血红蛋

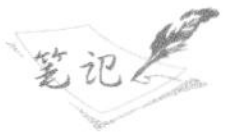

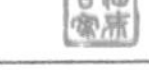

白122g/L，血小板486×10^9/L。肝功：谷丙转氨酶（ALT）38U/L，谷草转氨酶（AST）41U/L，血钾5.33mmol/L，C－反应蛋白（CRP）477mg/L，降钙素原（PCT）2.99ng/ml，补体C_3 1.6，类风湿因子（RF）<2.0，免疫球蛋白A（IgA）0.27，T细胞亚群CD4 178个/μL，CD8 182个/μL，CD4/CD 80.97，EB抗体检测结果：EB病毒VCA阳性，EB病毒NA阳性，EB－DNA 4.24E^4。风湿抗体系列未见异常：抗核抗体ANA（－），抗双链DNA（－），抗SM抗体（－），抗SSA、SSB（－）。血培养：未见生长细菌。血清铁蛋白1019μg/L。全腹CT：未见明显异常。骨穿：感染性骨髓象。感染性结核（T－spot）(－)，肺CT：双肺可见散在淡片影。

诊疗经过：根据病史及相关检查，初步诊断：1. 上呼吸道感染。2. 脓毒症？3. 免疫功能低下。入院后给予美平8天，万古霉素3天，丙球支持治疗，但病情无好转，仍反复高热。予以复查血常规（白细胞：28.86×10^9/L，粒细胞89.3%，杆状核10%，血红蛋白122g/L，血小板598×10^9/L），CRP 236mg/L，血清铁蛋白1100μg/L仍明显升高，经过全科会诊后考虑诊断：幼年特发性关节炎（全身性）可能性大，给予泼尼松10mg，日3次，扶他林6mg，日3次，次日体温降至正常，出院继续口服药物治疗，嘱其定期随诊。患儿院外口服强的松（10mg，日3次），扶他林（6mg，日3次）20天后再次出现反复发热，故第2次收治入院。入院查体未见明显异常，予以完善检查：复查血常规（白细胞31.69×10^9/L，粒细胞81%，血小板549×10^9/L）、CRP 240mg/L、PCT 2.11ng/ml、ESR 70mm/h、血清铁蛋白1696μg/L均无明显下降。再次抗感染治疗3天，仍有发热，予以加用甲氨蝶呤（5mg，每周1次），叶酸（5mg，每周1次），住院5天后好转出院。

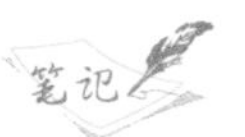

患儿病情平稳3个月后因再次出现反复发热20天第3次入院。

且发热时伴有腹痛，较剧烈，有咳嗽，呈阵发性，有痰，伴有喘息。入院查体：咽充血，双侧扁桃体Ⅱ度肿大，上腭可见数个白点，听诊双肺呼吸音粗，可闻及散在哮鸣音，腹平软，右腹压痛（+），双膝关节肿胀，右侧为著，右侧皮温稍高于左侧，不红，左侧髋关节“4”字阳性，右侧检查患儿不能配合。辅助检查：血常规：白细胞 45.38 $\times 10^9$/L，粒细胞 84.7%，血小板 893 $\times 10^9$/L，CRP 423mg/L，PCT 6.62ng/ml，ESR 83mm/h，血清铁蛋白 > 2000μg/L。右侧膝关节 MRI：骨质无破坏，右膝关节少量积液。肺CT：双肺可见散在斑片状致密影及索条影，以左肺为著。诊断考虑：1. 幼年关节炎全身型。2. 肺炎。患儿在应用激素及改善病情抗风湿药情况下症状仍有反复发作，考虑为难治性幼年特发性关节炎，予以加用生物制剂益赛普每周 2 次皮下注射。

但患儿于 2015 年 10 月以确诊幼年特发性关节炎全身型 1 年半，间断发热半月为主诉第 4 次入院，患儿处于益赛普治疗中，无其他伴随症状。入院查体未见明显异常。辅助检查：血常规：白细胞 46.98 $\times 10^9$/L，粒细胞 93.1%，血小板 760 $\times 10^9$/L，CRP 142mg/L，PCT 0.13ng/ml，ESR 80mm/h，血清铁蛋白 > 2000μg/L；考虑幼年特发性关节炎全身型活动期，自身炎症反应严重，将口服强的松改为甲强龙静点，同时美平抗炎静点治疗，经积极抗感染治疗 7 天，患儿仍有反复发热。

本例最终诊断： 1. 难治性幼年特发性关节炎（全身型）。2. 急性支气管炎。遂停用益赛普，更换另一种生物制剂白介素 6 受体拮抗剂妥珠单抗治疗后患儿体温平稳。

出院医嘱： 1. 继续口服强的松 10mg，日 3 次，甲氨蝶呤 5mg，每周 1 次。2. 定期来院静点托珠单抗，每 4 周一次。3. 监测相关指标。随诊至今，病情平稳。

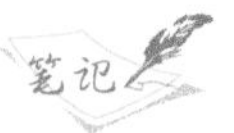

病例分析

幼年特发性关节炎（juvenile idiopathic arthritis，JIA）是一组病因不明、发病年龄小于16周岁、关节炎持续6周或6周以上疾病的统称。其中全身型幼年特发性关节炎（systemic juvenile idiopathic arthritis，sJIA）是一组以全身症状为主要临床表现的幼年特发性关节炎。sJIA可发生于任何年龄，但以幼年者为多，大部分起病于5岁前，无性别差异。弛张热是此型特征，体温波动在36～41℃，发热可持续数周至数月。约95%的患儿出现皮疹，呈短暂性、非固定性的红斑样皮疹，见于身体任何部位，皮疹于高热时出现，热退后消失，有随体温升降而出现或消退的特点，一般不留痕迹。急性期部分患儿缺少关节痛或一过性关节炎的临床表现，多在数月或数年后关节症状才出现，约25%的患儿最终发展为慢性多关节炎。全身型sJIA复发间隔难以预测，多在青春期后不再复发，sJIA诊断主要依靠临床表现，采用排除性诊断法，实验室检测任何项目都不具备诊断价值，但可帮助了解疾病程度和排除其他疾病。

本例患儿初次就诊时无明显关节症状，仅表现为反复发热，热型呈弛张热，伴有双下肢酸痛，但无明显关节肿痛，且病程5天，尚不够诊断幼年特发性关节炎（sJIA）的标准。查体未能提供有效的诊断依据，其血常规、C－反应蛋白、血沉、铁蛋白等炎性指标明显升高，首先不能除外感染，但充分抗感染治疗后患儿病情未得到有效改善，且始终未找到明确的感染病灶，遂考虑不能除外JIA，但该疾病的诊断属于排他性诊断，需除外感染性发热，血液系统疾病及其他风湿性疾病。此患儿在给予美平8天，万古霉素3天积极

笔记

抗炎及丙球支持治疗后仍有反复发热，血培养阴性，可基本除外感染性发热；血液系统性疾病通过骨穿结果已排除；结缔组织病重点考虑幼年特发性关节炎和川崎病，但患儿无结膜充血，口唇皲裂，手足硬肿，颈部淋巴结肿大及卡斑红等表现，川崎病诊断依据不足，且静脉丙球治疗患儿仍有发热，川崎病亦可排除。地塞米松静推后发热间隔明显延长，综合分析最后诊断考虑：幼年特发性关节炎（全身型）。

传统治 sJIA 的药物主要包括：非甾体抗炎药物（non－steroidal anti－inflammatory drμgs，NSAIDs）、传统合成类改善病情抗风湿药物（conventional syn－thetic disease modifying antirheumatic drμgs，csD－MARDs），以及糖皮质激素。近年研究发现，多种促炎因子，如白介素－1（IL－1）、IL－6、IL－18 和肿瘤坏死因子（TNF）等在 sJIA 的致病机制中具有重要作用。因此，传统药物联合生物制剂的治疗将是未来的趋势。肿瘤坏死因子是一个关键的致炎因子，在发出致炎信号的过程中起着重要作。国内研制的第一个重组人坏死因子受体－抗体融合蛋白（益赛普）是一种 TNF 拮抗剂，它能够特异性拮抗 TNF，阻断 TNF 的生物活性，达到减轻炎症的目的，是全新靶向治疗理念的体现。益赛普可用于重症 sJIA，可以避免由于常规用药病情未得到控制，其他免疫抑制剂尚未及时起效。它能够更快地缓解症状，更早地控制病情，有效率高，不良反应轻微，耐受性好。在常规抗风湿药物治疗基础上加用益赛普，每周 2 次，连续用药治疗 3 个月后 CRP、ESR 均有明显改善，用药期间未发生严重不良反应。研究发现活动期 sJIA 患儿外周血单个核细胞的 IL－6 基因表达量较非活动期 sJIA 患儿高，血清中的 IL－6 水平上升也与疾病活动度相关联，提示 IL－6 在 sJIA 的发病机制中具有重要作用。托珠单抗（Tocilizumab）是以 IL－6 受体为靶点的生

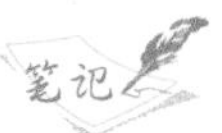

物制剂，可有效降低 sJIA 患儿的疾病活动度；托珠单抗分别于 2011 年在美国及欧盟、2016 年在中国获准用于 2 岁及以上、标准激素方案治疗无效的 sJIA 患儿。多个研究显示，生物制剂的使用可以帮助患儿减少糖皮质激素的使用。Yokota 等研究显示大约 1/3 经托珠单抗治疗的 sJIA 患者可以停用激素。最近，有Ⅲ期临床试验结果直接显示，应用托珠单抗治疗 sJIA 具有显著的追赶生长（catch-up growth）、类胰岛素生长因子水平正常化和改善骨代谢平衡，进而促进骨纵向形成、生长改善等作用。

本例患儿明确诊断后给予患儿强的松 10mg，日 3 次，扶他林 6mg，日 3 次口服，随后体温降至正常。但之后患儿数次出现病情反复，传统抗风湿药治疗无效，考虑为难治性 sJIA，予以生物制剂治疗，起初使用益赛普，患儿一度控制良好，但治疗 7 个月后，再次出现反复发热，遂更换生物制剂类型，改用妥珠单抗，每月注射一次，观察发现：妥珠单抗起效迅速，病情控制良好，随访至今未在复发。

病例点评

该病例的诊断过程较为曲折，发病初期仅表现为反复高热，无关节肿痛等特殊体征，为 sJIA 的诊断带来相当大的困难。儿童发热病因中最常见的仍然以感染性疾病为主，本例患儿第一次住院病程仅 5 天，炎症相关指标如 CRP、PCT、ESR 明显增高，不能除外感染，但经过积极抗感染治疗效果并不理想，且未找到具体感染部位，考虑感染所致发热可能性不大，经全面检查排除血液系统疾病及其他风湿免疫性疾病，考虑幼年特发性关节炎全身性可能性大，予以强的松治疗后病情明显缓解，进一步验证了诊断；但后续效果

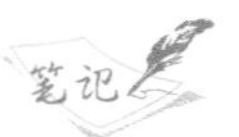

并不理想，病情反复多次，根据治疗反应修正诊断为难治性 sJIA 全身型，在应用传统抗风湿药甲氨蝶呤后仍反复发治疗过程热的情况下，加用了肿瘤坏死因子拮抗剂益赛普，病情曾一度稳定。但近一年来，在予益赛普治疗过程中再次出现发热，故改用妥珠单抗治疗，病情得到有效控制。此病例提示我们发热病因很多，幼年特发性关节炎占有一定比例，要重视鉴别诊断，此病的治疗常规用药是糖皮质激素剂及传统抗风湿药，但对难治性病例需结合具体情况酌情应用生物制剂。

（李　维）

参考文献

1. 全国儿童风湿病协作组（北京 100045）. 儿童风湿病诊断与治疗专家共识（一）. 临床儿科杂志，2010，28（10）：984－991.
2. 曾萍，谢颖，唐盈等重组人Ⅱ型肿瘤坏死因子受体－抗体融合蛋白治疗幼年特发性关节炎的随机对照研究. 国际儿科学杂志 ISTIC，2012，39（5）；2715－2716.
3. De Benedetti F，Brunner H I，Ruperto N，et al. Randomized trial of tocilizumab in systemic juvenile idiopathic arthritis. N Engl J Med，2012，367(25)：2385－2395.
4. Benedetti F D，Brunner H，Ruperto N，et al. Catch－up growth during tocilizumab therapy for systemic juvenile idiopathic arthritis：results from a phase III trial. Arthritis Rheumatol，2015，67（3）：840－848.

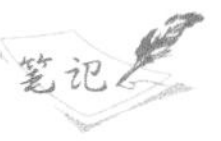

047 X－连锁无丙种球蛋白血症一例

病例介绍

患儿，男，11岁10个月。以“间断咳嗽伴发热22天，肉眼血尿20天”为主诉入院。患儿22天前无明显诱因出现发热，最高体温40℃，伴咳嗽，无痰，未喘息。有时头痛，于当地医院行腰穿检查已除外脑炎，给予头孢类抗生素及阿糖腺苷静点治疗后发热及咳嗽好转。20天前发现肉眼血尿，无腹痛及腰痛，因血尿无好转来我院。患儿3.5岁时因“脑膜炎、胸膜炎”于某医院PICU住院治疗1个月后好转出院，但颅脑MRI提示脑室扩张；5岁以前有反复呼吸道感染史；7岁时患“化脓性淋巴结炎”治疗半月后好转。患儿为早产儿，同卵双胎之小，出生体重2520g。

家族史：父亲体健，母亲体健，但存在与患儿相同的基因突变，哥哥无反复呼吸道感染病史，但免疫球蛋白IgA＜0.07g/L，IgG：1.97g/L，IgM＜0.04g/L，存在与患儿相同的基因突变，也诊断为X－连锁无丙种球蛋白血症。

体格检查：神志清楚，呼吸平稳。心肺听诊未见异常。腹软，无压痛、反跳痛及肌紧张，肾区无叩痛。双下肢无水肿，神经系统查体未见异常。

辅助检查：白细胞 12.16×10^9/L，粒细胞67.3%，血红蛋白

116g/L，血小板 369×10^9/L；CRP 8.1mg/L；PCT 0.09μg/L；肌酐 114μmol/L，尿素氮 8.79mmol/L；尿系列：蛋白质 ++，红细胞满视野，异常形态 80%；24h 尿蛋白定量 1.7g；ANA1：80；IgA < 0.07g/L，IgG：2.08g/L，IgM < 0.04g/L；NK、B 细胞计数：血细胞簇分化抗原 $CD16^+56$：3%，血细胞簇分化抗原 $CD16^+56$ 绝对值：30 个/uL，血细胞簇分化抗原 CD19：0，血细胞簇分化抗原 CD19 绝对值：0 个/uL；抗肾小球基底膜抗体、补体、铜蓝蛋白、ASO、凝血四项、肝功能、心肌酶谱、血脂大致正常。双肾超声：双肾形态饱满，皮质回声增强。肾动态显像 + GFR：双肾血流灌注量正常，肾实质功能降低，排泄延缓。肺部 CT：左肺下叶局部支气管轻度扩张伴少量慢性炎症可能性大。肾活检病理结果（图 50 ~ 53）：系膜细胞及系膜基质轻度增生，未见明显管内增生，偶见球囊黏连，1 个细胞纤维性小新月体形成可见襻坏死，广泛的肾小管上皮细胞空泡变性，可见脱落、裸基底膜形成。肾小管多灶性萎缩、管腔狭窄。管腔内多见红细胞管型。间质水肿，小管间较多的单个核细胞浸润，伴轻度纤维化，免疫荧光：C_3（+++）肾小球内星空样沉积，IgA（-），IgM（-），Fib（-），IgG（-），C1q（-）。基因检测结果见表 4。

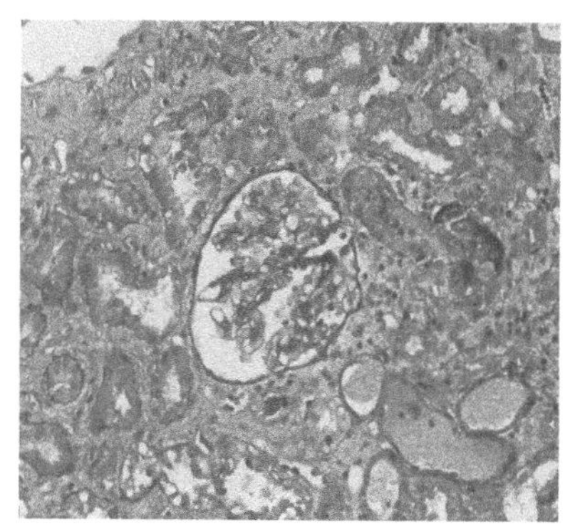

图 50　PAS 染色

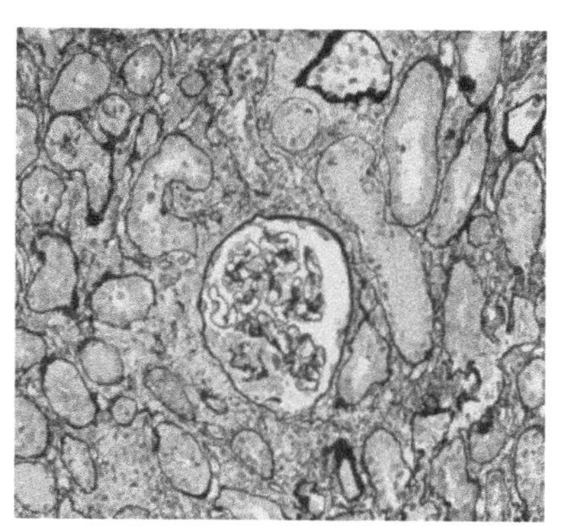

图 51　PASM 染色

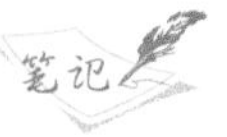

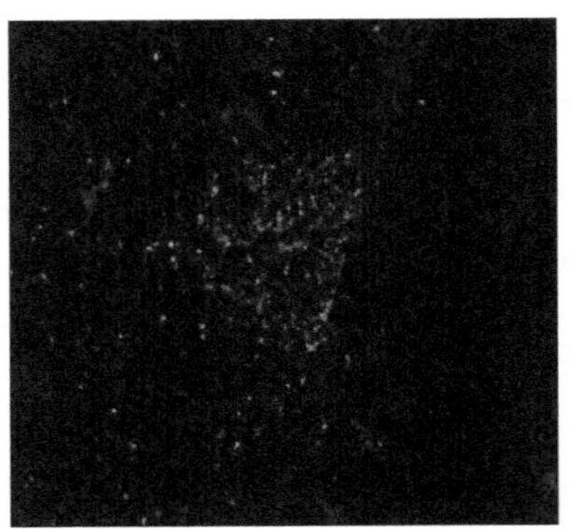

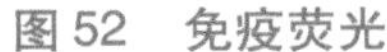

图 52　免疫荧光

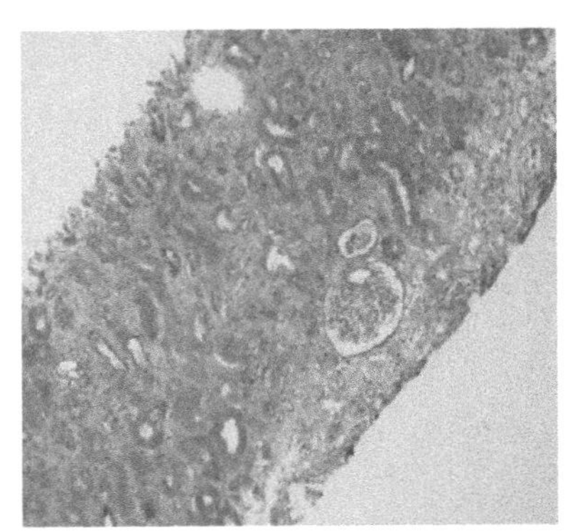

图 53　Masson 染色

诊治经过： 1. X－连锁无丙种球蛋白血症；2. 急性肾损伤；3. 肾功能不全（失代偿期）；4. 急性肺炎。治疗：先后给予阿奇霉素、头孢甲肟、美罗培南抗炎，人免疫球蛋白替代，尿毒清颗粒、爱西特降肌酐，安多明调节微循环治疗，入院第 16 天，患儿无发热，无咳嗽，病情好转，准其出院，监测尿常规，每月回院输注丙种球蛋白治疗。

表 4　基因检测结果

基因（参考序列）	外显子号	cDNA 水平	蛋白水平	状态	致病性
BTK(NM_ 00000061.2)	Exon2	c. 119A > G	p.（Tyr40Cys）	半合子	临床意义未明

病例分析

X－连锁无丙种球蛋白血症（X－linked agammaglobulinemia，XLA）发病率为 0.6/10 万～1.0/10 万人，XLA 致病基因所编码的蛋白属于酪氨酸激酶家族，称为 BTK。发生于 BTK 任何亚区的突变均可导致其功能障碍，使原始 B 淋巴细胞向前 B 淋巴细胞的分化过程受阻，使成熟 B 淋巴细胞的寿命缩短，外周血缺乏 B 淋巴细胞和浆细胞，导致各类免疫球蛋白合成不足，对很多抗原不能产生特

笔记

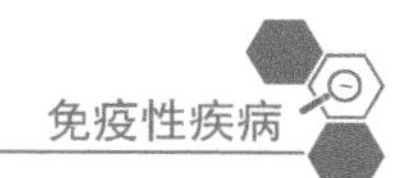

异抗体反应，机体发生免疫缺陷。目前世界范围内已经报道了*BTK*的760多种突变，排在前3位的突变类型分别是错义突变、缺失突变及无义突变。本例患儿的BTK突变是错义突变，第二个外显子中的第119号碱基A变成G，使所编码蛋白质的第40位氨基酸由酪氨酸变成半胱氨酸，该*BTK*基因突变是一个临床意义未明的半合子变异，在ESP6500siv2_ALL、千人基因组和dbSNP147数据库未见收录，从中可见其基因突发的复杂多样性。

泛美免疫缺陷病学组(Pan—American Group for lmmunodeficiency, PAGID)和欧洲免疫缺陷病协会(European Society for Immunodeficiencies, ESID)于1999年提出了可以诊断XLA的临床标准：①男性；②5岁以内有反复较严重的细菌感染；③伴或不伴有自身免疫性疾病；④伴或不伴有母系家族中有类似疾病表现的男性患者；⑤血清IgG < 2g/L，IgM、IgA亦低于正常同龄2个标准差以下，以及外周血成熟B淋巴细胞缺失或明显降低 < 2%。XLA患儿的临床症状通常发生在6个月以后，以反复呼吸道感染为主，亦可出现颅内感染、消化道感染及化脓性关节炎。

本例患儿为男性，既往有反复呼吸道感染、脑膜炎、胸膜炎及化脓性淋巴结炎等病史。入院后肾脏活检病理提示免疫损伤，实验室检查提示IgG、IgA、IgM明显减低及外周血中成熟B淋巴细胞减少，同卵双胞胎哥哥亦有类似实验室检查所见且母子三人基因检查存在同一位点突变，符合XLA诊断标准。但受到医疗条件、经济条件等多方面的影响，以及外院临床医师对该病认识不足，使本例患儿确诊年龄明显延迟。

原发性抗体缺陷除以反复感染为主要表现外，据估计有10%～30%的患儿并发自身免疫性疾病，如幼年特发性关节炎、川崎病及炎症性肠病，提示XLA可引起机体免疫功能异常。本例患儿入院

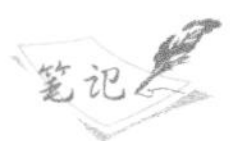

时的主诉内容之一为肉眼血尿 20 天，尿常规检查提示血尿伴有蛋白尿，肾脏病理免疫荧光有 C_3 沉积，提示该患儿的肾脏损伤是与免疫相关，可能是 XLA 的并发症。

XLA 一旦确诊，不论临床表型如何，均应立即给予免疫球蛋白替代治疗。一般起始剂量为每月 400～600mg/kg，静脉滴注每 3～4 周 1 次。患儿的 IgG 水平须维持在正常水平（7～8g/L）。

病例点评

儿科医师应提高对 XLA 的认识，对于病史中有反复感染，尤其反复呼吸道感染的患儿，要提高警觉，注意除外免疫缺陷疾病。另外，XLA 易并发自身免疫性疾病，临床上对于患类风湿性关节炎等免疫相关疾病的患儿，也应详细询问病史，进行家族病史调查，以了解有无反复感染病史，及相关免疫缺陷家族病史。针对反复呼吸道感染的患儿，一定要完善细胞和体液免疫方面检查，是除外免疫缺陷病的有效手段，如免疫球蛋白、NB、B 细胞计数等，必要时应行 BTK 基因序列分析，以争取早诊断，早治疗，避免或减少并发症的发生。

（朱　迪）

参考文献

1. Sukumaran S, Marzan K, Shaham B A, et al. Child with X - linked agammaglobulinemia and enthesitis - related arthritis. Int J Rheumatol, 2011, 2011: 175973.

2. 殷勇，袁姝华．儿童 X－连锁无丙种球蛋白血症．中华实用儿科临床杂志，2018，33（4）：288－291.

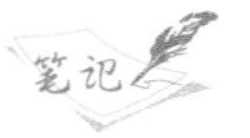

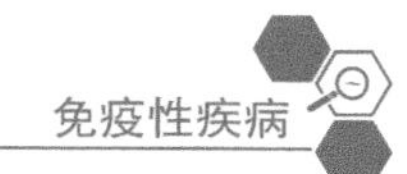

3. Sharma D, Guleria S, Suri D, et al. A child with X – linked agammaglobulinemia and Kawasaki disease: an unusual association. Rheumatology International, 2017, 37 (8): 1 –3.

4. Pac M M, Bernatowska E A, Kierkuś J, et al. Gastrointestinal disorders next to respiratory infections as leading symptoms of X – linked agammaglobulinemia in children – 34 – year experience of a single center. Archives of Medical Science, 2017, 2: 412 –417.

048 高嗜酸性粒细胞增多综合征一例

病例介绍

患儿，女，10岁2个月。以“反复呕吐、腹痛半月余”为主诉入院。患儿半月前进食奶茶、雪糕后出现呕吐，为非喷射性胃内容物，无血及咖啡样物，伴阵发性腹痛，以上腹及脐周为主，排便不成型，时有泡沫黏液，无脓血，平均每天5～6次，有时伴里急后重，无反酸及烧心。曾在当地医院按照“胃肠炎/功能性胃肠病”给予中药治疗10余天无好转，就诊于我科门诊，血常规提示嗜酸细胞明显增多，为进一步诊治入院。患儿病来无发热及盗汗，无咳嗽及流鼻涕，食欲略下降，近2日患儿指间关节出现红色充血皮疹，伴指关节、踝关节、腕关节痛，但无肿胀。

既往史：身体健康，否认肝炎结核等传染病史，否认哮喘、过敏性鼻炎、特应性皮炎或者食物/花粉过敏等病史。

个人史：家住内蒙古通辽，否认进食未熟肉类史，否认外地久

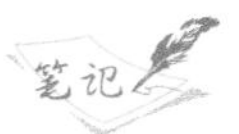

居史，无热带地区旅游史，否认毒物接触史。

体格检查： T 36.8℃，P 104 次/分，R 22 次/分，BP 95/60mmHg。神志清楚，呼吸平稳，躯干及手指散在红色丘疹，远端指间关节略肿胀。浅表淋巴结未触及肿大。咽无充血，听诊双肺呼吸音清，未闻及干、湿啰音，心音有力，律齐，各瓣膜听诊区未闻及杂音。腹平软，剑突下及脐下有压痛，肝脾肋下未触及，四肢末梢温暖，四肢肌力、肌张力正常。

辅助检查： 血常规：白细胞 $32.21\times10^9/L$，嗜酸性粒细胞绝对值 $25.12\times10^9/L$，红细胞 $4.57\times10^{12}/L$，血红蛋白 123g/L，血小板 $410\times10^9/L$。C－反应蛋白 97.50mg/L。血沉 $80mmH_2O$。总 IgE 304.70IU/ml（0～200IU/ml）。食物不耐受及吸入过敏源阴性。3 次便常规及虫卵检查：阴性。肝功、肾功能、血离子、血糖、血清淀粉酶和脂肪酶均正常。心肌酶谱明显增高，谷草转氨酶 88U/L（13～35U/L），血清磷酸激酶 336U/L（26～192U/L），血清乳酸脱氢酶 808U/L（135～225U/L），其中磷酸激酶同工酶（CK－MB）19.70ng/ml（0～3.4ng/ml），肌钙蛋白 I（CTnI）39.79ng/ml（<0.003ng/ml），均明显增高。甲状腺功能及甲状腺自身免疫相关抗体、免疫球蛋白定量及降钙素原均正常。肝炎病毒系列均阴性，风湿抗体系列均阴性。病原学检查，包括呼吸道病毒抗体、EB 病毒抗体、结核抗体及肺炎支原体抗体均阴性。肿瘤标记物检查均正常。C^{13}呼气试验阴性。骨穿结果：粒系增生活跃，以嗜酸细胞增多为主，其比值 48%，明显增多，形态大致正常。胸片正常。心电图：窦性心动过速，T 波倒置，ST～T 下移。心脏彩超：左室舒末内径 47mm，左室缩末内径 31mm。心功能测值：射血分数（EF）48%。提示扩张型心肌病，左心大，左室心肌轻度肥厚，左室整体收缩功能减低，心包积液（少量）。全腹 CT：未见明显异常。腹部

笔记

B 超未见异常。胃镜（图 54）：浅表性胃炎伴胆汁反流，胃及十二指肠红斑，结合多点病理活检，提示嗜酸细胞性胃肠炎可能性大。

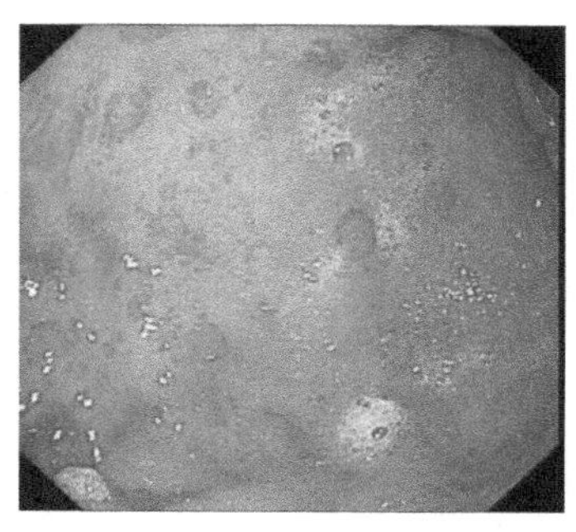
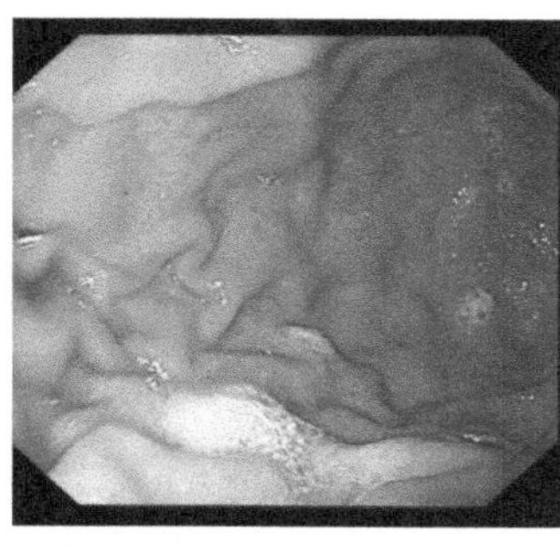

图 54　胃镜可见黏膜密布斑片状圆形红斑，未见活动性出血

临床诊断：高嗜酸性粒细胞增多综合征：1. 嗜酸性粒细胞性胃肠炎；2. 扩张性心肌病、心功能不全：嗜酸性粒细胞增多性心肌病可能性大。给予甲强龙 30mg，日 2 次静点，并磷酸肌酸钠、左卡尼汀、辅酶 Q10 等营养心肌治疗，经治疗，患儿腹痛、呕吐缓解，皮疹消退，复查血常规嗜酸细胞、C－反应蛋白、心肌酶谱均基本降至正常，改为口服强的松（35mg/天）后出院，出院医嘱一个月后复查心脏彩超，3 个月复查胃镜。但患儿出院后口服强的松不到 1 个月，自行停药，一直无腹痛及呕吐症状，但乏力加重。3 个月后来诊复查胃镜，无异常（图 55）。但血常规：白细胞总数及嗜酸细胞再次明显增高，心脏彩超提示无心包积液，但心肌肥厚扩张加重，且心功能下降［左室舒末内径 54mm，左室缩末内径 41mm，射血分数（EF）36%］。再次给予强的松 30mg，每日口服，并给予卡托普利，美托洛尔口服。一个月后门诊复查血常规、心肌酶谱正常范围，心脏彩超射血分数（EF）42%，较前改善，继续激素减量口服。1 个月后门诊再次复查血常规、心肌酶谱、总 IgE 正常，但心脏彩超提示心肌肥厚扩张再次加重，且心功能下降，射血分数（EF）37%。继续目前治疗，并加用螺内酯/速尿口服减轻心脏负

荷，并嘱随诊复查血常规、心肌酶谱及心脏彩超，根据结果调整用药。

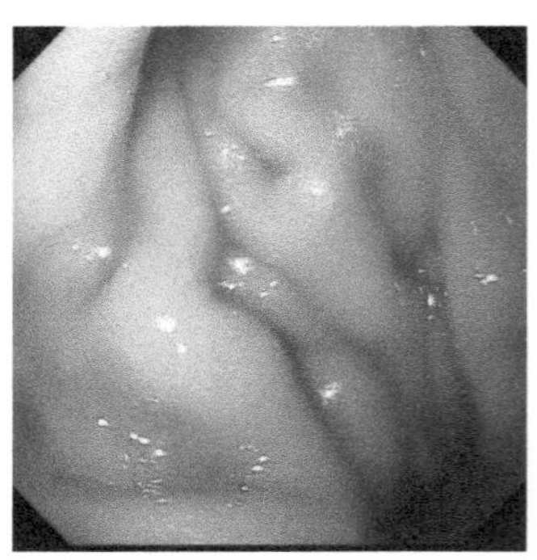
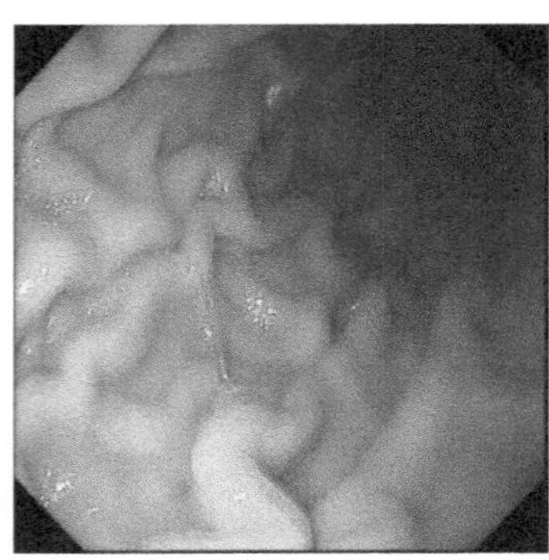

图 55　激素治疗 3 个月后复查胃镜，黏膜已恢复正常

病例分析

嗜酸粒细胞增多症的诊治目前缺乏儿童的专业指南，一般多参考成人。参照 WHO 新修订的 2016 年版髓系肿瘤和急性白血病的分类，2017 年中国专家共识关于嗜酸粒细胞增多制定如下 4 个重要定义：1. 嗜酸粒细胞增多症（Eosinophilia）：外周血嗜酸粒细胞绝对计数 $>0.5\times10^9/L$。2. 高嗜酸粒细胞增多症（Hypereosinophilia，HE）：外周血 2 次检查（间隔时间 >1 个月）嗜酸粒细胞绝对计数 $>1.5\times10^9/L$ 和（或）骨髓有核细胞计数嗜酸粒细胞比例 ≥20% 和（或）病理证实组织嗜酸粒细胞广泛浸润和（或）发现嗜酸粒细胞颗粒蛋白显著沉积（在有或没有较明显的组织嗜酸粒细胞浸润情况下）。3. HE 相关的器官受损：器官功能受损，伴显著的组织嗜酸粒细胞浸润和（或）发现嗜酸粒细胞颗粒蛋白广泛沉积（在有或没有较显著的组织嗜酸粒细胞浸润情况下）且至少有以下 1 条：①纤维化（肺、心脏、消化道、皮肤和其他脏器组织）；②血栓形成伴

笔记

或不伴栓塞；③皮肤（包括黏膜）红斑、水肿/血管性水肿、溃疡、瘙痒和湿疹；④外周或中枢神经系统疾病伴或不伴慢性或反复神经功能障碍。4. 特发性 HES（idiopathic hypereosinophilic syndrome，IHES）诊断标准（WHO 2016）：（除外以下情况：反应性嗜酸粒细胞增多症；淋巴细胞变异型嗜酸粒细胞增多症（产生细胞因子，免疫表型异常的 T 细胞亚群）；慢性嗜酸粒细胞白血病 - 非特指型；WHO 标准可确诊的髓系肿瘤及急性淋巴细胞白血病等伴嗜酸粒细胞增多；（酸粒细胞绝对计数 $>1.5\times10^9/L$ 持续≥6 个月，且必须有组织受损。本例患儿外周血及骨髓嗜酸粒细胞计数符合 HE 的诊断，整个病程已超过 6 个月，除初发时，在整个诊疗过程中，自行停药后嗜酸粒细胞绝对值计数多次 $>1.5\times10^9/L$，且存在皮肤、胃肠道及心脏等多器官受累。符合高嗜酸性粒细胞增多综合征（Hypereosinophilic syndrome，HES）诊断标准。

嗜酸性粒细胞性胃肠炎（Eosinophilic gastroenteritis，EG）是一种原因不明的疾病，其特征为胃肠道有弥漫或局限性嗜酸粒细胞浸润，常同时伴有周围血的嗜酸粒细胞增多。有人认为与某些外源性或内源性的物质引起的机体过敏有关，但仅有 20% ~50% 的患者以前有过敏史。本病缺乏临床特异性表现，是一种自限性变态反应性疾病，虽可多次反复发作，但预后良好，从报道的长期随访病例看，未见有恶变者。本病通常累及胃窦和近端空肠，若一旦累及结肠，则以盲肠及升结肠较多见。此外，EG 还可累及食管、肝脏和胆道系统，引起嗜酸粒细胞性食管炎、肝炎和胆囊炎，也有仅累及直肠的报道。胃肠道 EG 与胃肠道外 EG 合并存在的比例约 50%。可表现为腹痛或不适、恶心、呕吐、焦虑、肠梗阻、腹水等慢性症状。准确的诊断需要典型的消化道症状，同时病理提示嗜酸性粒细胞浸润，同时排除引起嗜酸粒细胞增高的其他疾病，如寄生虫感

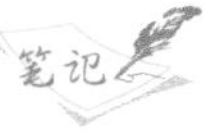

染、药物不良反应、炎症性肠病、结缔组织病、淋巴组织增生等。

本例患儿以“反复呕吐、腹痛，有时腹泻”胃肠道症状起病，因外周血常规中嗜酸细胞明显增高，结合胃镜，很容易与其他原因胃肠炎鉴别，诊断为 EG。但本例患儿同时有皮肤、心脏多器官受累，且临床无明确的食物过敏等表现，实验室检查未检测到不耐受食物，也除外寄生虫感染、药物不良反应、胃肠道肿瘤、结缔组织病等，考虑为 IHES。针对嗜酸性粒细胞增多的患者必须通过仔细询问病史、查体，以及相关实验室检查，明确导致嗜酸粒细胞增多症的可能原因，并评价可能的嗜酸粒细胞相关终末器官受损或功能异常。对于以消化不良为表现的患者要与消化性溃疡、反流性食管炎、胃癌、慢性胰腺炎等注意鉴别，还要注意除外胃肠道肿瘤、肠道血管性疾病等。

针对患儿的心脏损伤，激素治疗后，随外周血嗜酸粒细胞下降，心包积液消失，心肌酶谱、心电图恢复正常，心功能有所改善，初步诊断为嗜酸粒细胞性心肌病。但复诊过程中虽然外周血嗜酸性粒细胞维持正常，心脏彩超提示心肌肥厚和扩张加重，左心室射血分数下降，应警惕是否同时存在其他原因导致扩张型心肌病，需动态观察，必要时心肌活检确诊。本例患儿出院后激素未满 1 个月家长自行停药，停用后嗜酸细胞再次明显增高，已再次给予激素口服，需加强随访督促，保证治疗依从性。如正规治疗 1 个月后嗜酸粒细胞绝对计数 $>1.5\times10^9/L$ 或减量后最低维持剂量强的松 $>$ 10mg/d，则应及时改用二线治疗。

嗜酸粒细胞增多症治疗的目的是降低嗜酸粒细胞计数和减少嗜酸粒细胞介导的器官功能受损。当有严重的或致命性器官受累，特别是心脏和肺受累时，应进行紧急处理。首选静脉输注甲泼尼龙 1mg/(kg·d)或口服泼尼松 0.5～1.0mg/(kg·d)。本例患儿首次就

笔记

诊时有明显胃肠道症状，且有心包积液、心肌受累、特别左心室射血分数明显下降，存在心功能不全，紧急按照 1mg/kg 静脉给予甲强龙输注及营养心肌治疗，在病情稳定后改为口服强的松序贯治疗，目前仍在监测随访中。有关特发性高嗜酸粒细胞增多综合征发病分子机制的研究显示，50% 以上存在 *FIP1L1 - PDGFRA* 融合基因阳性，该基因是 4 号染色体 q12 中间缺失，因此首选伊马替尼靶向治疗，有效率达 80% ~100%。因此，本例患儿应继续完善 *FIP1L1 - PDGFRA* 融合基因检测，以进一步治疗。

病例点评

嗜酸性粒细胞数量的增加见于多种炎症过程，包括寄生虫感染和过敏性疾病。IHES 是一组原因不明、嗜酸性粒细胞持续高度增生，并伴有多种器官损伤疾病。IHES 累及心脏可引起左心室收缩功能和（或）舒张功能降低、心内血栓、心肌炎、心内膜心肌纤维化、限制性心肌病、心律失常、冠状动脉病变等，致死率及致残率高。因相关症状缺乏特异性，临床易漏诊、误诊。EG 是一种罕见的异质性疾病，目前许多问题仍有待解决。迄今，还没有标准的诊疗指南，EG 的临床表现没有特异性且多种多样，其中腹痛、恶心、呕吐是最常见的临床表现，临床鉴别诊断尤其必要。本例患儿在入院后所做的各项实验室检查较为完全，特别是未局限于消化系统，通过完善胃镜检查、心脏彩超及骨髓穿刺检查，使诊断更加全面明确。在发现有心脏受累、心功能不全时，积极给予激素静脉治疗，使患者症状迅速改善。以上是本例在诊治中值得肯定的地方。

IHES 病因复杂，发病机制不明，部分病例预后较差。治疗措施应个体化，以达到控制器官损伤，延长生存期为目的。因此，应

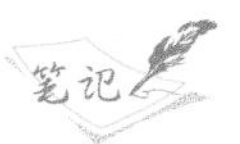

充分与患者及家属沟通，使其认识到该病为慢性病程，而且并非100%治愈。本例患者在应用激素治疗后临床症状消失，出院后自认为疾病治愈，因担心激素不良反应，未遵守出院医嘱，自行停药，导致外周血嗜酸性粒细胞再次增高，心脏进一步增大。说明我们还要加强与患者家属的沟通及院外指导随访，加强人文关怀，使医疗工作针对的不仅仅是疾病，服务的对象是个体化的人，真正做到新型医疗关系的转换。

（姚　芳）

参考文献

1. Arber D A，Orazi A，Hasserjian R，et al. The 2016 revision to the World Health Organization classification of myeloid neoplasms and acute leukemia. Blood，2016，127（20）：2391－2405.
2. 中华医学会血液学分会白血病淋巴瘤学组．嗜酸粒细胞增多症诊断与治疗中国专家共识（2017年版）．中华血液学杂志，2017，38（7）：561－564.
3. 曲士强，秦铁军，徐泽锋，等．单中心60例高嗜酸粒细胞综合征的临床特征及长期疗效．中华血液学杂志，2016，37（10）：881－885.
4. 周长丽，程洪晶，白焕焕，等．以胃肠道表现为主的特发性嗜酸粒细胞增多综合征9例报告及文献复习．吉林大学学报（医学版），2016，42（4）：813－816.

笔记

感染性疾病

049 布氏杆菌病一例

病例介绍

患儿，女，2 岁。以“发热 40 天”为主诉入院。患者于 40 天前起出现发热，呈弛张热型，最高温度 40℃，多汗，无咳嗽、流涕，无吐泻，无尿痛、尿频、尿急，左足跟肿胀，不敢着地。于外院经多次抗感染治疗后无好转。既往无慢性病史，无结核接触史。追问流行病史，家住牧区，饲养牛羊，有明确牛、羊接触史。

体格检查：发育正常，营养欠佳，神志清醒，呼吸平稳。无皮

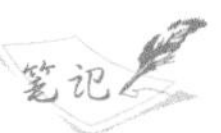

疹，颈软，咽部无红肿，扁桃体无肿大。周身未触及肿大淋巴结，心肺听诊正常。腹部平软，肝肋下 3cm，脾肋下 3cm，中等硬。神经系统检查无阳性体征。左足跟稍肿，其他关节无肿胀，肌力正常，腱反射（++）。

辅助检查：白细胞 $6.8 \times 10^9/L$，粒细胞 35%，淋巴细胞 59%，血红蛋白 87g/L，血小板 $134 \times 10^9/L$，C－反应蛋白 3.95mg/L（正常值 0.0 ~ 10.0mg/L），红细胞沉降率 80mm/h，血清铁蛋白 536.4μg/L（正常值 13.0 ~ 150.0μg/L），肝肾功能、心肌酶正常，肺炎支原体抗体阴性，结核抗体阴性，结核分枝杆菌检测（T－SPORT）(－)，肥达、外斐式反应 1∶80（－），风湿抗体系列未见异常，抗核抗体（－），抗 dDNA（－），抗 SM 抗体（－），抗 SSA、SSB（－）。肺 CT：双肺纹理略增强，未见片状阴影。布氏杆菌抗体滴度检测（1∶100）结果（+++）；血培养布氏杆菌羊种（+）；骨髓穿刺检查提示增生活跃，粒系左移，呈感染性骨髓象；骨髓培养布氏杆菌羊种（+）。诊治经过：布氏杆菌病，给予磺胺甲噁唑联合链霉素治疗，4 天后患者热退，肝脏见回缩，一般状态好转出院。回家继续用药治疗观察。

病例分析

布氏杆菌病又称波状热，是由布氏杆菌引起的人畜共患的传染病。其临床特点为长期发热、多汗，关节痛、睾丸炎、肝脾肿大等。布氏杆菌是一种革兰氏阴性小球杆菌，共有 6 个生物种，其中羊种致病力最强，临床表现最重。本病多见于春、夏季发病，常有与牛、羊接触史，或饮用生奶史，本患者类普遍易感，经皮肤接触、消化道和呼吸道传播。儿童患者以发热为主要临床表现，可出

笔记

现关节疼痛、睾丸肿痛症状。实验室检查可见一种至全血细胞减少改变，C－反应蛋白、红细胞沉降率、血清铁蛋白等感染指标增高；肝功能转移酶升高也较为常见。本病的确诊方法有3种：（1）细菌培养；（2）布氏杆菌抗体检测；（3）核酸扩增技术。其中细菌培养是诊断金标准。

该患者确诊依据主要有：（1）患者有长期反复发热病史，多汗；（2）查体肋下可触及肝脏3cm，脾脏3cm，中度硬，肝脾均有异常增大；左足跟有肿胀，不能着地；（3）患者已接受过抗生素治疗，但无效；经检查亦排除结核疾病、肿瘤疾病或可能引起发热的自身免疫性疾病；（4）患者家住牧区，饲养牛羊，有明确牛、羊接触史，该流行病史是确诊的重要信息；（5）布氏杆菌抗体滴度检测（1∶100）结果（＋＋＋），血培养布氏杆菌羊种（＋），骨髓培养布氏杆菌羊种（＋）；为确诊的最重要依据。

治疗方案： 8岁以下患者，复方磺胺甲噁唑口服6周（8～40mg/kg，2次/d）联合链霉素肌肉注射3周（30mg/kg，1次/d），或联合庆大霉素肌肉注射7～10d（5mg/kg，1次/d）。复方磺胺甲噁唑和利福平口服［15mg/(kg·d)］各6周，或利福平和氨基糖苷类药物等可作为替代疗法。8岁以上患者，利福平［15～20mg/(kg·d)］联合四环素口服（1000～2000mg/d），或联合多西环素口服（100～200mg/d）6周，或联合链霉素肌肉注射3周（30mg/kg，1次/d）或庆大霉素肌肉注射5～7d（5mg/kg，1次/d）。

病例点评

发热是儿科临床上最常见的症状之一，部分患儿热程较长，虽经一些常规检查仍未能明确病因，常常以发热原因待查收入院进一

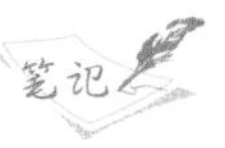

步诊治。在筛查发热病因时儿科医生应考虑有无特殊类型的感染，包括布氏杆菌感染，进而做一些相关化验检查。尤其对于来自农村或牧区的患者，发热原因不明时，更应注意询问流行病史。特别是有牛、羊接触史者，应高度警惕患布氏杆菌病的可能性，需及时做布氏杆菌抗体及培养检查。布氏杆菌病诊断主要依靠细菌培养，特别是骨髓培养较血培养阳性率更高，但本菌生长缓慢，要延长培养时间，一般血培养 7～21 天，所以临床上如果高度怀疑布氏杆菌病，要与检验科沟通，延长血培养时间。布氏杆菌病应注意复发可能，急性布氏杆菌病在治疗后约 10% 可能出现复发，多在治疗后数月，最长可达 2 年。联合用药及抗生素治疗周期至少 6 周或以上可有效预防复发。

（马晓雪）

参考文献

1. 马晓雪，范妍，张乾忠．儿童布氏杆菌病的临床特征．中华实用儿科临床杂志，2015，30（10）：782－783.
2. Roushan M R，Amiri M J. Update on childhood brucellosis. Recent Pat Antiinfect Drug Discov，2013，8（1）：42－46.
3. Sasan M S，Nateghi M，Bonyadi B，et al. Clinical features and long term prognosis of childhood brucellosis in Northeast Iran. Iran J Pediatr，2012，22（3）：319－325.
4. Sanaei D A，Karimi A. Skeletal Involvement of Brucella melitensis in chil－dren：a systematic review. Iran J M ed Sci，2013，38（4）：286－292.
5. Fanni F，Shahbaznejad L，Pourakbari B，et al. Clinical manifestations，la－boratory findings，and therapeutic regimen in hospitalized children with brucellosis in an Iranian referral children medical centre. J Health Popul Nutr，2013，31（2）：218－222.

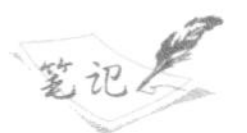

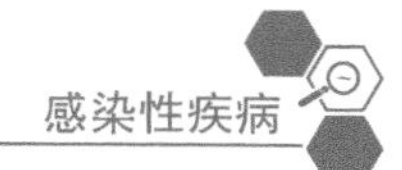

6. Koumi M A, Afify M, Zahrani S H. A prospective study of brucello - sis in children: relative frequency of pancytopenia. Iran J Pediatr, 2014, 24 (2): 155 - 160.

7. 梁晨，魏伟．儿童布鲁氏菌病．中国实用儿科杂志，2013，23（6）：470 - 472.

050 传染性单核细胞增多症伴呼吸困难一例

病例介绍

患儿，女，4 岁。因“间断发热 12 天”入院。患儿 2015 年 7 月 23 日无明显诱因出现发热，体温低于 38℃，自服头孢类抗生素（具体药物、剂量不详）及百蕊颗粒 3 天后体温正常，7 月 28 日再次出现发热，每日发热一次，仍为低热，持续 4 天后，2015 年 8 月 1 日开始发热频繁，每日 2 ~ 3 次，热峰较前升高。2015 年 8 月 4 日，于我科门诊就诊化验血常规提示淋巴细胞及转氨酶偏高，给予口服维生素 C，复方甘草酸苷等治疗，2015 年 8 月 5 日 EB 病毒 IgM 抗体回报阳性，故收入院治疗。患儿病来无皮疹，偶有咳嗽，伴鼻塞，无呕吐及腹泻，进食稍差，二便正常。

体格检查： T 36.3℃，P 128 次/分，R 20 次/分，BP 90/58mmHg。神志清楚，呼吸平稳，周身皮肤未见皮疹及出血点，双侧颈部可触及数个花生米大小淋巴结，质软，无触痛，活动度可，无黏连。咽充血，双侧扁桃体Ⅱ度大，其上可见较多白色渗出物。听诊双肺呼

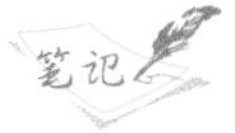

吸音清，未闻及干、湿啰音，心尖部可闻及三音律。腹平软，全腹无压痛，肝肋下 3cm，质软，无触痛，脾肋下未触及。四肢末梢温暖，活动自如。四肢肌力、肌张力正常。双膝腱反射正常，双巴氏征阴性。

辅助检查：血常规：WBC 14.28 × 10^9/L，LY 10.48 × 10^9/L，HGB 111g/L，PLT 228 × 10^9/L，异型淋巴细胞 14.0%。CRP 3.05 mg/L。IgE 181.40IU/ml。肝功：ALT53U/L，AST44U/L。血清 EB 病毒抗体：EA - IgG 7.70，VCA - IgG 24.90，EBNA - IgG < 3.00，EBV - IgM > 160.00。EB 病毒核酸测定：3.02 × E^5 copies/ml。CK、CK - MB 及 cTnI 均正常。BNP 32pg/m。肺炎支原体抗体 1∶160，IgM +，IgG -。肝胆脾彩超：肝肋下斜径约 9.97cm，形态大小正常，表面光滑，边缘锐，实质回声均匀；脾肋间长约 8.66cm，厚 2.75cm，回声均匀。胸部正侧位 DR 片：未见异常。颈部淋巴结彩超：双颈部多发淋巴结肿大。心电图：窦性心动过速。

结合患儿病史、体征及辅助检查，诊断为：1. 传染性单核细胞增多症；2. 肺炎支原体感染；3. 肝损伤。治疗上给予更昔洛韦及干扰素联合抗 EB 病毒，阿奇霉素抗肺炎支原体。患儿肝功能提示谷丙转氨酶偏高，同时应用更昔洛韦对肝功能可能有损伤，给予还原性谷胱甘肽及复方甘草酸苷保肝治疗。患儿心脏听诊可闻及三音律，给予磷酸肌酸钠、果糖二磷酸钠、辅酶 Q10 营养心肌治疗。患儿入院第 2 日，出现鼻塞，入睡后打鼾明显，考虑患儿存在呼吸道梗阻，加用甲强龙静点。应用甲强龙 4 天后，患儿咳嗽、鼻塞及打鼾症状消失，故停用甲强龙。住院第 7 天，患儿颈部淋巴结较前明显减小，心脏听诊未闻及异常，已经应用更昔洛韦及干扰素 7 天，阿奇霉素 5 天，复查辅查：血常规：WBC 8.71 × 10^9/L，LY 61%，AL 0。EB 病毒核酸测定：1.35 × E^4 copies/ml。血清 EB 病毒抗体：

笔记

EA－IgG 12.50，VCA－IgG 40.60，EBNA－IgG＜3.00，EBV－IgM＞160.00。允许患儿出院，继续口服泛昔洛韦片 7 天，之后门诊复查血常规正常，肝功 ALT 16U/L，AST 25U/L。

病例分析

传染性单核细胞增多症（IM）是由原发性 EB 病毒感染所致，其典型的临床“三联征”为发热、咽扁桃体炎、颈部淋巴结肿大，可合并肝脾肿大、外周血异型淋巴细胞增高。国内儿童 IM 发病的高峰年龄为 4～6 岁，IM 的临床特点有：（1）发热：90%～100% 的患儿有发热，可高达 39～40℃，约持续 1 周，重症 2 周或更久；（2）咽扁桃体炎：约 50% 患儿扁桃体有灰白色渗出物，25% 的患儿上颚有瘀点；（3）淋巴结肿大：任何淋巴结均可受累，80%～95% 的患儿有浅表淋巴结肿大，以颈部淋巴结肿大最常见；（4）脾脏肿大：35%～50% 的患儿可伴脾肿大。（5）肝脏肿大：发生率为 45%～70%。（6）眼睑水肿：15%～25% 的患儿可能有眼睑水肿。（7）皮疹：发生率为 15%～20%，表现多样，可为红斑、荨麻疹、斑丘疹或丘疹等。根据中华儿科学杂志 2016 年发表的《儿童主要非肿瘤性 EB 病毒感染相关疾病的诊断和治疗原则建议》，IM 的临床诊断标准包括 IM 临床诊断病例和实验室确诊病例诊断标准。满足表 5 中临床指标中任意 3 项及实验室诊断指标第 4 项为临床诊断病例；满足表 5 中临床指标中任意 3 项及实验室诊断指标第 1～3 项任意 1 项为实验室确诊病例。

该患儿临床表现具有 IM 典型的临床“三联征”，结合实验室检查结果，为实验室确诊病例，故给予更昔洛韦及干扰素治疗。

表 5 诊断标准

1. 临床指标	（1）发热 （2）咽扁桃体炎 （3）颈淋巴结肿大 （4）脾肿大 （5）肝肿大 （6）眼睑水肿
2. 实验室指标	（1）抗 EBV－VCA－IgM 和抗 EBV－VCA－IgG 抗体阳性，且抗 EBV－NA－IgG 阴性 （2）抗 EBV－VCA－IgM 阴性，但抗 EBV－VCA－IgG 抗体阳性，且低亲和力抗体 （3）双份血清抗 EBV－VCA－IgG 抗体滴度 4 倍以上升高 （4）外周血异型淋巴细胞比例≥0.10 和（或）淋巴细胞增多≥5.0×10^9/L

IM 患儿出现病前没有过的打鼾、鼻塞等症状的原因，多由鼻咽淋巴内环增生、软腭及扁桃体周围的软组织肿大及炎性水肿所致。伴有呼吸道阻塞症状者，短疗程应用糖皮质激素可明显减轻症状，一般应用 3～7d 泼尼松，剂量为 1mg/(kg·d)，每日最大剂量不超过 60mg。该患儿入院次日出现鼻塞、打鼾症状，考虑存在呼吸道梗阻，加用甲强龙后症状消失。

EBV 本身不感染肝细胞和胆管上皮细胞，EBV 相关的肝损伤往往是 EBV 感染后淋巴细胞浸润导致的免疫损伤，如肝功能损伤明显应卧床休息，并按病毒性肝炎给予护肝降酶等治疗。本病例中，患儿肝功能提示谷丙转氨酶升高，并且已经除外其他病毒性肝炎可能性，故给予对症保肝降酶治疗。

患儿入院时查体心脏听诊可闻及三音律，但心电图、心肌酶及同工酶、cTnI 均未见异常，但不除外 EB 病毒感染所致心肌受损，加用磷酸肌酸钠、果糖二磷酸钠、辅酶 Q10 营养心肌治疗后临床症状消失。

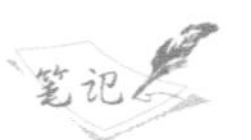

病例点评

①IM为良性自限性疾病，多数预后良好，以对症治疗为主。阿昔洛韦、伐昔洛韦或更昔洛韦等药物通过抑制病毒多聚酶、终止DNA链的延伸而产生抗病毒作用。抗病毒治疗可以降低病毒复制水平和咽部排泌病毒时间，但并不能减轻病情严重程度、缩短病程和降低并发症的发生率。本病例给予患儿更昔洛韦治疗是准确的，但干扰素为广谱抗病毒用药，针对EB病毒特异性差，临床是否应用存在争议；②患儿心脏听诊有三音律，不排除存在心肌受累的可能，临床上应完善心脏彩超及心功能检测，后期随诊时应注意相关变化；③儿童IM的临床症状与体征变化多样，而且没有特异性，年龄越小症状越不典型。在部分IM患儿可出现鼻塞打鼾等呼吸道梗阻症状，需紧急处理密切观察，糖皮质激素常有较好效果。多年临床观察及其他文献报道认为双眼睑水肿是IM的一种少见但较为特殊的体征，对IM诊断有较大价值，特别是早期临床症状不典型，外周血异型淋巴细胞尚未明显增高时，如出现双眼睑水肿、鼻塞、打鼾临床表现应提高警惕，拓宽诊断思路，想到IM可能，及时进行相应的血液检查及EB抗体检测，以防漏诊、误诊。

（黄耀国）

参考文献

1. 沈晓明，王卫平．儿科学（第7版）．北京：人民卫生出版社，2008：196－199.
2. William W，Hay J E. Curreat paediatric diagnosis and treatment（M）. 15th ed. New York：Mc Craw－Hill，2001：2005.
3. 中华医学会儿科学分会感染学组，全国儿童EB病毒感染协作组．儿童主要非

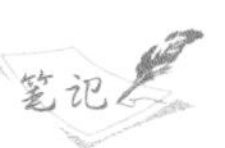

肿瘤性 EB 病毒感染相关疾病的诊断和治疗原则建议．中华儿科学，2018，54（8）：563－568.

4. 魏学琴．儿童传染性单核细胞增多症伴眼睑水肿及呼吸道梗阻症状临床分析．现代医药卫生，2010，26（11）：1616－1617.

5. 余冰．传染性单核细胞增多症的呼吸道阻塞症状临床分析．重庆医学，2008，37（24）：期：2835－2836.

6. 李晶，欧阳颖，何海兰．以眼睑浮肿和（或）上呼吸道梗阻起病的小儿传染性单核细胞增多症临床观察．重庆医学，2012，41（30）：3210－3211.

笔记

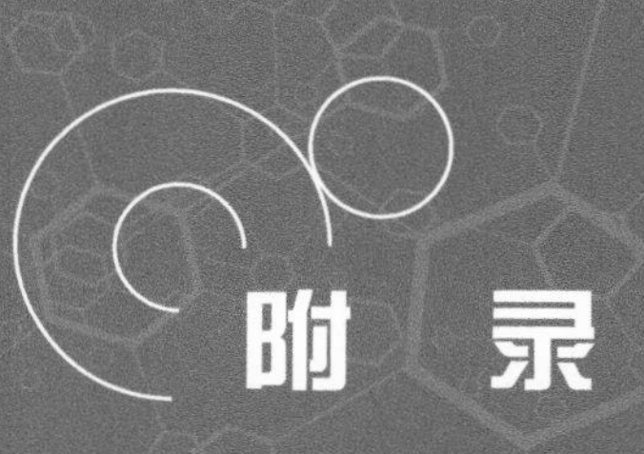

附 录

中国医科大学附属第一医院简介

中国医科大学附属第一医院（以下简称中国医大一院）是一所大型综合性三级甲等医院，也是一所具有光荣革命传统的医院。

医院的前身可以追溯到同时创建于1908年10月的福建长汀福音医院（原亚盛顿医馆）和沈阳南满洲铁道株式会社奉天医院。医院早期成长与中国共产党领导的革命进程紧密相连。1948年沈阳解放，医院接收了原国立沈阳医学院（前身为南满洲铁道株式会社奉天医院）。

1995年年初，医院首创“以病人为中心”的服务理念，提

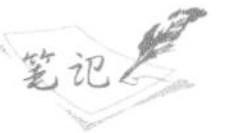

出了一系列的创新与发展举措，成果引起国内外医疗界的瞩目，得到了中央领导肯定和同行的赞誉。医院的改革经验被推向了全国，对我国的医疗改革和医院管理产生了划时代的深远影响。

如今的中国医大一院以人才实力和技术优势，发展成为国内外知名的区域性疑难急重症诊治中心。作为辽宁省疑难急重症诊治中心，同时也是国家卫生健康委员会指定的东北唯一的国家级应急医疗救援中心和初级创伤救治中心，医院在抗击非典、抗击手足口病、防治流感、抗震救灾等重大突发事件中做出了突出贡献，受到国家和世界卫生组织的肯定和表彰。

2014 年年初，新一届领导班子进一步明确了医院的功能定位：以创建国家级区域医疗中心为目标，以改革为动力，围绕发展高新技术，推动学科发展，加强医院信息化建设，使门诊流程更为规范，改善患者就医体验，积极践行公立大医院的社会责任。

医院现建筑面积 33.5 万平方米，编制床位 2249 张，现有职工 4350 人，其中有中国工程院院士 1 人，教育部长江学者特聘教授 3 人，教授、副教授级专家 545 人，中华医学会专科分会主委（含名誉、前任、候任）9 人，副主任委员 5 人。国家重点学科 4 个，国家重点培育学科 1 个，卫健委国家临床重点专科建设项目 22 个，荣获国家科技进步奖 9 项。医院全年门急诊量约 342 万人次，出院 15 万人次，手术服务量 7 万例，平均住院日 8.19 天。

2018 年发布的复旦版《2017 年度中国医院排行榜》中，医院综合排名全国第 12 名，连续 9 年位居东北地区第 1 名。

近年来，医院荣获全国文明单位、全国精神文明建设先进单位、全国卫生系统先进集体、全国文明示范医院、全国百佳医院、全国百姓放心示范医院、全国医院文化建设先进集体、全国医院有

笔记

突出贡献先进集体等荣誉称号。

1941 年，毛泽东在延安为中国医大一院 14 期学员题词：“救死扶伤，实行革命的人道主义”。它成为一代又一代中国医大一院人为之不懈奋斗的座右铭。传承百年，心系百姓，今天的中国医大一院正承载着辉煌的历史，沿着既定的航向，为建设国内一流医院的目标而努力奋斗！

笔记

中国医科大学附属第一医院儿科简介

中国医科大学附属第一医院儿科为辽宁省临床重点专科，始建于20世纪50年代，是一个集医疗、教学、科研为一体的二级学科，也是辽宁省及周边省市儿童疾病诊疗中心之一，为中华医学会辽宁省分会儿科专业委员会副主任委员单位，先后有10余名教授在国家及省、市专业学会任职。儿科设有门诊、急诊、病房，病房设有儿科病区及新生儿病区，编制床位80张，实际开放床位100张，平均住院日4.5天左右，住院人数5000余人次/年。儿科门、急诊量为200～250人次/天，设有亚专业：新生儿、心血管、肾脏、风湿免疫、血液及肿瘤、神经、遗传代谢、儿保等，其中肾脏及风湿免疫疾病，心血管疾病，血液疾病及新生儿疾病的诊疗水平位列国内先进。

医生共33人，其中教授、主任医师7人，副教授、副主任医师7人，医生中95.6%为研究生学历，博士占66.7%，中级以上人员均有主攻专业方向，人才梯队结构合理。具有国外留学经历（1年以上）者占三分之一。

儿科于20世纪80年代初建立了遗传实验室，在东北三省率先开展染色体检查及遗传代谢病筛查；20世纪80年代中期开始开展肾活检及腹膜透析等，许多诊疗技术为东北首创。

曾获包括国家自然科学基金、教育部博导基金等国家及省（部）、市级科研课题资助近50项，荣获国家及省、市级科技成果奖10余项。近年来，每年发表SCI及国内核心期刊论文约30余篇。

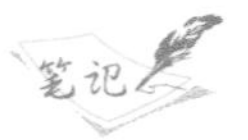